夏斌 临证指导医案医话

夏斌 张国强 朱明刚 张安富 ◎ 主编

U0213052

重庆出版集团 重庆出版社

图书在版编目（CIP）数据

夏斌临证指导医案医话 / 夏斌等主编 . —重庆 : 重庆出版社，
2021.11
　　ISBN 978-7-229-16210-8

　　Ⅰ.①夏…　Ⅱ.①夏…　Ⅲ.①医案—汇编—中国—现代
②医话—汇编—中国—现代　Ⅳ.①R249.7

中国版本图书馆 CIP 数据核字（2021）第 230480 号

夏斌临证指导医案医话
XIA BIN LINZHENG ZHIDAO YI'AN YIHUA
夏斌　张国强　朱明刚　张安富　主编

责任编辑：吴向阳　程凤娟
责任校对：何建云
装帧设计：胡甜甜

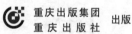
重庆出版集团
重庆出版社　出版

重庆市南岸区南滨路162号1幢　邮编：400061　http://www.cqph.com
重庆三达广告印务装璜有限公司印刷
重庆出版集团图书发行有限公司发行
全国新华书店经销

开本：889mm×1194mm　1/32　印张：13.125　字数：300千　插页：4页
2021年11月第1版　2021年11月第1次印刷
ISBN 978-7-229-16210-8
定价：58.00元

如有印装质量问题，请向本集团图书发行有限公司调换：023-61520678

《夏斌临证指导医案医话》

编委名单

主　编：夏　斌　张国强
　　　　朱明刚　张安富
副主编：秦　莉　蔡　霞
　　　　吴　勇　夏晓莲

主编简介

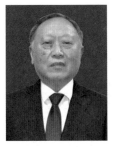

夏　斌

　　夏斌（1945—　），重庆市合川区中医院主任中医师，重庆市名中医，第六批全国老中医药专家学术经验继承工作指导老师。编撰《雅俗医学》《夏斌医论集》《中医百家新论》等著作10余部，已发表学术论文130余篇。

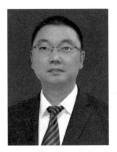

张国强

　　张国强（1973—　），现任重庆市合川区中医院党委书记，重庆市合川区中医院主任中药师，中华中医药学会管理分会委员。已发表学术论文10余篇，主研、参研科研项目3项。2011年被重庆市委表彰为优秀党务工作者。

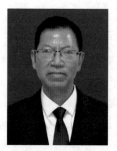

朱明刚（1963— ），现任重庆市合川区中医院副院长，重庆市合川区中医院主任中医师，全国基层优秀名中医，全国基层名老中医药专家传承工作室指导老师，中华中医药学会膏方专委会常务理事。主编著作 2 部，已发表学术论文 20 余篇，主研、参研科研项目 6 项。

朱明刚

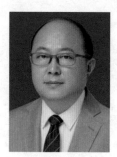

张安富（1963— ），现任重庆市江津区中医院主任中医师，世界中医药联合会糖尿病分会理事，中华中医药学会科普分会、民间诊疗技术分会常委，中医基础理论分会委员，中国民族医药学会脾胃病分会委员。主编《周天寒医论》《临床中医特色专科诊疗精要》《临床实用中医学》等著作 9 部。已发表学术论文 110 余篇，连续两届被授予"重庆市劳模""重庆市优秀党员"荣誉称号，享受国务院政府特殊津贴。

张安富

副主编简介

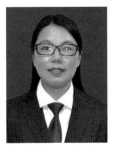

秦　莉

秦莉（1981—　），现任重庆市合川区中医院主治中医师，中华中医药学会心血管分会第四届青年委员，第六批全国老中医药专家学术经验继承人。已发表学术论文4篇。

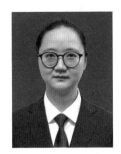

蔡　霞

蔡霞（1982—　），现任重庆市合川区中医院主治中医师，重庆市中医药学会糖尿病专业委员会委员，第六批全国老中医药专家学术经验继承人。已发表学术论文2篇。

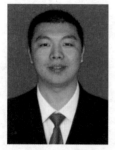

吴 勇

吴勇（1981— ），现任重庆市合川区中医院主治中医师，中国中医药研究促进会肛肠分会理事，重庆市中医药学会理事，重庆市中医药学会肛肠专委会委员，重庆市中医药学会青年工作专委会委员。已发表学术论文5篇。

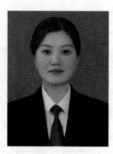

夏晓莲

夏晓莲（1969— ），现任重庆市合川区中医院临床主管检验技师。已发表学术论文2篇。

夏 斌

夏斌，男，重庆潼南人，出身世医之家，大学本科，毕业于成都中医药大学中医学专业。现任重庆市合川区中医院主任中医师，重庆市名中医，第六批全国老中医药专家学术经验继承工作指导老师。

夏斌自 1961 年起，侍诊于祖父夏明清及父亲夏鸿熙案侧，耳濡目染，尽得其传，开始系统通读高等医药院校中医教材；1964 年，操业临证，求医者日增，仍博览群书，涉猎古今，自修西医，以求中西汇通；1979年，参加全国中医药人员选拔考核，被四川省卫生厅录用为中医师；1981 年，进修于重庆医科大学；1983年，执教于重庆市合川县卫生学校中医师理论提高班，主讲《金匮要略》；1988 年，晋升为主治中医师；1990年，全国高等教育自学考试中医专业专科毕业；1993年，晋升为副主任中医师；1997 年，毕业于成都中医药大学中医学专升本；2005年，晋升为主任中医师。

夏斌行医57年，通晓中医四大经典著作，擅长中医内科痰饮、肺胀、心悸、胸痹及其疑难杂症的诊治。对中医内科危重症、脾胃病、心肺病，以及妇女带下病、月经病、小儿咳喘、小儿泄泻、小儿水肿等病有深入研究。

自1992年起，迄今已编撰《雅俗医学》《夏斌医论集》《中医百家新论》等著作共10余部，在国内48种医学刊物发表学术论文130余篇。其中《临证指南医案·崩漏发微》《金匮要略·湿病证治探赜》获国际优秀学术论文奖；《戴北山之四和论》《铃子左金疏肝散治疗慢性胃炎》等9篇论文获全国中医药优秀学术论文奖。

夏斌立足于中医理论体系，积极运用国内外最新医学进展，努力提高疾病的诊断水平和疗效水平，巩固和扩大中医临床领域，全心全意为人民服务。从1976年至今，已接诊门诊患者50万余人次，诊治住院患者2500余例次，会诊住院患者1万余例次。

在治学方面，夏斌主张习医业医者，力争学贯中西，牢记重要经典，朝着既定研究方向，守正创新，深入发展。在诊断方面，夏斌指出须用中医传统诊法，结合西医理化检查，以问诊为主，舌诊为辅，关键症为纲，必然症为目，率先辨病，病后辨证；根据症状与病位关系辨病，根据性质与现象关系辨证。在治法方面，夏斌提出疑难杂症，以攻痰逐瘀为先；危急重候，用扶正祛邪，中西医结合救治；其他病证，宜效法戴北山之"和"，侧重协调，以平为期，务使机体阴平阳秘，内环境相对稳定。

在临床科研方面，夏斌遵循切合实际、力所能及的原则，既重视古方筛选，又锐意创新验方。对外感咳嗽临床分型，倡议增列寒热错杂证，完善了外感咳嗽的辨证论治；对恶性肿瘤疾病、呼吁中药"相反相畏，可以治癌"，拓宽了癌症的研究方向与治疗措施；对神经系统疾病，指出"无痰不昏迷，无痰不成瘫"，为昏迷和瘫痪的从痰论治找到了支撑理论。

在中医专业的预防、医疗、教学、科研等方面，夏斌履行了自己的岗位职责，担负起了中医学科带头人的领军作用。其业绩不仅被《重庆日报》《医药经济报》《中医报》《中国文明网》等多家媒体报道，还被辑入《中国高级专家学者传》《世界名人录》等多种大型辞书。目前夏斌正致力于国家级中医药师承教育、中医内科疑难杂症的理论及临床研究。

前言

　　拙著《雅俗医学》自 1992 年 10 月出版发行以来，收到不少读者来信，评价普遍较好。拙著《夏斌医论集》自 2012 年 5 月出版发行以来，也陆续收到读者来信，称赞之余，希望笔者再总结一些有辨证论治特色的临床医案医话付梓，既可以作为广大中西医临床工作者的诊疗读物，又可以作为广大教学、科研人员的参考书籍。

　　本书收集的医案和医话，大多是笔者任第六批全国老中医药专家学术经验继承工作指导老师以来，在中医临床的传承指导和教学案例，部分内容具有一定的开拓性、学术性、可读性、收藏性。因推崇清代医家叶天士的独树一帜，赞赏叶氏门人的学验俱丰，加之本书内容以临证医案研究为主，以总结个人诊疗经验为辅，故取书名为《夏斌临证指导医案医话》。

　　兹就本书编写体例说明如下：

　　一、在诊断疾病方面，本书所有医案既有西医诊断，又有中医辨病。中医辨病所用病名，原则上以全国中医药行业高等教育"十三五"规划教材、全国高等中医药院校教材（第十版）为准。

二、本书在辨别证候方面，采用病因病机整体归纳的综合辨证，极个别医案采用多元辨证。

三、本书在治法取用方面，以疾病当前的主要证候为对象确立治法。

四、本书在方剂选择方面，优先考虑临床常用、疗效确切的中药方剂。

五、本书在具体用药方面，尽可能选取常用药，一般病证药物控制在九至十一味之间，避免处方庞大繁杂而出现药物毒副反应、药物相互作用的不良反应。

六、本书目录力求简练，凡以某方治某病者，多为某方随证加减，或某方与他方组合治疗某种疾病。

七、本书共分内科疾病、外科疾病、妇科疾病、儿科疾病、医论医话五章。

八、本书偏重于内科疾病，为方便读者检索，内科疾病按照外感疾病、呼吸系统疾病、循环系统疾病、消化系统疾病、神经系统疾病、泌尿生殖系统疾病、内分泌系统疾病、运动系统疾病、头及眼耳鼻咽喉疾病等顺序编辑。

九、本书某章节若出现多种疾病、多个医案者，则采用重点介绍某种病证的归类方法进行编辑，并将其分别置于相应章节。

十、本书遴选内、外、妇、儿科疾病医案68个，围绕医案撰文143篇，对医案研究所涉及的经典著作、古代医籍、中药方剂等内容，通过专篇归纳的方式进行编辑，并将相关文章移至医论医话的经典研究和方药研究，以便读者查寻与阅读。

鉴于部分中西医学理论目前还存在争议，个别临床实践尚处于探索和提高阶段，加之笔者学识水平有限，编写时间仓促，错漏在所难免，诚恳希望各位读者不吝赐教。

2021 年 3 月 18 日

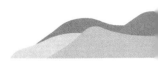

目录

第二章　外科疾病

第三章　妇科疾病

第四章　儿科疾病

第五章　医论医话

夏斌 临证指导医案医话

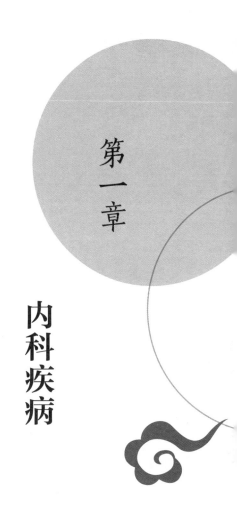

第一章

内科疾病

第一节　外感疾病

一、虚人感冒证治

虚人，即阴、阳、气、血偏虚的人。虚人之中，有先天禀赋不足者，有久病、产后致虚者，还有《伤寒论》所谓的"汗家""衄家""亡血家"等。

虚人感冒，又称虚体感冒，指素体虚弱，或病后、产后气阴亏损，卫表不固，以致外邪侵袭机体而发生的感冒。虚人感冒是一般感冒的特殊变证，患者常常反复感邪，病情缠绵难愈。虚人感冒多见气虚感冒和阴虚感冒，因此，虚人感冒的辨证，首先需要区分是气虚还是阴虚。气虚感冒证，即在感冒的基础上，多兼恶寒明显，神倦肢软，气短懒言，咳痰无力，舌淡红，苔薄白，脉浮缓等症状；阴虚感冒证，即在感冒的基础上，多兼身热少汗，手足心热，心烦口燥，干咳无痰，舌红苔薄，脉细数等症状。

根据阴阳亏虚的不同，虚人感冒的治疗，分别采用益气解表或滋阴解表。方选参苏饮或加减葳蕤汤随证加减。也有用小柴胡汤随证加减，攻补兼施，内外宣通，运行气血者。笔者认为，虚人感冒，应以扶正祛邪为治疗原则，也就是"固表托里"。正如《伤寒论翼》所说："治伤风不知固表托里之法，偏试风药以驱之，去者自去，来者自来，邪气留连，终无愈期。"盖正气亏虚，卫外不固是虚人感冒的病机所在，故治疗上不可专事疏解，发表之时需注重固表实里，补益气血。

【案例】林某，女，52 岁，退休教师。既往体质较弱，容易感冒。因"反复头昏畏寒，纳差厌油 1 月"于 2020 年 3 月 12 日就诊。患者 1 月前受凉出现头昏神倦，畏寒恶风，纳差厌油，西医治疗，症状反复发作。

初诊症见：头昏喷嚏，畏寒恶风，活动汗出，纳差厌油，易感外邪，大便量少，小便调匀，舌质淡，苔薄黄，脉沉无力。

查体：血压 110/70mmHg，双肺呼吸音清晰，心率 78 次/分，律齐，腹软，双下肢无浮肿。

西医诊断：普通感冒。

中医辨病：感冒。

辨证：肺脾气虚，胃肠不和，风寒外袭，邪郁化热。

治法：疏风散寒，清泄郁热，健脾益肺，调和胃肠。

方药：玉屏风散合银翘散、香砂六君子汤加减。

处方：党参 15g 茯苓 15g 黄芪 15g 白术 15g
　　　连翘 15g 陈皮 10g 防风 10g 法半夏 10g
　　　建曲 15g 砂仁 6g 金银花 15g

上方 5 剂，一日 1 剂，以水煎煮，金银花、砂仁后下，取汁 600mL，分早、中、晚 3 次温服。嘱患者注意休息，多喝白开水，饮食清淡，不宜食气味腥膻、过于油腻之物。

二诊症见：头昏喷嚏已止，畏寒恶风好转，活动汗出，纳差厌油，入夜下肢烘热，易感外邪，大便量少，小便调匀，舌质淡，苔薄黄，脉沉无力。

西医诊断、中医辨病同前。

辨证：肺脾气虚，胃肠不和，风寒夹湿，邪郁化热。

治法：疏风散寒，清热利湿，培土生金，调和胃肠。

方药：玉屏风散合二妙散、香砂六君子汤加减。

处方：党参15g　茯苓15g　白术15g　陈皮10g

连翘15g　黄柏10g　苍术10g　黄芪15g

防风10g　砂仁6g　法半夏10g

上方5剂，一日1剂，以水煎煮，砂仁后下，取汁600mL，分早、中、晚3次温服。注意事项、饮食禁忌同前。

【按】本例患者禀赋不足，体质较差。盖脾胃虚弱，土不生金，肺气亏损，卫表不固，"邪之所凑，其气必虚"，故易感外邪而病发感冒。今外感风寒，邪束肌表，卫阳被遏，气失温煦，故畏寒恶风。清阳不展，脉络不和，故症见头昏。风寒上受，肺气不宣，故症见喷嚏。肺气亏虚，卫表不固，腠理疏松，故活动汗出，易感外邪。脾胃虚弱，运化失司，胃肠不和，故纳差厌油，大便量少。舌质淡，苔薄黄，脉沉无力，皆为肺脾气虚，外感风寒，邪郁化热之征。

本例属于虚人感冒，其病本虚标实，其证寒热夹杂。虚者在于肺脾气虚，实者在于感受外邪。治疗既须祛除外邪，又须补益肺脾，故首诊选用玉屏风散合银翘散、香砂六君子汤加减。方中黄芪益气固表；白术健脾益气；防风祛风散寒；金银花、连翘疏风清热；党参、茯苓健脾益气；陈皮、砂仁理气醒胃；法半夏降逆和胃；建曲解表消食。十一味药物配合，共奏疏风散寒，清泄郁热，健脾益肺，调和胃肠之效。

二诊患者外感病症好转，活动汗出，纳差厌油如初，新增入夜下肢烘热。考虑其证在原病情的基础上，兼有外来之湿，与郁热相合，湿得其热，湿热下注。故治疗用初诊处方去金银花，加二妙散于其间，十一味药物配合，共奏疏风散寒，清热利湿，培土生金，调和胃肠之效。

综观本病，患者以肺脾气虚为本，风寒外袭为标，虚实相兼，虚多实少。因此以补益肺脾之气为基础治法并贯穿始终，再根据感邪的不同，或疏风散寒，或清利湿热，最终获得正邪兼顾，表里同治，祛邪而不伤正，扶正而不碍邪之效。

在虚人感冒之中，本虚标实，虚重邪轻证的治疗，有以下两点：（1）寓补于散，祛邪不伤正；（2）内外并调，既解表又和里。感冒的预防，关键在于增强人体正气，在药物调理的同时，选择太极拳、慢跑等方法坚持锻炼，增强体质，是行之有效的防病措施。

二、腹股沟疝术后感冒

【案例】文某，男，65岁，退休工人。既往有咳嗽、疝气、易感外邪史。因"左腹股沟疝术后3天，头痛咳嗽2天"于2018年3月12日就诊。

初诊症见：头痛畏寒，发热汗出，口干喜饮，咳嗽喉痒，气喘心悸，痰白泡沫，量少难以咳出，纳差知饥，小腹胀痛，矢气不多，大便稀软，一日2~3次，小便色黄。舌暗红，苔薄白黄，脉沉弦。

查体：体温 37.3℃，血压 144/76mmHg，双肺呼吸音粗，心率 90 次/分，律齐，腹软，麦氏点压痛及反跳痛阴性，双下肢不浮肿。

西医诊断：（1）慢性支气管炎急性发作；（2）急性肠炎；（3）左侧腹股沟斜疝手术后。

中医辨病：（1）感冒；（2）腹痛；（3）泄泻；（4）左侧狐疝术后。

辨证：风寒外袭，邪郁化热，肺失宣肃，胃肠不和。

治法：疏风清热，宣肺止咳，降气平喘，调和胃肠。

方药：桑菊饮合二母散加减。

处方：桑叶 10g　菊花 15g　连翘 15g　桔梗 10g

　　　杏仁 10g　厚朴 10g　知母 10g　防风 10g

　　　建曲 15g　甘草 3g　川贝母粉 3g

上方 3 剂，一日 1 剂，以水煎煮，桑叶、菊花后下，取汁 600mL，川贝母粉溶于药汤，分早、中、晚 3 次温服。嘱患者注意休息，勿再着凉，饮食不宜过咸、过于油腻。

二诊症见：诸症悉减，大便成形，一日 2 次，小便调匀，舌暗红，苔薄白黄，脉沉弦。

西医诊断、中医辨病同前。

辨证：风寒化热，痰湿内郁，肺脾气虚。

治法：疏风清热，化痰止咳，补益肺脾。

方药：桑菊饮合玉屏风散加减。

处方：桑叶 10g　菊花 15g　连翘 15g　桔梗 10g

　　　杏仁 10g　厚朴 10g　黄芪 15g　白术 15g

防风 10g　甘草 3g　天麻粉 5g

上方 3 剂，一日 1 剂，以水煎煮，桑叶、菊花后下，取汁 600mL，天麻粉溶于药汤，分早、中、晚 3 次温服。注意事项、饮食禁忌同前。3 剂药毕，感冒全愈。

【按】患者年迈，易感外邪，与机体免疫功能低下有关。年老、体虚者常患感冒，多是肺气虚弱，卫外不固所致。近代不少学者主张以《丹溪心法》玉屏风散加麦冬，即加味玉屏风散煎汤间断服用提高免疫功能，其说甚有见地，组方尤为合理，可以取法。

加味玉屏风散载于陈新谦等人所著《新编药物学》，由黄芪、白术、防风、麦冬组成。现代药理实验研究表明，该方具有改善微循环，增强免疫功能，延缓衰老等作用。不仅适用于体虚易感外邪者的治疗，在预防上呼吸道感染方面，也具有显著疗效。

三、膀胱造瘘术后感冒

【案例】罗某，男，64 岁，退休职工。既往有眩晕、慢性胃炎、尿路狭窄、夜间遗尿等病史。因"膀胱造瘘术后 4 天，头昏鼻塞 3 天"于 2018 年 6 月 4 日就诊。

初诊症见：畏寒发热，活动汗出，鼻塞流涕，头昏项强，咽喉痰滞，失眠多梦，小腹微胀，大便如常，小便色黄，舌暗红，苔薄白黄，脉沉弦。

查体：体温 37℃，血压 160/90mmHg，双肺呼吸音弱，心率 72 次/分，律齐，腹软，麦氏点压痛及反跳痛阴性，双下肢无浮肿。

西医诊断：（1）普通感冒；（2）膀胱造瘘术后。

中医辨病：（1）感冒；（2）膀胱造瘘术后。

辨证：风邪外袭，痰浊中阻，湿热下注。

治法：解表散邪，化痰熄风，清热利湿。

方药：防风汤合半夏白术天麻汤、四妙丸加味。

处方：防风10g　葛根15g　茯苓15g　半夏10g

　　　陈皮10g　白术15g　天麻10g　薏苡仁30g

　　　苍术10g　黄柏10g　怀牛膝15g

上方3剂，一日1剂，以水煎煮，取汁600mL，分早、中、晚3次温服。忌葱、姜、辣椒、花椒、胡椒、牛肉、羊肉、狗肉等生阳助热之物，少食过咸、过甜、过于油腻等助湿碍脾之物。

二诊症见：诸症悉减，舌暗红，苔薄白黄，脉沉弦。

处方：党参15g　茯苓15g　半夏10g　陈皮10g

　　　白术15g　天麻10g　防风10g　薏苡仁30g

　　　苍术10g　黄柏10g　怀牛膝15g

上方3剂，一日1剂，用法同前。饮食禁忌同前。患者3剂药毕，感冒告愈。

【按】防风汤载于《症因脉治》卷一，由防风、荆芥、葛根组成，原为外感风寒，发热恶风，有汗之证而设。方中防风祛风散寒，荆芥疏风透邪，葛根解肌退热，三药配合，有祛风散寒，解肌退热之效。方虽小制，药味不多，但组方药性平和，便于随证加减。笔者常用此方治疗老年、小儿、体虚、神经衰弱、亚健康人群外感风寒，郁而化热；或素有宿病，复感外邪；或外感之邪较轻，宿病之证明显，治疗宜内外兼顾的疾病。

四、矽肺感冒证治

【案例】邓某，男，54岁，水泥厂工人。既往有慢性鼻窦炎、慢性咽炎、慢性胃炎、矽肺、胸外伤肋骨骨折病史。因"头昏耳鸣，咳嗽痰稠3周"于2019年3月14日就诊。

初诊症见：形体消瘦，头重耳鸣，喷嚏流涕，入夜鼻塞，咳嗽痰稠，气喘心悸，胸闷脘痞，大便稀软，一日4～5次，微见后重，夜尿频多，舌暗红，苔薄黄，脉细数。

查体：血压140/80mmHg，咽红，双肺呼吸音弱，少许干性啰音，心率102次/分，律齐，无杂音，腹软，双下肢不浮肿。

西医诊断：（1）急性气管—支气管炎；（2）矽肺；（3）窦性心动过速。

中医辨病：（1）感冒；（2）肺痿。

辨证：风邪外袭，上扰清空，痰热互结，肺失宣降。

治法：疏风透邪，宣肺利窍，清热化痰，宽胸散结。

方药：银翘散合麻黄杏仁甘草石膏汤、小陷胸汤加减。

处方：连翘15g　桔梗10g　麻黄10g　杏仁10g

石膏30g　黄连6g　瓜蒌10g　甘草3g

金银花15g　法半夏10g　苍耳子10g

上方4剂，一日1剂，以水煎煮，石膏先煎，金银花后下，取汁600mL，分早、中、晚3次温服。嘱患者远离烟尘环境，忌葱、姜、辣椒、花椒、胡椒等辛辣燥火之物，不宜食过咸、过甜、过于油腻等助湿碍脾之物。

二诊症见：诸症悉减，饮食如常，二便调匀，舌暗红，苔薄黄，脉细数。

查体：血压130/80mmHg，双肺呼吸音弱，心率96次/分，律齐，无杂音，腹软，双下肢不浮肿。

方药：银翘散合小陷胸汤加减。

处方：连翘15g　桔梗10g　杏仁10g　甘草3g

　　　黄连6g　苍耳子10g　厚朴10g　南沙参15g

　　　瓜蒌10g　法半夏10g　金银花15g

上方4剂，一日1剂，以水煎煮，金银花后下，取汁600mL，分早、中、晚3次温服。饮食禁忌同前。4剂药毕，诸症悉除，感冒全愈。

【按】本病由急性上呼吸道感染蔓延而成，本虚标实，标病突出。初诊既有风邪外袭，上扰清空，又有痰热互结，肺失宣降，故以银翘散合麻黄杏仁甘草石膏汤、小陷胸汤加减疏风透邪，宣肺利窍，清热化痰，宽胸散结。二诊患者上呼吸道、下呼吸道症状悉减，故以首诊处方去麻黄、石膏，改用厚朴化痰平喘，加南沙参清肺益气。

矽肺是因长期吸入游离二氧化硅粉尘而引起的一种常见职业病，矽肺病患者占尘肺病总患者的48%以上。发病率与粉尘浓度、接触时间、个人体质等多种因素有关。基本病理改变包括尘肺结节、尘斑、尘性弥漫性纤维化。典型症状为咳嗽、咳痰、胸痛、胸闷、气急。可并发肺炎、气胸、肺结核、呼吸衰竭、慢性阻塞性肺疾病、肺源性心脏病。

中医学无矽肺一词，矽肺属中医痰饮、肺痿、肺胀、胸痹等病范畴。当肺组织严重纤维化，肺叶枯萎之时，矽肺的病理改变及临床症状多与中医学肺痿相似。矽肺病情亦虚亦实，在早期、中期以实证为主，病机多见肺气壅遏，痰热互结；治疗宜泻肺降气，清热化痰，宽胸散结；方用小陷胸汤合葶苈大枣泻肺汤、千金苇茎汤加减。若复感外邪，可合《症因脉治》防风汤随证加减治疗。在晚期以虚证为主，病机多见痰瘀互结，气阴两虚；治疗宜清热化痰，益气养阴，补血活血；方用小陷胸汤合生脉散、当归补血汤加减。若复感外邪，可合《新编药物学》加味玉屏风散随证加减治疗。

五、流行性感冒防治琐谈

流行性感冒是由流感病毒引起的一种急性呼吸道传染病。通常以发热畏寒，头痛鼻塞，喷嚏流涕，咳嗽咽痛，全身不适为主要表现。病情较重者，可出现高热、谵妄、全身酸痛等症状。年老体弱、存在基础疾病的易感人群，常可导致基础疾病加重，个别患者还会出现肺炎、心肌炎、中毒性休克综合征等并发症。流感病毒主要通过飞沫传播，具有感染迅速，流行性强的特点，甚至会出现世界性大流行，病程约一周，感染者体力恢复较慢，好发于冬春季节。

中医称流行性感冒为时行感冒，当机体正气不足时，时行疫毒乘虚袭入，肺卫失和，正邪相争，便可导致本病发生。流行性感冒和普通感冒都属于外感疾病范畴。普通感冒是感受触冒风邪所致，或夹寒邪，或夹热邪，或夹暑湿，临床表现与流行性感冒相似，但感染者症状较轻，无流行性，体力恢复较快，3~7天即可痊愈。

（一）流行性感冒的预防

1. 一般预防。

注意保暖，避免受凉，保证睡眠充足，室内常通风，适当参加锻炼，少去公共场所，接触流感患者时应佩戴口罩。

2. 接种疫苗预防。

接种流感疫苗。

3. 中药预防。

贯仲 9g、大青叶 9g、甘草 3g，水煎温服，连服 3 天，适用于流感流行期间阴虚体质的人群。

黄芪 12g、白术 12g、防风 6g、贯仲 9g，水煎温服，连服 3 天，适用于流感流行期间阳虚、气虚、和平体质以及亚健康人群。

4. 预防原则。

早期预防、早期诊断、早期治疗。

（二）流行性感冒的治疗

流行性感冒是一种能够传染和蔓延的疾病。正如隋代巢元方在《诸病源候论·时气病诸候》所说："岁气不和，温凉失节，人感乖戾之气而生病者，多相染易。"到了清代，林珮琴在《类证治裁》正式用"时行感冒"来命名本病。

1. 一般治疗。

注意休息，减少体力消耗，重症高热患者需卧床休息，吃清淡、易消化的食物，多喝白开水，就地隔离至热退 48 小时。

2. 中药治疗。

治疗流行性感冒，古人推崇辛凉，大多沿用《温病条辨》桑菊饮、银翘散等方以辛凉解表。今人侧重解毒，主张在辨证论治的指导下，于解表之中加入板蓝根、贯仲等以清热解毒。近年来，有学者提倡以《伤寒论》中的"麻黄杏仁甘草石膏汤"与《温病条辨》中的"银翘散"合方加减，或用金花清感颗粒进行治疗。

笔者通过总结多年临床经验，发现流行性感冒以紫红舌，白腻苔，浮数脉，证属时行疫毒，乘虚袭入，寒热错杂，肺卫失和者最为多见。是以熔古今精粹于一炉，结合本病每兼秽浊的特点，自拟柴葛解肌汤加减施治，疗效颇为显著。习用处方：柴胡 10g、葛根 15g、板蓝根 15g、石膏 30g、黄芩 10g、羌活 10g、白芷 10g、薏苡仁 30g、藿香 10g、佩兰 10g，上述十味中药，每日 1 剂，以水煎煮，藿香、佩兰后下，石膏先煎，取汁 600mL，分早、中、晚 3 次口服。方中柴胡、葛根、黄芩透表清里；石膏、板蓝根泻热解毒；羌活、白芷祛风散寒；藿香、佩兰、薏苡仁芳香化浊；诸药相伍，寒热杂投，共奏解表清里，解毒化浊之效。

本方除治疗常见流行性感冒以外，还可治疗普通感冒证属风寒束表，渐次化热；风热袭表，挟有湿浊；寒热错杂，肺卫失和；风邪袭入，外寒内热者。若咳嗽明显，加桔梗 10g、桑白皮 15g 化痰止咳；高热较著者，加知母 12g、僵蚕 10g 清气泻热；谵妄烦躁，加水牛角浓缩粉 5g、玄参 15g 清心解毒；素体阴虚，加玉竹 15g、甘草 6g 甘润养阴；素体气虚，加党参 10g、大枣 10g 益气扶正。上方为一般成年人剂量，体盛者酌增，老幼酌减，待全身症状消除或缓解，后遗咳嗽或咳嗽明显时，再以桑菊饮或银翘散随证出入，流行性感冒即可在一周之内全愈。

注：此处慎重说明，本文所述流行性感冒的治疗，是为学术交流。流行性感冒患者，应及时到医院诊治，非医疗卫生专业技术人员，建议不要自处方药，以免延误病情。

六、感冒常规证治琐谈

感冒是感受六淫、时行病毒导致的常见外感疾病。感受当令之气发病，称为伤风，病情较轻；感受非时之邪发病，称为重伤风，病情较重；感受时行病毒发病，称为时行，全身症状明显，可传染流行，化热入里，变生他病。

感冒以鼻塞、喷嚏、咳嗽、头痛、畏寒、发热、全身不适等为主要症状。一般按照风寒、风热、暑湿、虚体感冒进行辨证论治，临床以风寒感冒和风热感冒最为常见。现归纳风寒感冒、风热感冒的主要症状机理，这对辨证论治、书写病历，以及撰写论文都有裨益。

（一）风寒感冒

1. 恶寒、微发热、无汗——风寒之邪，外束肌表，卫阳被遏。

2. 头痛、肢节酸痛——风寒外袭，清阳不展，脉络失和。

3. 鼻塞喷嚏、时流清涕、咳嗽喉痒、痰稀或白——风寒上受，肺气不宣。

4. 不渴或渴喜热饮——寒为阴邪，津液未伤。

5. 舌苔薄白而润，脉浮紧——均为表寒之征。

（二）风热感冒

1. 发热、微恶风、汗出——风热犯表，热郁肌腠，卫表失和。

2. 头胀痛——风热之邪，上扰清空。

3. 鼻流浊涕、口渴欲饮、咽喉肿痛——风热之邪，熏蒸清道。

4. 咳嗽、痰黏或黄——风热犯肺，肺失清肃。

5. 舌尖边红，苔薄白微黄，脉浮数——皆为风热侵入肺卫之征。

中医治病，必须首先辨明疾病的病因、病位、病机、病性、证候，然后运用"寒者热之，热者寒之""虚则补之，实则泻之"等方法予以治疗。所谓病因，指破坏人体相对平衡状态而引起疾病的原因，病因分外因、内因、不内外因。所谓病机，指疾病发生、发展、变化的机理，是病因作用于机体变化过程的概括。临床上，区分二者在疾病之中的作用，是辨证论治最为重要的任务。病因、病机辨别清楚，病性、证候也就辨别清楚了。由此可见，针对不同的病因、病机，予以相应的治法方药，确实是中医辨证论治的精髓所在，也是中医有别于西医的显著特征之一。

总之，人体卫外功能减退时，六淫之邪或时行疫毒从皮毛、口鼻而入，侵犯肺卫，卫表不和，就会导致感冒病。在病证之中，可以夹湿、夹暑、夹燥、夹食。感冒实证居多，治疗以解表发汗为主。风寒感冒宜辛温解表，常用荆防败毒散加减；风热感冒宜辛凉解表，常用银翘散、葱豉桔梗汤加减；暑湿感冒宜清暑祛湿解表，常用新加香薷饮化裁。

虚体感冒是一般感冒的特殊变证，属本虚标实，治疗以扶正祛邪为主。气虚感冒，宜益气解表，常用参苏饮加减；

阴虚感冒，宜滋阴解表，常用加减葳蕤汤化裁。

时行感冒以风热证多见，由于此病传染力强，症状较重，治疗应在主方中重用清热解毒之品。诸如大青叶、蒲公英、白花蛇舌草、草河车等，皆可随证酌情选用。

第二节　呼吸系统疾病

一、小陷胸汤合二母散治疗肺胀

【案例】李某，男，55岁，煤矿工人。既往有烟酒嗜好、咳嗽咳痰史。因"反复咳嗽心悸10年，复发伴胸闷胸痛1月"于2018年1月4日初诊。

初诊症见：咳嗽喉痒，胸闷胸痛，气喘心悸，痰白黏稠，量多难以咳出，口苦不渴，微见身楚，饮食尚可，二便调匀，舌质暗，苔薄白黄，脉弦滑而代。

查体：血压140/80mmHg，慢性病容，肋间隙增宽，双肺呼吸音弱，双上肺散在干性啰音，双中下肺湿性啰音，心率88次/分，律不齐，偶闻早搏，腹软，双下肢无浮肿。

患者就诊前曾在当地医院经中西医间断治疗，拒绝再做血常规、X线胸透、心电图等检查。

西医诊断：（1）慢性支气管炎急性发作；（2）慢性阻塞性肺气肿；（3）房性早搏。

中医辨病：肺胀。

辨证：风寒外袭，痰饮内停，邪郁化热，肺肾两虚。

治法：解表透邪，清热化痰，宽胸散结，泻肺平喘。

方药：小陷胸汤合二母散、葶苈大枣泻肺汤加减。

处方：川黄连 6g　法半夏 10g　瓜蒌 10g　知母 10g

浙贝母 10g　葶苈子 10g　地龙 15g　防风 10g

桑白皮 15g　白果 10g　丹参 15g

上方 4 剂，一日 1 剂，以水煎煮，取汁 600mL，分早、中、晚 3 次温服。

若复诊时诸症稍减，拟用上方去桑白皮、丹参，加黄芪 30g、白术 15g。1 月后，家属称患者服药 4 剂病减，未再服药，咳喘心悸渐愈。

【按】患者之肺胀疾病，系禀赋不足，烟熏酒醉，终致宿有痰饮。或失治误治，或疏于调养，或长期吸附粉尘，迁延日久，痰浊潴留，肺气壅阻，肺脾气虚，病及于肾，卫表不固，复感外邪，于是诱使咳喘复发。病机可以归纳为风寒外袭，痰饮内停，邪郁化热，痰热互结，壅阻于肺，肺肾两虚，气机上逆。

盖风寒袭表，清阳不展，络脉失和，故微见身楚。风寒外袭，肺气失宣，故咳嗽喉痒。痰饮内停，郁久化热，痰热互结，故痰白黏稠，量多难唾。痰热壅肺，热伤肺络，肺失清肃，故胸闷胸痛，气喘心悸。痰为阴邪，痰热互结，伤津不重，故口苦不渴。舌质暗，苔薄白黄，脉弦滑而代，皆为风寒外袭，痰热互结，肺肾两虚之征。

就本例病情的特点而言，证属虚实相兼，以实为主；寒热错杂，热重于寒。在治疗上，首先应当祛邪，待病邪稍去，再议攻补兼施，贼邪尽去，最后补益肺肾以固根本。故初诊选用小陷胸汤合二母散、葶苈大枣泻肺汤加减。方中瓜蒌甘寒，清热涤痰；黄连苦寒，泻热除痞；半夏辛温，化痰散结。黄连与半夏合用，一苦一辛，体现辛开苦降之法；黄连携半夏与瓜蒌配伍，润燥相得，兼收化痰开痞之效。正如《医方考》所云："黄连能泻胸中之热，半夏能散胸中之结，瓜蒌能下胸中之气。"处方再加葶苈子，意在泻肺降逆；辅以桑白皮，取其清肺平喘；增地龙通络肃肺；添白果敛肺补肾；配知母养阴清热；施浙贝母化痰止咳；遣丹参活血通络；伍防风解表散寒。诸药配合，共奏解表祛寒，清热化痰，宽胸散结，止咳平喘之效。若复诊患者咳喘稍缓，即用小陷胸汤合二母散、玉屏风散加减攻补兼施，克敌制胜。

二、《金匮要略》肺胀证治琐谈

肺胀是肺系慢性疾病反复发作，迁延不愈，导致肺气胀满，不能敛降的一种病证。以咳嗽咯痰，喘息气短，胸部膨满，胀闷如塞为主要症状。后期当发生慢性肺源性心脏病、心力衰竭、呼吸衰竭时，常有咳逆倚息，不得平卧，浮肿心悸，胁下癥积，咳血吐血，神志模糊，唇舌紫暗，脉结代或脉促等症。

肺胀的症状虽多，但喘、咳、痰、胀却是典型的证候特征。肺胀的治疗，以《金匮要略·肺痿肺痈咳嗽上气病脉证并治第七》所载四方最为常用和实用，兹简述如下。

（一）越婢加半夏汤证

《金匮要略·肺痿肺痈咳嗽上气病脉证并治第七》曰："咳而上气，此为肺胀，其人喘，目如脱状。脉浮大者，越婢加半夏汤主之。"此条经文证候病机可概括为痰热郁肺。根据"法随证立"的原则，于是法取清肺泻热，止咳平喘。

按照"以法统方"的要求，所以方用越婢加半夏汤治疗肺胀痰热郁肺证。

越婢加半夏汤由麻黄、石膏、半夏、甘草、生姜、大枣组成，方中麻黄宣肺散寒；石膏清泻肺热；半夏、生姜散饮化痰；甘草、大枣扶正祛邪。六药配合，有清肺泻热，止咳平喘之效，与痰热郁肺的病机相符。

（二）葶苈大枣泻肺汤证

《金匮要略·肺痿肺痈咳嗽上气病脉证并治第七》曰："肺痈，喘不得卧，葶苈大枣泻肺汤主之""肺痈胸满胀，一身面目浮肿，鼻塞清涕出，不闻香臭酸辛，咳逆上气，喘鸣迫塞，葶苈大枣泻肺汤主之"。此两条经文，表明胸满胀，一身面目浮肿，咳逆上气，喘鸣迫塞，不得平卧，都是葶苈大枣泻肺汤的使用依据，特别是胸满气喘，不只肺胀，凡肺痿、肺痈、咳嗽、上气等病，一旦出现胸满气喘，只要符合痰热郁肺，浊气上逆的证候病机，就可以运用葶苈大枣泻肺汤清肺泻热、降气平喘。

（三）射干麻黄汤证

《金匮要略·肺痿肺痈咳嗽上气病脉证并治第七》曰："咳而上气，喉中水鸡声，射干麻黄汤主之。"此条经文证候病机可概括为风寒外袭，痰饮内停，肺气上逆。根据"法随证立"的原则，于是法取宣肺祛痰，下气止咳。按照"以法统方"的要求，所以方用射干麻黄汤治疗哮喘、肺胀等外寒内饮，肺气上逆证。

射干麻黄汤由射干、麻黄、半夏、细辛、紫菀、款冬花、五味子、生姜、大枣组成。方中射干开结消痰；麻黄宣肺散寒；生姜散寒行水；半夏降逆化饮；细辛温肺化饮；紫菀、款冬花化痰止咳；五味子收敛肺气；大枣益脾养胃。九味药物配合，有宣肺散寒，化饮止咳之效，与风寒外袭，痰饮内停，肺气上逆的病机相符，所以用来治哮喘、肺胀症见"咳而上气，喉中水鸡声"者。

射干麻黄汤与小青龙汤同属解表化饮方剂，因射干麻黄汤所治证候表邪较轻，故用小青龙汤减去桂枝、白芍、甘草，加入射干、款冬花、紫菀，组成射干麻黄汤解表散寒，着重治疗在里之痰饮。

（四）厚朴麻黄汤证

《金匮要略·肺痿肺痈咳嗽上气病脉证并治第七》曰："咳而脉浮者，厚朴麻黄汤主之。"此条经文证候病机可概括为风寒外袭，痰饮内停，邪郁化热。根据"法随证立"的原则，于是法取宣肺降逆，化饮止咳，兼清郁热。按照"以法统方"的要求，所以方用厚朴麻黄汤治疗哮喘、肺胀等外寒内饮，邪郁化热证。

厚朴麻黄汤由厚朴、麻黄、石膏、杏仁、半夏、干姜、细辛、小麦、五味子组成。方中厚朴消痰下气；麻黄宣肺散寒；石膏清热除烦；杏仁宣肺止咳；半夏降逆化饮；干姜温肺化饮；细辛温化寒饮；五味子收敛肺气；小麦扶正养心。九味药物配合，有宣肺降逆，化饮止咳，兼清郁热之效；与风寒外袭，痰饮内停，邪郁化热的病机相符，所以用来治疗哮喘、肺胀症见"咳而脉浮者"。

《金匮要略》中的厚朴麻黄汤虽是治"咳而脉浮者"，但表述症状不多。有学者认为"咳嗽气喘，咽喉不利，胸满烦躁，痰白清稀，咯唾量多，苔白腻微黄，脉浮"即是主症，临床辨证可将其作为参考。

厚朴麻黄汤与小青龙加石膏汤同属解表化饮方剂，因厚朴麻黄汤所治证候表邪较轻，并且表寒、痰饮有化热趋里之势，在小青龙加石膏汤中去桂枝、芍药、甘草，加厚朴、小麦，组成厚朴麻黄汤，可用以解表散寒，降逆化饮，兼清郁热。

厚朴麻黄汤与射干麻黄汤相比，二方同属解表化饮剂，证候病机皆有外寒内饮，症状均以咳逆上气为主症。然射干麻黄汤的病机是外寒束表，痰饮蕴肺，不兼郁热，所治偏重于咳逆上气，咽喉不利者；而厚朴麻黄汤所治偏重于咳喘胸满，兼有烦热者。

三、慢性阻塞性肺疾病的中医证治

慢性阻塞性肺疾病是一种具有气流受限特征的肺部疾病，气流受限不完全可逆，呈进行性发展，是呼吸系统疾病中的常见病、多发病。以慢性咳嗽、咳痰、胸闷气短或呼吸困难为主要表现。因肺功能进行性减退，所以严重影响患者的劳动力和生活质量，更有甚者，致残致死。

慢性阻塞性肺疾病属于中医学"肺胀"范畴。《灵枢·胀论》指出了肺胀的临床表现，"肺胀者，虚满而喘咳"。《金匮要略·肺痿肺痈咳嗽上气病脉证并治第七》载有"咳而上气，此为肺胀，其人喘，目如脱状"，这是肺胀主要症状的具体阐述。

慢性阻塞性肺疾病多由久咳、久喘、久哮等，复感外邪，肺之体用俱损，呼吸机能紊乱，气壅胸中，滞留肺系，痰瘀互结，阻塞肺脏气道，导致肺体胀满，舒张收缩无力，不能充分敛降而成。正如《诸病源候论·咳逆短气候》记载："肺虚为微寒所伤则咳嗽，嗽则气还于肺间则肺胀，肺胀则气逆，而肺本虚，气为不足，复为邪所乘，壅否不能宣畅，故咳逆、短乏气也。"

慢性阻塞性肺疾病的病理性质为本虚标实。本虚为肺、脾、肾三脏生理功能虚弱，标实为外邪、痰浊、水饮、气滞、血瘀等致病因素阻塞肺脏。初期以痰浊为主，继而痰瘀交结，后期痰浊、水饮、气滞、血瘀互为影响。

临床上，慢性阻塞性肺疾病分为急性发作期和缓解期。常见证候大致可以归纳为以下几种：

1. 痰浊壅肺证：此证多见面色发青，恶寒无汗，渴不欲饮，周身酸痛，胸部膨满，咳喘不得平卧，痰白泡沫，舌胖大、黯淡，苔白滑，脉沉滑或浮紧等症。治疗宜化痰降气，健脾益肺，常选苏子降气汤、三子养亲汤、六君子汤随证加减治疗。

2. 痰热郁肺证：此证多见发热汗出，目睛胀突，口渴欲饮，咳逆喘息气粗，胸满烦躁，痰黄或白，黏稠难咯，溲黄便干，舌暗红，苔黄腻或黄，脉浮滑数等症。治疗宜清热化痰，降气平喘，常选越婢加半夏汤、桑白皮汤随证加减治疗。

3. 痰瘀阻肺证：此证多见面色灰白而暗，唇甲紫绀，胸部膨满、憋闷，咳嗽痰多，痰白泡沫，喉间痰鸣，喘息不得平卧，舌暗紫，舌下脉络迂曲，苔腻，脉弦滑等症。治疗宜燥湿化痰，活血祛瘀，常选二陈汤、血府逐瘀汤随证加减治疗。

4.肺肾气虚证：此证多见形寒汗出，面色晦暗，呼吸浅短，咳声低怯，胸满短气，甚则张口抬肩，倚息不得平卧，痰白泡沫，咯出不利，舌暗淡，苔白润，脉细无力，或脉结代等症。治疗宜补肺纳肾，降气平喘，常选平喘固本汤、补肺汤随证加减治疗。

5.阳虚水泛证：此证多见畏寒恶冷，嘴唇青紫，面目浮肿，下肢水肿，甚则一身悉肿，腹部胀满，心中动悸，喘咳不能平卧，咯痰清稀，小便短少，舌胖暗，苔白滑，脉沉虚数或结代等症。治疗宜温肾健脾，化饮利水，常选真武汤、五苓散随证加减治疗。

在临床中，对慢性阻塞性肺疾病证属痰热郁肺者，笔者常以止咳、化痰、宽胸治其标，补益肺、脾、肾治其本。多用二母散（知母、贝母）合小陷胸汤（半夏、黄连、瓜蒌）、玉屏风散（黄芪、白术、防风）为基础方，随证加入紫菀、桔梗止咳化痰；葶苈子、桑白皮逐水泻热；白果、五味子收敛肺气；灵芝、蛤蚧补益肺肾。对于咳嗽痰多者，或配合三子养亲汤以理气化痰，或联用千金苇茎汤以逐瘀排痰。

慢性阻塞性肺疾病重在预防，而防止外邪侵袭，阻断内伤咳嗽迁延不愈形成慢性咳喘，是预防本病的关键。可能发生本病者，平时应谨防感冒，适当锻炼身体，接种流感疫苗与肺炎疫苗，禁忌烟酒，避免或限量摄入辛辣升发食物，常服补虚固本方药增强正气，提高机体免疫力。

四、人参蛤蚧散治疗哮病

哮病是中医呼吸内科中的常见病，相当于西医的支气管哮喘、喘息性支气管炎、其他急性肺部过敏性疾患所致的哮喘。哮病历来受到重视，《内经》虽无哮病之名，但有"喘鸣""喘喝"的记载。《丹溪心法·喘论》等书，鉴于哮必兼喘，统称二病为"哮喘"。出于深入研究哮与喘的辨证论治，后世医家把喘称为"喘证"，将哮命名为"哮病"。中医积累了治疗哮病的丰富经验，不仅可以缓解发作期的症状，还能够通过扶正治疗，达到祛除夙根，控制复发的目的。

【案例】李某，男，42岁，汽车司机。既往有粉尘吸入、慢性咳嗽病史，否认有食物或药物过敏史。因"反复咳喘胸闷2年，复发伴活动汗出2月"于2019年8月2日就诊。

患者2年前受凉出现咳嗽，渐渐胸闷气喘，在某医科大学附属医院进行血气分析、痰液、X线胸片、肺功能等检查后被诊断为支气管炎、支气管哮喘。中西医多方治疗，症状仍反复发作。2月前，患者受凉后咳喘复发，兼见活动汗出，神倦肢软，西医予输液、服药、经口吸入沙美特罗替卡松粉剂等治疗，咳喘胸闷稍有好转。

初诊症见：神倦肢软，活动汗出，咳嗽声嘶，胸闷气短，痰白泡沫，杂有稠痰，夜寐欠安，饮食如常，大便稀软，一日1次，小便色黄，舌暗红，苔薄黄，脉沉弦。

查体：血压110/70mmHg，双肺呼吸音弱，深吸气少许干鸣，心率78次/分，律齐，腹软，双下肢无浮肿。

西医诊断：（1）慢性喘息性支气管炎；（2）支气管哮喘（缓解期）。

中医辨病：（1）咳嗽；（2）哮病（缓解期）。

辨证：气虚感寒，宿痰伏肺，邪郁化热，瘀血内停。

治法：清热化痰，宽胸散结，降气平喘，活血通脉。

方药：二陈汤合小陷胸汤、葶苈大枣泻肺汤加减。

处方：茯苓15g　丹参15g　陈皮10g　黄连6g

瓜蒌10g　厚朴10g　白果10g　苦杏仁10g

紫苏子10g　葶苈子10g　法半夏10g

上方6剂，一日1剂，以水煎煮，取汁600mL，分早、中、晚3次温服。嘱患者照常使用沙美特罗替卡松粉吸入剂。

二诊症见：咳嗽声嘶已愈，胸闷气短好转，仍神倦肢软，活动汗出，痰白泡沫，杂有稠痰，夜寐欠安，饮食如常，大便稀软，一日1次，小便色黄，舌暗红，苔少，脉沉弦。

西医诊断：支气管哮喘（缓解期）。

中医辨病：哮病（缓解期）。

辨证：肺肾不足，气阴两虚，痰热互结，瘀血内停。

治法：清热化痰，宽胸散结，滋养肺肾，活血通脉。

方药：生脉散合小陷胸汤、葶苈大枣泻肺汤加减。

处方：太子参15g　麦冬15g　五味子6g　黄连6g

丹参15g　瓜蒌10g　紫苏子10g　苦杏仁10g

厚朴10g　葶苈子10g　法半夏10g

上方4剂，一日1剂，以水煎煮，取汁600mL，分早、中、晚3次温服。嘱患者照常使用沙美特罗替卡松粉吸入剂。

三诊症见：咳嗽声嘶已瘥，胸闷气短好转，神倦肢软，活动汗出，晨起口苦，痰白泡沫，杂有稠痰，夜寐欠安，饮食如常，大便成形，一日1次，小便色黄，舌暗红，苔少，脉沉弦。

予二诊处方去紫苏子，加桑白皮15g。给药4剂，一日1剂，用法同前。嘱患者照常使用沙美特罗替卡松粉吸入剂。

四诊症见：咳嗽声嘶已瘥，胸闷气短好转，活动汗出大减，晨起口苦，痰稠量少，夜寐欠安，饮食如常，大便成形，一日1次，小便色黄，舌暗红，苔少，脉沉弦。

查体：血压110/70mmHg，双肺呼吸音弱，无干、湿啰音，心率78次/分，律齐，腹软，双下肢不浮肿。

西医诊断，中医辨病同前。

辨证：肺肾不足，气阴两虚，痰热互结，腠理空疏。

治法：健脾益卫，清热化痰，养阴润肺，补肾纳气。

方药：人参蛤蚧散合生脉散、玉屏风散加减。

处方：人参10g　茯苓15g　知母10g　麦冬15g

　　　　杏仁10g　黄芪15g　白术15g　防风10g

　　　　五味子6g　浙贝母10g　桑白皮15g

上方6剂，一日1剂，以水煎煮，取汁600mL，蛤蚧粉自备，每日3g，溶入药汤，分早、中、晚3次温服。忌食萝卜，以免影响人参疗效。

从四诊起，患者未再使用沙美特罗替卡松粉吸入剂。从五诊起，或于上方去五味子，加灵芝15g同煎；或于上方去麦冬，加胡桃粉10g溶入药汤服用。患者持续就医三月，除咳吐少量浊痰外，无其他不适，未再感冒，形同常人。

【按】哮病是一种发作性痰鸣气喘呼吸系统疾病，以喉中哮鸣有声，呼吸急促困难为临床特征。病理因素以痰为主，肺气不降是哮病的重要病机。哮病急性发作期，外邪触痰，痰壅气道，痰气相搏，肺失宣降，表现为邪实之证。哮病缓解期，宿痰未除，久病不愈，累及脾、肾，导致肺、脾、肾三脏功能失调，痰鸣气喘虽减，病因终未能除，表现为正虚或正虚邪恋之候。

本例哮病诊断明确，以咳嗽咳痰，胸闷气短为主症，无喉中哮鸣、呼吸困难、不能平卧等急性发作期典型症状，表明患者处于哮病缓解期。既往有粉尘吸入、慢性咳嗽病史，可知患者素体痰盛，肺脾气虚，卫表不固，腠理空疏，外邪容易侵袭。病程日久，反复发作，致使身体虚弱，以肺、脾、肾的虚损为主要表现，兼见气阴两虚。

盖肺虚卫表不固，外邪侵袭，引动宿痰，痰因气升，气因痰阻，痰气相搏，宣发肃降失常，故咳嗽声嘶，痰白泡沫。卫气虚弱，腠理空疏，故活动汗出。脾虚中气不足，运化无权，故神倦肢软，大便不实。肾虚不能化气、纳气，痰自内生，痹阻胸肺，故胸闷气短。宿痰留伏，日久化热，痰热胶结，肺失清肃，故咳痰黏稠；痰热内扰，胃气不和，故夜寐欠安。久病入络，气血瘀滞，痰瘀互结，阻于胸肺，影响气息交流，此乃胸闷气短的又一成因。舌暗红，苔薄黄或苔少，脉沉弦，皆为气阴两虚，痰瘀化热之征。

根据疾病新久，已发未发，邪正缓急，虚实主次进行治疗是哮病的治疗原则。发时治标，未发治本是哮病的重要治疗措施。考虑到哮病为宿痰伏肺，因感触动伏痰引发，患者就诊时外邪尚未尽去，痰热互结，肺失宣降。故初诊选用二陈汤合小陷胸汤、葶苈大枣泻肺汤加减。方中半夏燥湿化痰；陈皮理气化痰；茯苓健脾渗湿，渗湿以助化痰之力，健脾以杜生痰之源；瓜蒌清热涤痰，宽胸散结；黄连苦寒泻火，直折邪热；葶苈子泻肺平喘；紫苏子疏表降气；白果敛肺定喘；杏仁宣肺止咳；厚朴燥湿化痰；丹参活血祛瘀。诸药相伍，共奏清热化痰，宽胸散结，降气平喘，活血通脉之效。

二诊咳嗽声嘶已愈，胸闷气短好转，仍神倦肢软，活动汗出，舌暗红，苔少，此为肺肾气阴两虚，热自内生之象。肾为先天之本，五脏之根，肾精充足，则气阴能化，根本得固，故用生脉散合小陷胸汤、葶苈大枣泻肺汤加减。于初诊处方去茯苓、陈皮、白果，选用太子参补益脾肾，生津润肺；麦门冬养阴润肺，清热化痰；五味子敛肺滋肾，益气生津。其余药物同二诊处方所遣，诸药配合，共奏滋养肺肾，清热化痰，宽胸散结，活血通脉之效。

三诊咳嗽声嘶已瘥，胸闷气短好转，咳痰减少，仍活动汗出，神倦肢软，夜寐欠安，故续用上方去紫苏子，添桑白皮以泻肺降逆。

四诊诸症悉减，标病不多，正是治本之际。故予人参蛤蚧散合生脉散、玉屏风散加减。药取人参大补元气；蛤蚧补益肺肾；麦冬补肺生津；五味子滋养肺肾；黄芪益气补肾；知母滋阴清热；贝母润肺化痰；茯苓健脾渗湿；白术益气健脾；杏仁宣肺利气；桑白皮清泻肺热；防风解表御邪。十二味药配合，共奏健脾实卫，清热化痰，滋阴养肺，补肾纳气之效。

从四诊起，患者未再使用沙美特罗替卡松粉吸入剂。从五诊起，患者除咳吐少量浊痰外，无其他不适，故予四诊处方或去五味子加灵芝以补益肺脾，化痰平喘；或去麦冬加胡桃粉以补益肺肾，纳气平喘。

【结语】哮病是一种顽固的呼吸系统疾病，易于反复发作，缠绵难愈，应遵循"未发时以扶正为主""已发时以攻邪为主"的治疗原则。治本可以减轻、减少或控制哮病发作，其中补肾最重要，因"肺为气之主，肾为气之根"，肾的精气充足，则五脏元真通畅，脏腑得养，宿痰易除，呼吸调匀。补肺可以加强卫外功能，防止外邪入侵。补脾能够增强肺肾功能，有利痰饮的祛除以及杜绝生痰之源。

哮病的预防，在于谨防感冒，时刻注意气候变化，视冷热增减衣物，避免接触刺激性粉尘、气体和其他致敏原，积极参加适当的体育锻炼，尽可能增强体质，提高自身抗病能力，从而减少哮病的发作机会，缩短哮病的治疗和康复时间。

五、外台茯苓饮治疗重症肺炎

【案例】郭某，男，48岁，农民工。既往有背部寒冷、咳嗽气喘、对多种异味及烟尘过敏史。1月前因受凉出现咳嗽咳痰，阵发胸痛，先经两家三甲医院多方治疗病情不减，后转某医科大学附属医院住院，被诊断为"双肺重症肺炎"。患者住院第5日出现谵妄，对答不切题，病情加重，住院第11日出现嗜睡，病情危重。患者及家属放弃该院治疗，回老家到合川中医院就医，门诊以"双肺重症肺炎"于2016

年9月5日将其收入呼吸内科住院。

入院中医诊断：咳嗽——寒邪客肺。

入院西医诊断：（1）双肺重症肺炎（侵袭性双肺曲霉菌合并细菌感染）；（2）支气管哮喘；（3）Ⅰ型呼吸衰竭；（4）慢性乙型肝炎；（5）青光眼。

因患者病情危重，兼曲霉菌合并细菌感染，故邀中医专家会诊予中药协助治疗。

首次会诊症见：神萎乏力，卧床不起，四肢消瘦，脘腹痞满，按之濡软，微见汗出，咳嗽喉痒，咳甚则吐，气喘心悸，喉间响鸣，痰白泡沫，时杂稠痰，咯唾难出，纳差知饥，大便稀软，一日1次，小便短黄，舌暗红，苔白黄略灰、厚腻，脉沉缓无力。

查体：血压100/70mmHg，神萎，双肺呼吸音弱，散在干鸣，少许湿鸣，心率84次/分，律齐，腹软，双下肢无浮肿。

西医诊断：同入院诊断。

中医辨病：（1）咳嗽；（2）哮病。

辨证：脾胃虚弱，痰饮内停，邪郁化热，肺失宣肃。

治法：清热化痰，宽胸散结，止咳平喘，健脾益胃。

方药：外台茯苓饮合小陷胸汤、泽泻汤加减。

处方：茯苓15g　陈皮10g　黄连6g　瓜蒌10g
　　　白术15g　泽泻10g　杏仁10g　砂仁粉3g
　　　射干10g　甘草6g　厚朴10g　法半夏10g

上方4剂，一日1剂，以水煎煮，取汁600mL，砂仁粉溶于药汤，分早、中、晚3次温服。嘱患者远离烟尘、异味环境，忌生姜、花椒、狗肉、羊肉、海产品等生阳助火与诱发宿疾之物，饮食不宜过咸、过甜、过于油腻。

【按】患者肺气素虚，痰饮内停，故未病之前，常感背部寒冷。正如《金匮要略·痰饮咳嗽病脉证并治》所说："夫心下有留饮，其人背寒冷如掌大。"但凡感受外邪，或外邪入里，或吸入粉尘，或嗅及油漆、煤烟等异味，外邪犯肺，扰动宿痰留饮，致令肺失宣降，气道不利，即出现咳嗽气喘，喉间痰鸣。如同《证治汇补·哮病》所说："因内有壅塞之气，外有非时之感，膈有胶固之痰，三者相合，闭拒气道，搏击有声，发为哮病。"

本病起于外感风寒，由于治不得法，法不及时，以致表邪不解，内陷入里，郁而化热，与伏痰留饮相搏，痰热互结，内蕴于肺，肺气上逆，气道阻塞，于是发为咳嗽、哮病。现患者病逾月余，邪气仍盛，正气日虚，已成邪盛正虚之候。邪盛以痰热互结为主，正虚以肺、脾、胃虚为重。

盖痰热互结，肺失宣肃，肺气上逆，痰气相搏，故咳嗽喉痒，气喘心悸，喉间痰鸣。素有留饮，饮为阴邪，旧饮未尽，新饮又生，故痰白泡沫，咯唾难出。外邪化热，煎熬留饮，故时杂稠痰。饮停于胃，胃失和降，故脘腹痞满，按之濡软，咳甚则吐。痰热久稽，肺气渐虚，故时见汗出，小便短黄。脾胃虚弱，运化无力，故纳差不饥，大便稀软。邪盛正虚，失于濡养，故神萎乏力，卧床不起，四肢消瘦。舌暗红，苔白黄相兼、略灰厚腻，脉沉缓，皆为脾虚饮停，痰热互结之征。

关于痰饮的治疗，《金匮要略·痰饮咳嗽病脉证并治》

有"卒呕吐，心下痞，膈间有水，眩悸者，小半夏加茯苓汤主之""心下有留饮，其人苦冒眩，泽泻汤主之"。该篇还载有"外台茯苓饮，治心胸中有停痰宿水，自吐出水后，心膈间虚，气满，不能食，消痰气，令能食"，而表证不解，邪热内陷，与痰相搏，痰热互结者，《伤寒论》则遣用小陷胸汤治疗。故本病首诊之治，应予外台茯苓饮合小半夏加茯苓汤、小陷胸汤、泽泻汤加减主之。药取茯苓、法半夏、陈皮燥湿化痰；黄连、瓜蒌清热涤痰；白术、泽泻健脾除饮；杏仁、厚朴开肺利气；砂仁醒胃化湿；射干下气消痰；炙甘草调和补中。诸药相伍，共奏清热化痰，宽胸散结，止咳平喘，健脾益胃之效。

会诊二症见：症状同首次会诊。

查体：血压 100/70mmHg，双肺呼吸音弱，散在干鸣，少许湿鸣，心率 84 次/分，律齐，腹软，双下肢无浮肿。

处方：党参 15g　茯苓 15g　陈皮 10g　法半夏 10g
　　　　白术 15g　黄连 6g　瓜蒌 10g　葶苈子 10g
　　　　甘草 3g　沉香粉 1.5g　桑白皮 15g　砂仁粉 3g

上方 4 剂，一日 1 剂，以水煎煮，取汁 600mL，沉香粉、砂仁粉溶于药汤，分早、中、晚 3 次温服。环境要求、饮食禁忌同前。

【按】患者低热月余，精神萎靡，卧床不起，日渐消瘦，正气虚衰已甚。其治如扶正不力，只顾祛邪，致令虚者更虚，机体抗邪无力，则实难祛邪外出。然邪盛正虚，虚实相兼之病，若只扶其正，不事祛邪，则闭门留寇，邪气亦终不能祛除。

《金匮要略·肺痿肺痈咳嗽上气病脉证并治》载有"肺痈喘不得卧，葶苈大枣泻肺汤主之"。葶苈大枣泻肺汤为泻逐肺中痰水之峻剂。北宋钱乙在《小儿药证直诀》中载有泻白散，用桑白皮清泻肺中郁热，用地骨皮泻肺中伏火而退虚热。二方药味不多，便于随证出入，疗效确切，皆为世医泻肺清肺常遣之方。

从上述病情、方证分析来看，此诊仍用攻补兼施，酌加补益于其间。方予外台茯苓饮合小陷胸汤、葶苈大枣泻肺汤、泻白散化裁。药取党参、白术、茯苓健脾益肺；沉香纳肾平喘；砂仁和胃止呕；法半夏、陈皮燥湿化痰；葶苈泻肺逐饮；黄连、瓜蒌清热散结；桑白皮泻肺中伏火；甘草调和补中。诸药相伍，功效同前。

会诊三症见：患者精神稍有好转，已能下床扶杖行走数步，头昏齿痛，咽干少饮，咳嗽、气喘明显减轻，心悸阵作，右胸胁痛，痰白泡沫，或杂稠痰，咯唾难出，失眠多梦，纳差厌油，大便秘结，数日1次，小便清利，舌暗红，苔白黄略腻，脉沉缓。

查体：血压100/70mmHg，双肺呼吸音弱，少许湿鸣，心率84次/分，律齐，腹软，双下肢无浮肿。

处方：茯苓颗粒20g　陈皮颗粒12g　法半夏颗粒12g
　　　　黄连颗粒6g　瓜蒌颗粒10g　紫菀颗粒12g
　　　　桔梗颗粒10g　延胡索颗粒10g　天麻颗粒12g
　　　　甘草颗粒3g　酸枣仁颗粒20g

上方4剂，每味药均为三九制药集团的中药免煎颗粒，一日1剂，以600mL白开水冲调，分早、中、晚3次温服。

环境要求、饮食禁忌同前。

【按】家属因煎药不便，要求让患者服用三九制药集团的中药免煎颗粒。患者主症为咳嗽咯痰，气喘心悸，虽新增头昏齿痛，右胸胁痛，但咳嗽咯痰，气喘心悸明显减轻，可见病情好转，正在朝着全愈的方向发展。考虑头昏为痰浊中阻，清阳不升所致。齿痛乃胃火上炎，熏蒸齿龈之故。右胸胁痛系痰热互结，肝肺气郁，瘀血内停，胸胁络脉不和造成。于是用天麻平肝熄风；遣石膏清胃泻火；伍桔梗开泄肺气；施延胡索活血止痛；予紫菀化痰止咳；配酸枣仁养血安神；留原有处方之二陈汤以健脾燥湿，理气化痰；仍取小陷胸汤清热化痰，宽胸散结；诸药合用，功效同前。

六、柴胡陷胸汤治疗痰饮

【案例】彭某，女，44 岁，工人。既往无特殊。因"反复咳嗽咳痰，气喘心悸 10 月"于 2016 年 3 月 20 日就诊。

初诊症见：咳嗽不已，气喘心悸，痰白或黄，时稀时稠，时多时少，难以咳出，右胁隐痛，入夜汗出，精神尚可，饮食如常，二便调匀，舌偏暗，苔黄，脉沉数。

查体：血压 110/70mmHg，双肺呼吸音弱，深吸气少许干鸣，心率 102 次/分，律齐，腹软，双下肢无浮肿。

辅助检查：血常规 WBC 14.53×10⁹/L，Neu% 69.5，RBC 4.43×10¹²/L，HGB 130g/L，LPT 341×10⁹/L；DR 胸片显示双肺纹理增强；心电图示窦性心动过速。

西医诊断：（1）支气管炎伴感染；（2）窦性心动过速。

中医辨病：（1）咳嗽；（2）心悸。

辨证：痰饮内停，郁久化热，肺失清肃。

治法：清热化痰，宽胸散结，降气止咳。

方药：二陈汤合小陷胸汤、二母散加味。

处方：川贝粉 3g　砂仁粉 3g　冬花颗粒 10g

　　　茯苓颗粒 20g　半夏颗粒 12g　陈皮颗粒 12g

　　　黄连颗粒 6g　瓜蒌颗粒 10g　知母颗粒 10g

　　　桑白皮颗粒 20g　甘草颗粒 3g

上方 4 剂，一日 1 剂，用 600mL 白开水冲调，分早、中、晚 3 次温服。嘱患者注意保暖，谨防着凉。

二诊症见：咳嗽连声，咳即脘胁隐痛，气喘减轻，心悸好转，痰白量少，咯唾不爽，入夜汗出，精神尚可，饮食如常，二便调匀，舌偏暗，苔黄，脉沉缓。

查体：血压 110/70mmHg，双肺呼吸音弱，心率 90 次/分，律齐，腹软，双下肢无浮肿。

西医诊断：支气管炎伴感染。

中医辨病（修正）：（1）痰饮；（2）心悸。

辨证：饮停胸胁，郁久化热，肺失清肃，气机上逆。

治法：疏肝肃肺，清热化痰，宽胸散结，降逆止咳。

方药：柴胡陷胸汤合二母散加味。

处方：柴胡颗粒 12g　黄芩颗粒 10g　姜半夏颗粒 12g

　　　枳实颗粒 12g　桔梗颗粒 10g　黄连颗粒 6g

　　　瓜蒌颗粒 10g　知母颗粒 10g　川贝母粉 3g

　　　延胡索粉 5g　甘草颗粒 3g

上方 4 剂，一日 1 剂，用法同前。注意事项同前。

三诊症见：咳嗽症状减轻，气喘心悸已止，咳即右胁隐痛，痰呈颗粒，色黄量少，咯唾难出，饮食无味，二便调匀，舌偏暗，苔黄，脉沉缓。

辅助检查：血常规指标正常；心电图示正常心电图。

处方：甘草颗粒 3g　柴胡颗粒 6g　黄芩颗粒 10g

　　　　半夏颗粒 12g　枳实颗粒 12g　桔梗颗粒 10g

　　　　黄连颗粒 6g　瓜蒌颗粒 10g　知母颗粒 10g

　　　　川贝粉 3g　砂仁粉 3g

上方 3 剂，一日 1 剂，用法同前。注意事项同前。3 剂药尽，患者电话告知咳嗽已止，仍口淡无味，嘱其购中成药香砂六君子丸 2 瓶，照说明书口服，1 周后电告病愈。

【按】疾病是病因病理作用于人体的异常反应，永远处于运动变化之中。所以临床上，修正诊断、改换治法，调整方药的病例并不少见。

《金匮要略·痰饮咳嗽病脉证并治第十二》条文 2 载有"四饮何以为异？……饮后水流在胁下，咳唾引痛，谓之悬饮。"本例初诊"右胁隐痛"；二诊"咳即脘胁隐痛"；三诊"咳即右胁隐痛"。故二诊修正中医辨病为"痰饮"；二至三诊均改换治法为疏肝肃肺，清热化痰，宽胸散结，降逆止咳；调整方药为柴胡陷胸汤合二母散加减。

二母散载于《急救仙方》，原为喘急痰盛，或肺热燥咳，或咳嗽痰多黄稠者而设。由知母、贝母各等分组成。研细为末，临睡前以米汤调和温服。如喘急甚，加苦葶苈末，久咳不止，加马兜铃末。

二母散的组方理念在《成方切用》有解释："用贝母化痰泻肺火，知母滋肾清肺金，取其苦寒胜热，润能去燥也。"

二味药物相互配合，具有清热化痰，润肺止咳之效。主治肺热燥咳，或肺虚劳热，咳嗽气喘，痰涎壅盛，骨蒸潮热，音哑声重，口舌干燥，舌红苔黄，脉滑数等症。

二母散的临床运用，以发热、咳喘、痰多为辨证要点。凡属痰热壅肺的急性肺炎、急性支气管炎、慢性支气管炎、产后咳嗽、老年咳嗽、小儿咳嗽、不明原因反复咳嗽、肺结核等病，均可与之随证酌加他药，或联合其他方剂随证加减治疗。

七、痰饮化热证治

【案例】李某，男，74岁，退休工人。既往有高血压、糖尿病、咳喘心悸病史。因"反复头晕咳嗽，气喘心悸2年，复发1周"于2018年1月4日就诊。

初诊症见：头晕目眩，咳嗽不已，痰稠量少，气喘心悸，活动尤甚，两胁转侧即痛，手指麻木，按压隐痛，外阴潮湿，大便秘结，四至五日1次，小便频数，夜尿量多，舌暗红，苔黄，脉弦数。

查体：血压160/114mmHg，双肺呼吸音弱，心率99次/分，律齐，腹软。双下肢无浮肿。

西医诊断：（1）慢性支气管炎急性发作；（2）慢性阻塞性肺气肿；（3）2型糖尿病；（4）高血压2级极高危；（5）冠状动脉粥样硬化性心脏病。

中医辨病：（1）痰饮；（2）消渴；（3）心悸。

辨证：肺脾两虚，肝阳上亢，饮停胸胁，郁久化热。

治法：健脾运湿，平肝潜阳，清热化痰，肃肺止咳。

方药：柴胡陷胸汤合半夏白术天麻汤加减。

处方：柴胡 10g　黄芩 10g　茯苓 15g　半夏 10g

　　　陈皮 10g　白术 15g　黄连 6g　瓜蒌 10g

　　　甘草 3g　天麻粉 5g　葶苈子 10g

上方 4 剂，一日 1 剂，以水煎煮，取汁 600mL，天麻粉溶于药汤，分早、中、晚 3 次温服。嘱患者根据血压、血糖调整降压、降糖西药，低盐饮食，不宜摄入含糖过多食物。

二诊症见：咳喘减轻，心悸好转，仍头晕目眩，两胁疼痛，转身即发，痰稠量少，手指麻木，按压隐痛，大便微结，一日 1 次，小便频数，夜尿稍多，舌暗红，苔薄黄，脉沉弦。

查体：血压 150/100mmHg，双肺呼吸音弱，心率 90 次/分，律齐，腹软，双下肢无浮肿。

辨证：肝阳偏亢，风痰上扰，肺失肃降。

治法：平肝潜阳，化痰熄风，泻肺平喘。

方药：半夏白术天麻汤合天麻钩藤饮、葶苈大枣泻肺汤加减。

处方：茯苓 15g　陈皮 10g　白术 15g　甘草 3g

　　　钩藤 15g　地龙 15g　黄芩 10g　石决明 30g

　　　葶苈子 10g　天麻粉 5g　法半夏 10g

上方 4 剂，一日 1 剂，以水煎煮，石决明先煎，钩藤后下，取汁 600mL，天麻粉溶于药汤，分早、中、晚 3 次温服。饮食禁忌同前。1 周后随访，血压 144/92mmHg，诸症悉除，形同常人。

【按】痰饮乃人体新陈代谢的病理产物，黏稠者为痰，清稀者为饮。痰饮既是病理产物，又是一种重要的致病因素。正如沈金鳌所说："痰为百病之源，百病皆由痰成。"《丹溪心法》也说："痰之一物，随气升降，无处不到。"《医门法律》还说："夫人之病痰火者，十之八九。"

致病因素均处于运动状态，痰饮也不例外，其运动形式主要在于转化。痰饮的转化根据患者体质、病位深浅、病情轻重、病证属性而定。若患者素体阳盛，病位浅表，病情较轻，证属阳热，则痰饮化热，最终成为阳热痰饮实证。阳热痰饮实证的治疗，《金匮要略·痰饮咳嗽病脉证并治》记载："支饮不得息，葶苈大枣泻肺汤主之。"《金匮要略·肺痿肺痈咳嗽上气病脉证并治》记载："咳而上气，此为肺胀，其人喘，目如脱状，脉浮大者，越婢加半夏汤主之。"《伤寒论·辨太阳病脉证并治》还说："小结胸病，正在心下，按之则痛，脉浮滑者，小陷胸汤主之。"上述辨证论治，皆可取法。兼有头晕目眩，血压增高者，可予天麻钩藤饮合半夏白术天麻汤随证加减治之。

若患者素体阴盛，病深在里，病情重笃，证属阴寒，则痰饮寒化，最终成为阴寒痰饮虚证。阴寒痰饮虚证的治疗，《金匮要略·痰饮咳嗽病脉证并治》曾说："病痰饮者，当以温药和之"，又说："夫短气有微饮，当从小便去之，苓桂术甘汤主之，肾气丸亦主之"。上述辨证论治，皆可取法。兼有头晕目眩，血压增高者，可予半夏白术天麻汤合苓桂术甘汤、泽泻汤随证加减治之。

八、咳嗽的辨证论治

咳嗽是肺系疾病的一种主要症状，又是肺系疾病最为常见的一种病证。肺居胸中，为五脏华盖，其位最高，开窍于鼻，外合皮毛，极易感受外邪。正如《素问·太阴阳明论》说："感于风者，上先受之。"肺为娇脏、清肃之脏，不耐寒热，不容异物，无论外感、内伤致病因素，均能损伤肺脏而引发咳嗽。《素问·咳论》载有"五脏六腑皆令人咳，非独肺也"。这段有名的经典论述，既肯定了外邪犯肺以及肺脏自病会引发咳嗽，还强调了机体其他脏腑功能失调，一旦影响到肺气的升降出入，也会导致咳嗽病证的发生。

咳嗽在临床中极为常见，它发病率高，无论何时何地，无论男女老幼，皆可罹患本病。咳嗽分外感咳嗽和内伤咳嗽两大类，以外感咳嗽最为多见，内伤咳嗽次之。

（一）外感咳嗽邪在肺卫期

外感咳嗽邪在肺卫，临床常见咳嗽，发热，畏寒，恶风，微汗或无汗，舌质红，苔薄黄或薄白，脉浮数或浮缓等症。在我国南方，此期以风热咳嗽证、风寒化热咳嗽证多见，笔者常选桑菊饮加减治疗。桑菊饮方中桑叶发散风热，清透肺络；菊花祛风散邪，清热解毒；薄荷疏散风热，清利头目；连翘疏风透热，清泄上焦；杏仁肃降肺气，止咳平喘；桔梗开宣肺气，祛痰止咳；芦根清热除烦，生津止渴；甘草润肺止咳，调和诸药。八味药物配伍，有疏风清热，宣肺止咳之效。

若外邪祛除未尽，咳嗽不止者，常予桑菊饮合止嗽散疏风清热，宣肺解表，化痰止咳。止嗽散方中紫菀、百部、白前止咳化痰；桔梗、陈皮宣肺理气；荆芥祛风解表；甘草调和诸药。七味药物相配，有宣肺解表，止咳化痰之效。

若证属风寒化热，风寒之邪尚未尽去，咳嗽不止者，常予桑菊饮合止嗽散加防风、厚朴疏风散寒，清热化痰，宣肺止咳。

如遇老人、小儿、久病不复、易感外邪者罹患外感咳嗽，邪在肺卫，常予桑菊饮合玉屏风散扶正祛邪，化痰止咳。玉屏风散方中黄芪内补脾肺之气，外可固表止汗；白术健脾益气，助黄芪益气固表；防风走表而散风邪，合黄芪、白术以益气祛邪。黄芪得防风，固表而不致留邪；防风得黄芪，祛邪而不致伤正。有补中寓疏，散中寓补之意。

（二）外感咳嗽表邪入里犯肺期

外感咳嗽，肺卫之证不解，邪气入里犯肺，郁而化热，或风热外邪直入肺脏，形成邪正相争，痰热互结，郁阻于肺，临床常见咳嗽咽痛，痰黄黏稠，胸闷喘促，心烦口渴，舌质红，苔黄腻，脉滑数或弦数等症。此期若仍续用桑菊饮，恐药轻力薄，邪热不得清泄，浊痰难以祛除，故笔者常选小陷胸汤合二母散、止嗽散加减治疗。小陷胸汤中瓜蒌清热涤痰，宽胸散结；黄连苦寒泻火，直折邪热；半夏燥湿化痰，降逆开痞。黄连与半夏合用，一苦一辛，体现了辛开苦降之法；黄连与瓜蒌相伍，润燥相得，是清热化痰，散结开痞的常用组合。二母散中知母清热泻火，滋阴润燥；贝母化痰止咳，清热散结。止嗽散方解如前所述。以上三方合一，有清热化痰，宽胸散结，宣肺止咳之效。用于外感咳嗽表邪不解，入里犯肺，痰热互结之证甚为合拍，疗效肯定。

（三）内伤咳嗽外邪诱发期

外感咳嗽若失治误治，病程日久，肺脏受损，反复感邪，致使咳嗽缠绵难愈，即成内伤咳嗽。内伤咳嗽一旦形成，因肺有宿病，卫外不固，腠理疏松，极易因外邪引发或加重。

内伤咳嗽外邪诱发者，临床常见咳嗽身热，畏寒恶风，气息急促，喉中响声，痰时多时少，咳吐不爽，或痰有咸味、腥味，或咳吐血痰、血丝，胸胁胀满，口干喜饮，舌质红，苔薄黄腻，脉滑数等症。此期笔者常选清金化痰汤合防风汤加减治疗。《医学统旨》的清金化痰汤中黄芩、山栀、桑白皮清泄肺热；茯苓健脾利湿；陈皮理气化痰；桔梗宣开肺气；贝母、瓜蒌清热化痰；知母、麦冬养阴清热；甘草补土和中。《症因脉治》的防风汤中防风疏风散寒；荆芥解表祛风；葛根解肌清热。以上二方合一，有疏风散寒，清热润肺，化痰止咳之效。用于痰饮内停，风邪或风寒外袭，郁而化热，痰热互结，肺失宣降的内伤咳嗽外邪诱发者，疗效较为满意。

若痰热郁蒸，痰黄如脓，或有热腥味，则酌加黄连、京半夏、鱼腥草、金荞麦根、冬瓜仁等以清热化痰，肃肺止咳。

若胸满咳逆，痰涌，便秘，则酌加葶苈子、莱菔子、枇杷叶、射干、风化硝等以泻肺通腑，化痰止咳。

若痰热伤津，咳痰不爽，则酌加南沙参、北沙参、天门冬、天花粉、百合等以养阴生津，润肺化痰。

西医学的慢性支气管炎急性加重期、慢性阻塞性肺疾病、肺炎、肺部感染、支气管扩张症等病，属于上述病机及证候者，照此辨证论治多获显效。

九、外感咳嗽证治琐谈

咳嗽通常按照风寒袭肺、风热犯肺、风燥伤肺辨证论治。由于人体禀赋不同，感受寒热各异，病邪转化有别，因此，外感咳嗽除上述三种证候以外，还有寒热错杂证候存在，而且临床上并非少见。

寒热错杂外感咳嗽多见于气候失常之际，先受风寒，又感风热；或先受风热，又感风寒；素体阳胜，外感风寒；或素体阴胜，外感风热，以致寒热错杂，侵袭肺系，肺失宣降，其气上逆，于是发为咳嗽。考诸临床，寒热错杂外感咳嗽又可细化为寒热均等证，寒重于热证，热重于寒证。

寒热均等外感咳嗽证，临床最为常见，病理信息无明显寒热偏盛。《医学心悟》说："盖肺体属金，畏火者也，过热则咳；金性刚燥，恶冷者也，过寒亦咳。"寒热均等的外感咳嗽，既有风寒见症，又有风热见症。常表现为畏寒发热，头痛身楚，咳嗽喉痒，喷嚏涕清，鼻息烘热，痰时稀时稠，时多时少，舌尖边红，苔薄白黄，脉浮滑等症。《中国医药汇海·方剂部》载有"热闭于肺，则皮毛亦闭，故表热甚壮，是以不论有汗无汗，皆以麻杏甘石汤为主"。汪昂在《汤头歌诀》将金沸草散定义为"除痰嗽""肺感风寒"之剂。对咳嗽的治疗，陈修园在《医学从众录》说："轻则六安煎，重则金沸草散。"近代名医江尔逊治疗咳嗽，无论新久，亦无论表、里、寒、热、虚、实，常用金沸草散随证化裁，屡有霍然而愈之效。故寒热均等外感咳嗽证，宜祛风散寒，宣肺泻热，化痰止咳，可予金沸草散合麻杏甘石汤加减治之。

寒多热少外感咳嗽证，系外感风寒之邪较重，外感风热之邪较轻；或素体阴胜，又感风热，热趋寒化，以致寒热错杂，侵袭肺系，肺失宣降，气机上逆而成。风寒见症较多，风热见症较少。常表现为畏寒较重，发热较轻，头痛身楚，鼻塞涕清，咳嗽喉痒，痰白质稀，舌尖红，苔薄白微黄，脉浮弦等症。《素问·五脏生成篇》说："肺欲辛。"《金匮要略·肺痿肺痈咳嗽上气病脉证并治》说："咳而脉浮者，厚朴麻黄汤主之。"《千金方·咳嗽门》说："厚朴麻黄汤，治咳而大逆上气，胸满，喉中不利，如水鸡声，其脉浮者。"《医门法津》说："若咳而其脉亦浮，则外邪居多，全以外散为主，用法即于小青龙汤中去桂枝、芍药、甘草，加厚朴、石膏、小麦，仍从肺病起见。"故寒多热少外感咳嗽证，宜宣肺散寒，降气清热，化痰止咳，可予厚朴麻黄汤加减治之。

热多寒少外感咳嗽证，系外感风热之邪较重，外感风寒之邪较轻；或素体阳胜，又感风寒，寒郁化热，以致寒热错杂，侵袭肺系，肺失宣降，气机上逆而成。风热见症较多，风寒见症较少。常表现为畏寒较轻，发热较重，头痛身楚，鼻塞涕清，微见汗出，咽喉干涩，咳嗽息粗，痰黄质稠，舌质红，苔薄黄，脉浮数等症。《明医杂著·论咳嗽证治》说："新病风寒则散之，火热则清之。"《医学心悟·咳嗽》说："风寒初起，头痛鼻塞，发热恶寒而咳嗽者，用止嗽散加荆芥、防风、苏叶、生姜以散邪……若暑气伤肺，口渴，心烦溺赤者，其症最重，用止咳散加黄连、黄芩、花粉以直折其火。"《景丘全书》中的六安煎，原为风寒咳嗽，及非风初感，痰滞气逆等症而设。其方由二陈汤加杏仁、白芥子组成，具有化痰止咳之效。故热多寒少外感咳嗽证，须寒热杂投，清散合用，宜疏风清热，宣肺散寒，化痰止咳，可予桑菊饮合麻杏甘石汤、六安煎、止嗽散化裁治之。

注：本文由《夏斌医论集》"外感咳嗽寒热错杂浅谈"改写而成。

十、风药的临证应用

风药指气味轻薄、药性升浮，具有疏散、透达、升清功效的一类药物，诸如升麻、柴胡、羌活、独活、白芷、防风、荆芥、藁本、葛根、川芎、蝉蜕、桑叶、菊花、天麻等辈，皆属风药。

风药源于金代张元素的《医学启源》，李东垣在《脾胃论》首先提出"风药"一词，治疗脾胃病多加风药以升发脾胃清阳。后世又在此基础上不断扩展，把疏风解表、祛风除湿、熄风止痉，调畅气机，解郁醒忿，通行经络，通调水道，引经报使等药也归为风药。

风药是治疗风邪致病的药物。风有百病之长、易袭阳位、发病迅速、善行数变等致病特点，根据风邪致病的特性，有的放矢地治疗疾病，是临证运用风药的基本原则。笔者兹就外风治以疏风，内风治以熄风医案三则，简述风药的运用经验。

（一）咳嗽

【案例】彭某，男，6岁，幼儿。既往有过敏性鼻炎史。因"鼻塞喷嚏，咳嗽痰黄3天"于2020年4月10日就诊。

患儿3天前因受凉出现鼻塞喷嚏，咳嗽流涕，自服三九感冒颗粒，未就医治疗。

初诊症见：鼻塞喷嚏，咳嗽流涕，痰黄量少，活动汗出，饮食如常，二便调匀，舌尖边红，苔薄白黄，脉浮数。

查体：一般情况可，双肺呼吸音粗，心率102次/分，律齐，无杂音，腹软，无压痛，四肢活动自如。

西医诊断：急性支气管炎。

中医辨病：咳嗽。

辨证：风寒外袭，邪郁化热，卫表不和，肺失宣肃。

治法：疏风散寒，清泄郁热，宣肺止咳。

方药：桑菊饮合二母散、防风汤加减。

处方：桑叶6g　菊花9g　连翘9g　苦杏仁6g

　　　桔梗6g　知母6g　防风6g　浙贝母6g

　　　白前6g　紫菀6g　甘草2g

上方3剂，一日1剂，以水煎煮，桑叶、菊花后下，取汁300mL，分早、中、晚3次温服。

二诊症见：诸症减轻，舌尖边红，苔薄白黄，脉浮数。

续予初诊处方3剂病愈。

【按】风为百病之长，常夹他邪入侵人体。该患儿外感风寒之邪，从皮毛口鼻而入，侵袭肺卫，郁而化热，肺失宣降，肺气上逆，因而出现风寒外袭，邪郁化热的外感咳嗽病。治疗用防风辛温解表而祛风散寒；加桑叶、菊花辛凉解表而疏风清热；伍白前、桔梗辛温宣肺而化痰止咳。风去寒除，热散痰化，病则自愈。本例方中桑叶、菊花、防风、桔梗、白前等五味风药的运用，均与风寒外袭，邪郁化热，肺失宣降的外感咳嗽证候相符。

（二）瘾疹

【案例】李某，男，51岁，工人。既往无特殊。因"反复皮肤丘疹，潮红瘙痒1月"于2020年5月12日就诊。

患者1月前无明显诱因出现皮肤丘疹，或发风团，状如云片，潮红瘙痒，中西医治疗，症状反复发作。

初诊症见：皮肤丘疹，或发风团，状若云片，高出皮面，时显时没，此起彼伏，潮红瘙痒，心烦不眠，大便稀软，一日1~2次，小便短少，舌淡红，苔薄黄，脉沉缓。

西医诊断：急性荨麻疹。

中医辨病：瘾疹。

辨证：肺脾气虚，湿热外袭，侵淫血脉，郁于肌肤。

治法：清热除湿，养血祛风，补益肺脾。

方药：消风散合玉屏风散加减。

处方：黄柏10g　当归15g　地肤子15g　白鲜皮10g
　　　黄芪30g　白术15g　生地黄15g　防风10g
　　　萆薢10g　苦参10g　生甘草6g

上方7剂，一日1剂，以水煎煮，取汁600mL，分早、中、晚3次温服。嘱患者禁食辛辣、膻腥、发风之物。

二诊症见：病情减轻，舌淡红，苔薄黄，脉沉缓。

处方：当归15g　黄柏10g　生地黄15g　白鲜皮10g
　　　白术15g　防风10g　生甘草6g　苦参10g

黄芪 30g　蝉蜕 6g　地肤子 15g

上方 7 剂，一日 1 剂，用法同前。饮食禁忌同前。

三诊症见：诸症悉减，舌淡红，苔薄黄，脉沉缓。

予二诊处方 7 剂，用法同前，饮食禁忌同前。药后病愈。

【按】风湿或风热之邪袭入人体，侵淫血脉，内不得清泄，外不得透达，郁于肌肤腠理之间，即可发为湿疹、瘾疹等皮肤病，正如《金匮要略·水气病脉证并治第十四》说："风强则为瘾疹，身体为痒，痒为泄风，久为痂癞。"本例瘾疹病机以肺脾气虚，湿热外袭，郁滞肌肤为主，故治以清热除湿，补益肺脾。然痒自风来，止痒必先疏风，因此又在用生地黄、当归治风先治血的同时，伍防风、蒺藜、蝉蜕辛散透达，疏风祛邪，使风去痒止；配苦参、地肤子、白鲜皮祛肌肤腠理之风邪，清肌肤腠理之湿热。本例方中防风、蒺藜、蝉蜕、地肤子、白鲜皮、苦参等六味风药的运用，均与湿热外袭，夹有风邪，侵淫血脉，郁于肌肤的瘾疹证候相符。

（三）眩晕

【案例】陈某，女，55 岁，农民。既往有抑郁症病史。因"反复头中不适、偶有头昏 1 月"于 2020 年 5 月 14 日就诊。

患者 1 月前无明显诱因出现头中不适，其状难名，偶有头晕，未就医治疗。

初诊症见：神倦思睡，头中不适，其状难名，偶有头昏眼雾，心烦不眠，饮食尚可，二便调匀，舌暗红，苔薄黄，脉弦数。

  临证指导医案医话

查体：血压 130/70mmHg，双肺呼吸音清晰，心率 98次/分，律齐，腹软，双下肢无浮肿。

西医诊断：（1）脑供血不足；（2）睡眠障碍。

中医辨病：（1）眩晕；（2）不寐。

辨证：脾气虚弱，风痰上扰，肝血不足，心神失养。

治法：健脾运湿，化痰熄风，补益肝血，养心安神。

方药：半夏白术天麻汤合酸枣仁去枣加黄芩汤加减。

处方：茯苓 15g　陈皮 10g　白术 15g　法半夏 10g

天麻 10g　知母 10g　黄芩 10g　川牛膝 10g

川芎 10g　僵蚕 10g　蔓荆子 10g

上方 7 剂，一日 1 剂，以水煎煮，取汁 600mL，分早、中、晚 3 次温服。

二诊症见：头昏眼雾减轻，心烦失眠好转，舌暗红，苔薄黄，脉弦数。

续予初诊处方 7 剂，用法同前。药后诸症悉减。

【按】患者长期忧郁，气郁化火，肝阴暗耗，以致风阳升动；肝郁则脾虚，脾胃运化失常，痰浊内生，肝风挟痰，上扰清空，于是发为眩晕。正如华岫云在《临证指南医案·眩晕门》中说："经云诸风掉眩，皆属于肝，头为诸阳之首，耳目口鼻皆系清空之窍，所患眩晕者，非外来之邪，乃肝胆之风阳上冒耳。"陈姓患者眩晕，病机为脾湿生痰，肝风内动，故治用天麻、蔓荆子、僵蚕平肝潜阳，熄风止晕。由于所患眩晕、不寐，均非纯虚无邪，乃虚实夹杂之疾，因此配伍川芎，一以行气通窍，助天麻、蔓荆子、僵蚕上巅止眩晕；一以开郁通脉，助知母、茯苓、黄芩清热宁神治不寐。

本例方中天麻、蔓荆子、僵蚕、川芎四味风药的运用，均与脾虚生湿，风痰上扰，肝血不足，心神失养的眩晕、不寐证候相符。

十一、风药的定义及分类

风药指具有风的某些特性的药物，这些药物能够治疗具有风的某些特性的疾病。风的基本特性是：风为阳邪，其性开泄，易袭阳位；风性善行数变；风为百病之长；风能胜湿。所以，风药就是具有升清、透达、疏肝、散火、胜湿、引经等作用的一类药物。

风药源于金代张元素的《医学启源》，张氏根据药物的气味厚薄，升降特性，把升麻、柴胡、羌活、防风等药归属于"风升生"类。李东垣在《脾胃论》中明确提出"风药"的名称，灵活运用风药治疗脾胃诸病，为后世医家对风药的研究奠定了理论和实践基础。

风药根据寒热温凉的不同属性，一般区分为两大类。

1. 辛温（热）类风药：例如麻黄、桂枝、荆芥、羌活、独活、防风、白芷、藁本、川芎、蜈蚣、乌梢蛇、海风藤、威灵仙、巴戟天、白前、桔梗、紫苏、香薷、藿香、佩兰、辛夷、葱白、白蒺藜、苍耳子等，皆属辛温类风药。

2. 辛凉（平）类风药：例如薄荷、蝉蜕、葛根、升麻、柴胡、前胡、秦艽、牡丹皮、桑叶、菊花、金银花、连翘、淡豆豉、木贼、紫浮萍、牛蒡子、天麻、蔓荆子、钩藤、僵蚕、全蝎、青蒿、谷精草、密蒙花、夏枯草等，皆属辛凉类风药。

总之，风药是具有辛味、质地轻薄、药性升浮，能够起到发散、升提、疏解、宣透等治疗作用的药物。风药在临床运用广泛，《脾胃论》用得最多的风药是升麻、柴胡，其次是羌活、防风。升麻为足阳明胃经引经药，可以升发脾胃之清阳；柴胡为足少阳胆经引经药，可以升发少阳春升之气。风药解表达邪，祛风止痛作用明显，正如《医方集解》说："羌活治太阳头痛；白芷治阳明头痛；川芎治少阳头痛；细辛治少阴头痛……以巅顶之上，唯风药可到也。"

有学者总结风药的作用：（1）升清；（2）载药上行；（3）佐治补药，调畅气机，引经报使；（4）胜湿；（5）治下焦病，透阴分之邪外出；（6）解郁；（7）止痒；（8）消水肿，利水道；（9）通行经络。

值得一提的是，风药疗效虽好，不可或缺，然终因多燥多升，易耗津液，久用过用，会出现不良反应，临床给药，应区分寒热虚实，正确辨证施治。

十二、中医药预防新冠肺炎

新型冠状病毒肺炎简称新冠肺炎，是由新型冠状病毒引起的急性呼吸道传染病。新型冠状病毒是以前从未在人体中发现的冠状病毒新毒株，世界卫生组织将新型冠状病毒命名为2019-nCoV，将新型冠状病毒感染的疾病命名为COVID-19。新冠肺炎人群普遍易感，传染性强，主要经呼吸道飞沫和密切接触传播，接触病毒污染物也可被感染。新冠肺炎临床以发热、干咳、乏力为主要表现，部分患者以嗅觉、味觉减退或消失等为首发症状，少数患者伴鼻塞、流涕、咽痛、结膜炎、身痛、腹泻等症状。多数患者为轻中症，预后良好，重症患者发病一周后多出现呼吸困难，危重症病例常见于老年患者或有慢性基础疾病者，可快速进展为急性呼吸窘迫综合征、脓毒症休克、难以纠正的代谢性酸中毒、出凝血功能障碍、多器官衰竭等并发症。根据流行病学史、临床表现、实验室检查、影像学检查、病源学检查等综合分析可以做出正确诊断。

中医学无"新冠肺炎"病名，属中医疫病范畴。"疫病"，指感受疫戾之邪而发生的急性传染性疾病。疫病有两个重要特点：第一，致病因素为疫毒，其性猛烈，致病力强，正如夏燮的《明通鉴》记载："京师大疫，死者无算"；第二，具有一定的传染性，传播速度快，甚至暴发流行，正如《素问遗篇·刺法论》所说："五疫之至，皆相染易，无问大小，症状相似。"

"不治已病治未病"是中医的特色和优势。对于疫病，预防历来重于治疗，"治未病"需要"先安未受邪之地"，新冠肺炎也不例外。预防措施以早发现、早隔离、注射疫苗、口服预防药最为常用，也最有成效。就隔离而言，早在秦汉时期就有"疫所"，用以隔离麻风患者。隋唐时期就有"疫人坊"，用以收养疠疾患者。就口服预防药而言，扶正祛邪的组方理念颇为实用。所以《素问·评热病论》说："邪之所凑，其气必虚。"《温疫论》也说："本气充满，邪不可入""本气适逢亏欠，呼吸之间，外邪因而乘之"。

扶正即补虚，补虚应有针对性。新冠肺炎病位在肺系肺脏，其虚者，自然也在肺系肺脏。玉屏风散由黄芪、防风、白术组成。原为卫气虚弱，腠理空疏，营阴不守，津液外泄，表虚自汗，易感风邪而设。有益气祛邪，固表止汗之效。该方补益肺气，散中寓补，补内兼疏，被誉为"中药免疫调节剂"，在医药科研、医学临床均备受青睐。《古今名医方论》解读玉屏风散曾说："夫以防风之善驱风，得黄芪以固表，则外有所卫；得白术以固里，则内有所据。风邪去而不复来，当倚如屏，珍如玉也。"因此，预防新冠肺炎的口服扶正药，以玉屏风散为基础组方较为恰当。

祛邪即祛除病邪于体外。疫病流行，人裹病中，"邪留则正伤，邪去则正安"。此即口服预防药应辅以祛邪之理。新冠肺炎致病因素是疫毒，导致的病证是温热性传染性疾病。银翘散出自《温病条辨》，原为太阴风温初病而设，同时治疗温疫初起病证。就像《温病条辨·上焦篇》所说："太阴风温、温热、温疫、冬温，初起恶风寒者，桂枝汤主之。但恶热，不恶寒而渴者，辛凉平剂银翘散主之。"

银翘散由银花、连翘、牛蒡子、桔梗、荆芥、薄荷、淡豆豉、竹叶、芦根、甘草组成。方中银花、连翘辛凉透邪清热，芳香辟秽解毒；薄荷、牛蒡子疏风散热，清利头目；荆芥、淡豆豉，辛温发散，透热外出；桔梗宣肺利咽；竹叶清泄上焦；芦根清热生津；甘草清热和药。十味药物配合，有辛凉解表，芳香辟秽，清热解毒之效。

银翘散所治之温病、温疫，乃温热、疫毒袭肺，邪在太阴卫分。银翘散有两个配伍特点：其一，芳香辟秽，清热解毒。该方以金银花、连翘为君，二药既有辛凉透表清热作用，又有芳香辟秽解毒作用。其二，辛凉之中配伍小量辛温之品。该方反佐荆芥、淡豆豉辛温于辛凉，促使毛窍开启，助邪外出，增强了解表发散之力。正因为银翘散组方精当，疗效确切；既能治疗风温初起病证，又能治疗温疫初起病证；温疫即温热之疫疬，未病与初病比邻，因此，预防新冠肺炎的口服祛邪药，以银翘散加减组方较为恰当。

新冠肺炎流行期间，成人可用玉屏风散丸合银翘解毒丸，连服 5～7 天，剂量按照说明书执行。小儿可用玉屏风散颗粒合银翘解毒颗粒，连服 5～7 天，剂量按照说明书执行。

针对目前全国乃至世界流行的新冠肺炎，重庆市合川区专家组拟定的中医预防药，组方理念与上述讨论相同，对新冠肺炎和其他呼吸道传染病，有较好的预防作用，兹录处方、煎服法如下：

生黄芪 10g、炒白术 10g、防风 6g、金银花 10g、连翘 10g、桔梗 10g、藿香 10g、生甘草 3g。

煎服法：以上八味中药，用水 3 碗（约 700mL）煎煮 15～20 分钟，金银花、藿香后下，取药汁 300mL 左右，分 2 次口服，建议连服 5～7 天。孕妇及 7 岁以下儿童在执业中医师的指导下使用。

现代医学认为，新型冠状病毒感染目前无特效药预防及治疗，以上管窥之见，有待深入研究和临床验证。

十三、肺结节的辨证论治

【案例】吉某，男，47 岁，国家公务员。既往有胆管结石、慢性胃炎、吸烟饮酒史。因"反复胸背疼痛，右肺发现

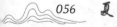

结节 3 月"于 2021 年 2 月 1 日就诊。

3 月前，患者无明显诱因出现发热，渐渐胸背疼痛，某医科大学附属医院 CT 胸部平扫发现右肺下叶前基底段部分实性结节，中西医治疗，症状反复发作。

初诊症见：胸部疼痛，痛连后背，晨起欲吐，咽喉痰滞，咯唾不爽，精神未减，睡眠尚可，饮食如常，大便成形，小便调匀，舌暗红，苔黄，脉弦滑。

查体：血压 130/80mmHg，双肺呼吸音弱，未闻及干性、湿性啰音，心率 84 次/分，律齐，腹软，双下肢无浮肿。

辅助检查：血常规指标正常，新冠肺炎核酸阴性。DR 胸片示右肺下叶实性结节，建议随访复查。

西医诊断：（1）胸痛；（2）肺结节。

中医辨病：（1）胸痛；（2）痰结。

辨证：痰热互结，气滞血瘀。

治法：健脾运湿，清热化痰，宽胸散结，行气活血。

方药：二陈汤合小陷胸汤、葶苈大枣泻肺汤、丹参饮加减。

处方：茯苓 15g　陈皮 10g　黄连 3g　瓜蒌 10g

砂仁 6g　檀香 3g　丹参 15g　白芍 15g

葶苈子 10g　法半夏 10g　白花蛇舌草 30g

上方 15 剂，一日 1 剂，以水煎煮，砂仁、檀香后下，取汁 600mL，分早、中、晚 3 次温服。禁烟酒，忌食生葱、生姜、花椒、胡椒等辛辣燥火之物；不宜食牛肉、羊肉、猪肥肉、蛋类、海产品等生阳动风或油腻腥滑之物。

二诊症见：晨起欲吐已止，胸背疼痛减轻，咽喉痰滞，咯唾不爽，左上腹隐痛，嗳气反酸，饮食如常，二便调匀，舌暗红，苔薄黄，脉弦滑。

西医诊断：（1）胸痛；（2）肺结节；（3）慢性胃炎。

中医辨病：（1）胸痛；（2）痰结；（3）胃痛。

辨证：痰瘀互结，肺气壅滞，肝郁化火，横逆犯胃。

治法：健脾化痰，宽胸散结，清肝泻火，制酸和胃。

方药：二陈汤合小陷胸汤、左金丸、葶苈大枣泻肺汤加减。

处方：茯苓 15g　陈皮 10g　黄连 3g　法半夏 10g

　　　瓜蒌 10g　砂仁 15g　白芍 15g　吴茱萸 3g

　　　延胡索 10g　葶苈子 10g　白花蛇舌草 30g

上方 15 剂，一日 1 剂，以水煎煮，砂仁后下，取汁 600mL，分早、中、晚 3 次温服。饮食禁忌同前。

三诊症见：胸背疼痛消除，左上腹隐痛已止，嗳气反酸亦瘥，咽喉痰滞减轻，痰浊容易咯出，饮食如常，二便调匀，舌暗红，苔薄黄，脉弦滑。

西医诊断：（1）胸痛；（2）肺结节。

中医辨病：（1）胸痛；（2）痰结。

辨证：脾胃虚弱，肺失清肃，痰热互结，气滞血瘀。

治法：健脾运湿，清热化痰，宽胸散结，行气活血。

方药：二陈汤合玉屏风散、葶苈大枣泻肺汤加减。

处方：茯苓 15g　陈皮 10g　白术 15g　法半夏 10g

　　　黄芪 15g　防风 10g　郁金 10g　瓜蒌 10g

　　　枳实 15g　葶苈子 10g　白花蛇舌草 30g

上方 7 剂，一日 1 剂，煎服法同前。饮食禁忌同前。

【按】肺结节是肺脏病变在影像学上的一种表现，是直径不超过 3cm 的肺内类圆形病灶。结节出现在肺内，可以是单个，也可以是多个。直径小于 5mm 者称微小结节；直径在 5～10mm 者称小结节；直径在 10～30mm 者称肺结节。一般认为，结节大于 8mm，患者有症状表现和危险因素，需要进一步检查，明确诊断，给予相应处理。结节小于 8mm，患者无症状表现和危险因素，可定期复诊观察。

肺结节患者往往没有明显症状，个别患者可有轻微的胸闷、胸痛、咳嗽、咳痰，较少出现咳血。肺结节发生的原因很多，目前已知与炎症、结核、霉菌、出血、寄生虫、良性肿瘤、恶性肿瘤、愈后瘢痕组织、先天性病变相关。

肺结节属中医咳嗽、痰饮、痰结、肺积等病范畴。通俗地说，肺结节就是肺脏里面的小肿块。肺结节的形成，与气、痰、瘀血的病理关系十分密切。例如《杂病源流犀烛》说："邪积胸中，阻塞气道，气不得通，为痰……为血，皆邪正相搏，邪既胜，正不得制之，遂结成形而有块。"又如《丹溪心法·痰》说"痰之一物，随气升降，无处不到"，还说："七情郁而生痰动火。"再如《济阴纲目》说："盖痰气之中，未尝无饮，而血瘕、食瘕之中，未尝无痰。"可见机体所有肿物，包括肺结节在内，无一不因气、痰、瘀血相互作用造成。

纵观历代医家，朱丹溪治气、治痰、治血最为精辟恰当，难怪《明医杂著》称"杂病宗丹溪"。《医学心悟》总结朱丹溪诊疗特色说："杂病主治四字者，气、血、痰、郁也。

丹溪治法，气用四君子汤；血用四物汤；痰用二陈汤；郁用越鞠丸。"

从上述讨论可以看出，肺结节的关键病理因素是"痰"，其次是"瘀血"。本例病初发热，继之胸背疼痛，咽喉痰滞，舌暗红，苔黄，脉弦滑。其证属于痰热互结，气滞血瘀应当准确。故初诊以治痰热为主，治瘀血为辅，选用二陈汤合小陷胸汤、丹参饮、葶苈大枣泻肺汤去大枣，加白花蛇舌草以健脾运湿，清热化痰，宽胸散结，行气活血。

二诊胸背疼痛减轻，然新增左上腹隐痛，嗳气反酸，考虑其症乃肝郁化火，横逆犯胃所致。因此选用二陈汤合小陷胸汤、左金丸、葶苈大枣泻肺汤去大枣，加砂仁、白芍、延胡索、白花蛇舌草以健脾化痰，宽胸散结，清肝泻火，制酸和胃。

三诊胸背疼痛消除，左上腹隐痛已止，嗳气反酸亦瘥，其余诸症悉减，此时当侧重治疗肺结节，故选用二陈汤合玉屏风散、葶苈大枣泻肺汤去大枣，加郁金、瓜蒌、枳实、白花蛇舌草以健脾运湿，清热化痰，宽胸散结，行气活血。

十四、咳嗽治疗经验

【案例】曾某，男，40岁，小学教师。既往有慢性咽炎、前列腺炎史。因"反复咳嗽喉痒，胸闷气短2月"于2016年3月15日就诊。

患者2月前受凉出现咳嗽喉痒，渐渐气短胸闷，呼吸不畅，中西医结合多方治疗，症状仍反复发作，时缓时急。

初诊症见：咳嗽喉痒，偶有喷嚏流涕，胸闷气短，呼吸不畅，痰白痰黄，黏稠量少，难以咳出，口苦咽干，渴不欲饮，大便微结，或一日1次，或二日一行，小便频数，舌尖边红，苔黄，脉沉弦。

查体：血压130/80mmHg，双肺呼吸音粗，心率90次/分，律齐，腹软，双下肢无浮肿。

辅助检查：血常规各项指标正常；DR胸片示双肺纹理增强；心电图示正常心电图。

西医诊断：急性气管—支气管炎。

中医辨病：咳嗽。

辨证：风寒外袭，痰饮内停，邪郁化热，肺失宣肃。

治法：疏风散寒，清热化痰，宽胸散结，降气止咳。

方药：麻黄杏仁甘草石膏汤合小陷胸汤、二母散、止嗽散加减。

处方：麻黄10g　杏仁10g　石膏30g　黄连6g

半夏10g　瓜蒌10g　知母10g　甘草3g

白前10g　紫菀10g　桔梗10g　浙贝母10g

上方6剂，一日1剂，以水煎煮，石膏先煎，取汁600mL，分早、中、晚3次温服。

二诊症见：咳嗽喉痒、胸闷气短好转，呼吸不畅已止，其余诸症悉减，饮食如常，二便调匀，舌尖边红，苔薄黄，脉沉弦。

患者要求取原方6剂，采纳患者意见，予初诊处方6剂，煎法服法同前。6剂药毕，电话告知咳嗽全愈，随访两月，咳嗽未再复发。

【按】本例咳嗽，乃患者素有宿痰，复因风寒外袭，入里化热，痰热互结，内郁于肺，肺失宣肃所致。治疗必须既祛风寒，又化痰热。正如拙著《夏斌医论集·外感咳嗽寒热错杂浅谈》说："热多寒少咳嗽者，……须寒热杂投，清散合用，治疗宜疏风清热，宣肺散寒。"所以初诊选用麻黄杏仁甘草石膏汤合小陷胸汤、二母散、止嗽散加减治疗。

方中麻黄宣肺平喘；石膏清泄肺胃；杏仁降气止咳；知母清肺泻热；贝母化痰止咳；黄连清热泻火；半夏燥湿化痰；瓜蒌宽胸散结；白前祛寒止咳，紫菀散寒消痰；桔梗祛痰利气；甘草顾护脾胃。十二味药相互配合，具有疏风散寒，清热化痰，宣肺降逆，止咳平喘之效。

二诊咳嗽喉痒与胸闷气短均有好转，呼吸不畅已止，其余诸症悉减。考虑到本病已及两月，根深蒂固，药既获效，不宜更方，故采纳患者意见，再进初诊方药 6 剂。

综观本例咳嗽，反复发作，历时两月有余，先经中西医结合治疗两月，再用中医治疗 12 天，服用中药 12 剂，均选麻黄杏仁甘草石膏汤与小陷胸汤、二母散随证加味，以祛邪为主，着重治痰，宣降结合，寒温并用，终使本例咳嗽获得全愈。

十五、喘息性支气管炎证治

【案例】王某，女，40 岁，中学教师。既往有过敏性鼻炎、喘息性支气管炎、右肺结节手术切除史。因"反复咳喘胸闷 3 年，复发伴头昏鼻塞 1 周"于 2020 年 12 月 16 日就诊。

患者 1 周前因受凉出现畏寒发热，头昏鼻塞，喷嚏流涕，咳嗽喉痒，气喘胸闷，外院 DR 胸片示双肺纹理增强，西医抗感染、抗病毒、对症治疗一周，畏寒发热已止，头昏鼻塞好转，咳喘胸闷不减，经人介绍前来就诊。

初诊症见：头昏鼻塞，喷嚏流涕，咳嗽胸闷，气喘心悸，痰稠色黄，难以咳出，易感外邪，饮食如常，大便微结，一日 1~2 次，小便不畅，舌尖边红，苔黄腻，脉滑数。

查体：血压 130/80mmHg，双肺呼吸音粗，散在干鸣，少许湿鸣，心率 102 次/分，律齐，腹软，双下肢无浮肿。

西医诊断：（1）喘息性支气管炎；（2）鼻窦炎；（3）右肺结节术后。

中医辨病：（1）咳嗽；（2）鼻渊。

辨证：素体痰盛，风寒化热，痰热互结，肺失宣降。

治法：疏风散寒，清热化痰，宽胸散结，止咳平喘。

方药：防风汤合小陷胸汤、二母散、葶苈大枣泻肺汤加减。

处方：黄连 6g　半夏 10g　瓜蒌 10g　厚朴 10g

　　　　杏仁 10g　桔梗 10g　防风 10g　葛根 15g

　　　　知母 10g　浙贝 10g　葶苈子 10g

上方 4 剂，一日 1 剂，以水煎煮，取汁 600mL，分早、中、晚 3 次温服。嘱患者注意保暖，勿再着凉。忌生葱、生姜、辣椒、狗肉、羊肉、牛肉等生阳燥火之物；饮食不宜过咸、过甜、过于油腻，不宜食海产品等助湿碍脾之物。

二诊症见：头昏鼻塞已止，喷嚏流涕减轻，咳嗽喉痒，胸闷气喘，疾行则心悸，痰稠色黄，咳吐难出，易感外邪，饮食如常，大便成形，一日 1~2 次，小便调匀，舌尖边红，苔黄腻，脉滑数。

查体：血压 120/80mmHg，双肺呼吸音粗，深吸气偶闻少许干鸣，心率 96 次/分，律齐，腹软，双下肢无浮肿。

辨证：素体痰盛，风寒外束，痰热内蕴，肺失宣降。

治法：疏风散寒，清热化痰，宣肺降气，止咳平喘。

方药：定喘汤合葶苈大枣泻肺汤加减。

处方：麻黄 10g　黄芩 10g　法半夏 10g　苦杏仁 10g
　　　白果 10g　苏子 10g　葶苈子 10g　桑白皮 15g
　　　甘草 3g　厚朴 10g　款冬花 10g

上方 4 剂，一日 1 剂，以水煎煮，取汁 600mL，分早、中、晚 3 次温服。注意事项、饮食禁忌同前。

三诊症见：喷嚏流涕已止，咳嗽胸闷大减，气喘心悸好转，痰稠色黄，咳吐易出，饮食如常，大便成形，一日 1~2 次，小便调匀，舌尖边红，苔薄黄，脉滑数。

查体：血压 120/80mmHg，双肺呼吸音粗，心率 96 次/分，律齐，腹软，双下肢无浮肿。

守二诊处方 4 剂，用法同前。注意事项、饮食禁忌同前。4 剂药尽，诸症悉除。

【按】定喘汤载于《摄生众妙方》，原为素体痰多，复感风寒，肺气壅闭，哮喘咳嗽，痰多气急而设。由白果、麻黄、杏仁、黄芩、甘草、款冬花、半夏、桑白皮、苏子组成。具有宣肺降气，祛痰平喘之效。主治风寒外束，痰热内蕴，痰黄黏稠量多，哮喘咳嗽，苔黄腻，脉滑数等症。

定喘汤是临床治疗哮喘咳嗽的常用方剂，若辨证准确，疗效十分可靠。定喘汤与麻黄杏仁甘草石膏汤，在组方理念上各有特点。

麻黄杏仁甘草石膏汤由麻黄、杏仁、石膏、炙甘草组成。《伤寒论·辨太阳病脉证并治》说："发汗后，不可更行桂枝汤，汗出而喘，无大热者，可予麻黄杏仁甘草石膏汤""下后，不可更行桂枝汤，若汗出而喘，无大热者，可予麻黄杏仁甘草石膏汤"。以上两条经文，论述了伤寒汗下以后，风寒入里郁而化热，壅遏于肺，肺失清肃，邪热壅肺作喘的证治。由此可知，麻黄杏仁甘草石膏汤证的病机属于风寒入里，邪热内盛，肺气壅闭，不得宣降，治疗应当宣肺祛邪，清泄肺热，降逆平喘。由于病机的关键是风寒入里化热，邪热壅肺，所以用石膏清泄肺热，配麻黄、杏仁、甘草宣肺降气，最终达到辛凉宣泄，清肺平喘的目的。

　　定喘汤证的病机属于素体痰多，风寒外束，痰热内蕴，肺气壅闭，治疗应当宣肺祛邪，清肺泄热，除痰平喘。由于病机的关键是风寒外束，痰热内蕴。所以用黄芩清泄肺热，配麻黄、杏仁、甘草宣肺降气，最终达到宣肺降气，止咳平喘的目的。

　　定喘汤还有一个配伍特点，就是用麻黄配伍白果，二者共为君药。这种配伍的实用价值在于，麻黄能宣肺散邪平喘，白果能敛肺定喘祛痰。麻黄的宣散作用，协同白果的收敛作用，既可以增强二药的平喘之力，又可以防止麻黄耗散肺气。

第三节　循环系统疾病

一、瓜蒌薤白半夏汤治疗胸痹

胸痹是以膻中或左胸出现发作性憋闷、疼痛为主要临床表现的一种病证。轻者左胸轻微沉闷，呼吸欠畅，重者心痛彻背，背痛彻心，难以救治。胸痹病名始见于《黄帝内经》，《灵枢·本脏》有"善病胸痹"的记载；《灵枢·五邪》有"邪在心，则病心痛"的记载；《灵枢·厥病》有言："真心痛，手足青至节，心痛甚，旦发夕死，夕发旦死"。

随着现代社会生活方式及饮食结构的改变，胸痹发病有逐渐增加的趋势，已成为威胁中老年人生命健康的重要疾病之一。中医的胸痹病相当于西医的缺血性心脏病，胸痹心痛重症即真心痛，相当于西医的缺血性心脏病心绞痛、心肌梗死。

胸痹发生的相关因素多为寒邪内侵、饮食不当、情志失调、年老体弱，病位在心，与肝、脾、肾关系密切。病机属本虚标实，本虚为阴阳、气血亏虚，标实为阴寒、痰浊、气滞、血瘀交互为患。笔者运用中医药治疗胸痹，常常获得显效。

【案例】谢某，女，47岁，农民。既往有血压偏高、心律不齐、产后抑郁症病史。因"反复左胸隐痛13年"于2019年3月15日就诊。

13年前，患者无明显诱因出现左胸隐痛，曾被外院诊断为冠心病、心绞痛，中西医治疗，症状反复发作。

初诊症见：左胸隐痛，活动气短，睡眠多梦，精神未减，饮食如常，大便成形，小便频数，舌暗红，苔黄，脉沉弦。

查体：血压130/86mmHg，双肺呼吸音清晰，心率78次/分，律齐，腹软，双下肢无浮肿。

建议血常规、X线胸片、心电图检查，但患者及其家属拒绝，坚持要求口服中药治疗。

西医诊断：冠状动脉粥样硬化性心脏病　劳力性心绞痛　心功能Ⅱ级。

中医辨病：胸痹。

辨证：肝气不舒，痰瘀互结，邪郁化热，心脉痹阻。

治法：清热化痰，宽胸散结，行气止痛，活血通脉。

方药：瓜蒌薤白半夏汤合小陷胸汤、四逆散、丹参饮加减。

处方：薤白10g　檀香3g　法半夏10g　瓜蒌皮10g

柴胡10g　白芍30g　酒黄连6g　酒丹参15g

砂仁6g　炙甘草3g　麸炒枳实10g

上方5剂，一日1剂，以水煎煮，檀香、砂仁后下，取汁600mL，分早、中、晚3次温服。

二诊症见：左胸隐痛减轻，仍活动气短，睡眠多梦好转，精神尚可，饮食如常，大便成形，小便频数，舌暗红，苔黄，脉沉弦。查体同前。

方药：小陷胸汤合四逆散、丹参饮加减。

处方：砂仁 6g　佛手 10g　白芍 30g　酒丹参 15g

　　　瓜蒌皮 10g　法半夏 10g　酒黄连 6g　炙甘草 3g

　　　竹叶柴胡 10g　麸炒枳实 10g　醋延胡索 10g

上方 5 剂，一日 1 剂，以水煎煮，砂仁后下，取汁 600mL，分早、中、晚 3 次温服。

三诊症见：左胸隐痛、活动气短已止，睡眠多梦亦瘥，精神不减，饮食如常，二便调匀，舌暗红，苔黄，脉沉弦。查体同前。

再投二诊处方 5 剂以巩固疗效。

【按】患者为中年女性，病程长达十三年，既往有产后抑郁症病史，可知身体虚弱，常有肝气郁结。当前以胸痛为主要表现就医，病属"胸痹"的诊断能够成立。年近半百，肾气渐衰，应该存在气血鼓动乏力，化气行水减弱。盖气血不畅，则气滞血瘀；水湿内停，则凝聚成痰。肝气不舒，气郁化火，灼津成痰，痰得其热，则痰热互结。脾失健运，酿湿生痰，痰阻气机，血行不畅，瘀血内停，则痰瘀互结。以上痰浊、郁热、瘀血日久不除，上犯心胸，阻滞气血，痹塞心脉，胸痹之病最终形成。

本例胸痹，病机重在肝气不舒，痰瘀互结，邪郁化热，痹阻心脉。所以用瓜蒌薤白半夏汤合小陷胸汤、四逆散、丹参饮治气、治血、治痰、治热。方中瓜蒌皮化痰宽胸；薤白行气通痹；半夏燥湿化痰；黄连清热泻火；柴胡疏肝解郁；芍药养血敛阴；枳实破气散结；檀香行气止痛；砂仁养胃醒脾；丹参活血祛瘀；炙甘草甘缓和中，十一味药配伍，共奏清热化痰，宽胸散结，行气止痛，活血通脉之效。

二诊左胸疼痛减轻，睡眠多梦好转，辨证准确，取法恰当，故仍选小陷胸汤合四逆散、丹参饮加减治疗。予前方去薤白、檀香，加佛手疏肝理气；伍醋延胡索活血止痛。

三诊诸症悉除，精神不减，饮食如常，二便调匀，因此守方巩固疗效。

在笔者的医案中，常常能够看到小陷胸汤、丹参饮之类制方严谨、用药简练、疗效确切、加减方便的方剂出现，因其短小精干，最好记忆，药少而效宏，便于随证加减，故为笔者所青睐。

二、琐谈《金匮要略》胸痹心痛

胸痹是以胸部闷痛，甚者胸痛彻背，喘息不得卧为主要表现的一种疾病。胸痹用部位结合病机来命名，胸指胸部，痹指闭塞，胸痹就是胸部在病因病理的作用下出现了胸部闭塞不通。

《金匮要略》根据阴寒、痰饮、气滞、阳虚在胸痹发病中的主导作用，把胸痹的病因病理概括为上焦阳虚，痰饮上乘，胸阳不振，心脉阻滞。按照病机证候细化的证型，《金匮要略》总结出通阳宣痹、行气化痰、温阳散寒、益气温阳四种法则来治疗胸痹。

瓜蒌薤白白酒汤证，临床主要表现为"喘息咳唾，胸背痛，短气，寸口脉沉而迟，关上小紧数"。病因病理在于胸阳不振，痰饮上乘，胸中闭塞。治疗法则是通阳宣痹，行气祛痰。

枳实薤白桂枝汤证，临床主要表现为"胸痹心中痞，留气结在胸，胸满，胁下逆抢心"。常兼腹胀，大便不畅，苔厚腻，脉弦紧等症，已经形成胸胃合并证候。病因病理在于胸阳不振，痰饮中阻，气结胸中。治疗法则是通阳散结，开胸豁痰，泄满降逆。

人参汤证，临床主要表现与枳实薤白桂枝汤证相同，常兼倦怠少气，语声低微，四肢不温，大便溏薄，舌淡脉弱而迟等症，亦已形成胸胃合并证候。病因病理在于上焦阳虚阴盛，中焦阳气衰减。治疗法则是补益中气，助阳逐阴。

心痛是以"诸逆心悬痛"，或"心痛彻背，背痛彻心"为主要表现的一种疾病。心痛用部位结合症状来命名，心指心下，正当心窝之处。痛指病邪侵犯，不通则痛。《金匮要略》所论心痛，主要是心下部位在病因病理的作用下所出现的不通则痛。

心痛成因复杂，有上焦阳虚，阴邪上乘，邪正相搏出现胸痹心痛；有胸痹影响胃，心胃合病出现心痛；有阴寒痼结，寒气攻冲病及内外、腑脏、经络出现心痛。

《金匮要略》论述的心痛，主要由阳虚阴胜，寒饮侵袭心胃所致。概言之，《金匮要略·胸痹心痛短气病脉证并治第九》记载的"胸痹缓急者，薏苡附子散主之"，这是胸痹急证引起的心痛，其证应有喘息咳唾，胸背疼痛，筋脉拘急，舌淡苔白而滑，脉沉伏而迟等症。所以治用薏苡附子散温里祛寒，通阳止痛。

《金匮要略·胸痹心痛短气病脉证并治第九》记载的

"心痛彻背，背痛彻心，乌头赤石脂丸主之"，这是阴寒痼结，寒气攻冲，病及心胃、胸背、经络的心痛。其证应有四肢厥冷，舌质淡，苔白滑，脉沉紧等症。所以治用乌头赤石脂丸温阳散寒，峻逐阴邪。

除此之外，瓜蒌薤白白酒汤、瓜蒌薤白半夏汤、枳实薤白桂枝汤、人参汤、桂枝生姜枳实汤、茯苓杏仁甘草汤、橘子姜汤等多数方证，都是属于胸痹与心痛并见的心痛病。

值得一提的是，《金匮要略》是从整体观念出发，根据脏腑经络学说，以"病脉证治"为纲，运用初具规模的"辨证论治"，对内、外、妇科疾病进行研究的杂病专著。由于胸痹和心痛两种疾病，症状表现均有疼痛，病因病理也有相同之处，两种病证可以相互影响，合并发生，所以置于一个篇章讨论。

三、丹参饮合酸枣仁汤治疗胸痹

【案例】彭某，女，46岁，国家公务员。既往有颈椎间盘突出、脑动脉供血不足、高脂血症、慢性胃炎、肝囊肿、左肾积液、甲状腺结节等多种病史。因"反复胸闷胸痛6年，畏寒发热1周"于2019年5月18日就诊。

6年前，患者无明显诱因突发气短心悸，外院DR胸片双肺无异常发现；彩超探及颈动脉血管硬化、心脏左室舒张功能减低；动态心电图提示频发房性早搏，偶发室性早搏。诊断为冠状动脉粥样硬化性心脏病、房性期前收缩。西医予美托洛尔、稳心颗粒等药治疗数日，气短心悸消除。自此以后经常感冒，气短心悸反复发作，胸闷胸痛时有出现，间断服用中西药物治疗。1周前因受凉气短心悸、胸闷胸痛复发，伴畏寒身热，右侧头颈不适，西医治疗病情不减。

初诊症见：畏寒发热，微见汗出，右侧头颈不适，晨起面部、双手浮肿，气短心悸，偶见胸闷胸痛，肩背、两膝冷痛，胃脘嘈杂，易感外邪，大便成形，小便调匀，月经不潮年余，舌偏暗，苔薄少，脉细而代。

查体：血压110/70mmHg，双肺呼吸音清晰，心率78次/分，律不齐，早搏6~7次/分，腹软，无压痛及反跳痛，双下肢无水肿。

西医诊断：（1）上呼吸道感染；（2）冠状动脉粥样硬化性心脏病 房性过早搏动。

中医辨病：（1）感冒；（2）胸痹。

辨证：风寒外袭，邪郁化热，痰瘀互结，心脉痹阻。

治法：益气解表，化痰熄风，活血祛瘀，养心通脉。

方药：玉屏风散合丹参饮、酸枣仁汤加减。

处方：黄芪15g　白术15g　防风10g　葛根15g

　　　知母10g　茯苓15g　川芎10g　丹参15g

　　　砂仁6g　檀香3g　酸枣仁15g

上方4剂，一日1剂，以水煎煮，砂仁、檀香后下，取汁600mL，分早、中、晚3次温服。

二诊症见：畏寒发热已止，右侧头颈不适，鼻涕黏稠，晨起面部、双手浮肿，气短心悸，偶见胸闷胸痛，肩背、两膝冷痛，易感外邪，大便成形，小便调匀，舌偏暗，苔薄少，脉细而代。

方药：防风汤合丹参饮、酸枣仁汤加减。

处方：知母 10g　茯苓 15g　川芎 10g　酸枣仁 15g

　　　　葛根 15g　防风 10g　天麻 10g　砂仁 6g

　　　　丹参 15g　檀香 3g　延胡索 10g

上方 6 剂，一日 1 剂，以水煎煮，砂仁、檀香后下，取汁 600mL，分早、中、晚 3 次温服。

三诊症见：右侧头颈不适减轻，胸闷胸痛已止，面部、双手浮肿消退，仍气短心悸，肩背、两膝冷痛，易感外邪，大便成形，小便调匀，舌偏暗，苔薄少，脉细而代。

予二诊处方 6 剂，用法同前。

四诊症见：右侧头颈不适减轻，气短心悸已止，胸闷胸痛消除，肩背、两膝冷痛好转，仍鼻涕黏稠，咽喉隐痛，易感外邪，大便干燥，一日 1 次，小便调匀，舌偏暗，苔薄少，脉细。

查体：血压 110/70mmHg，双肺呼吸音清晰，心率 78 次/分，律齐，腹软，双下肢无水肿。

西医诊断：（1）上呼吸道感染；（2）冠状动脉粥样硬化性心脏病。

中医辨病、辨证、治法同前。

处方：知母 10g　茯苓 15g　川芎 10g　酸枣仁 15g

　　　　丹参 15g　防风 10g　砂仁 6g　延胡索 10g

　　　　天麻 10g　连翘 15g　檀香 3g

上方 6 剂，一日 1 剂，以水煎煮，砂仁、檀香后下，取汁 600mL，分早、中、晚 3 次温服。

五诊症见：诸症悉减，舌偏暗，苔薄少，脉细。查体同前。

予四诊处方 6 剂以巩固疗效。

【按】胸痹是以膻中或左胸出现发作性憋闷、疼痛为主要表现的一种病证。轻者偶发轻微的胸部不适，或出现短暂的胸部沉闷、隐痛，重者疼痛剧烈，常伴心悸，气短，呼吸不畅，甚至喘促，惊恐不安，面色苍白，冷汗自出，脉结代或急促等症。多因劳累、饱餐、寒冷以及情绪激动诱发，亦可无明显诱因在安静时发病。

胸痹的发生，与寒邪外侵、情志失调、劳倦内伤、饮食不节、年迈体虚等因素相关。随着现代社会生活方式的改变、饮食中含高脂肪的增多、人口结构老龄化的出现，胸痹已经成为威胁中老年人生命健康的重要疾病之一，发病逐年增加，患者越来越年轻化。

胸痹虽属内科急症、重症，但只要及时诊断处理，患者又能很好地配合，一般都可以控制或缓解病情。中医药治疗胸痹具有安全简便的优势，可协助西医抢救手段进行积极救治，从理论上说应该更有益于警惕胸痹猝死。

胸痹病位在心，心脉痹阻是胸痹的关键病机。胸痹形成源于正气亏损，本虚标实是胸痹的证候特点。本虚以气虚、阳虚多见，标实以血瘀、痰浊多见。发作期以标实为主，缓解期以本虚为主，其病总以补其不足，泻其有余为治疗原则。

本例患者为中年女性，素来体弱多病，且年近半百，肾气渐衰，血流失于温煦，气行失之鼓动，气血运行不畅，心肺缺少濡养，故症见气短心悸。病程日久，耗伤气阴，阴亏则火旺，虚火灼津为痰，灼血为瘀，痰瘀互结，心脉痹阻，不通则痛，故其症胸闷胸痛。痰瘀互结，痹阻经络，气失温煦，血失濡养，故肩背、两膝冷痛，月经过期年余不潮。痰瘀互结，留滞胃腑，胃失和降，故胃脘嘈杂。久病耗气，正气虚弱，卫外不固，因此易感外邪。外邪犯表，正邪交争，故畏寒发热，微见汗出。风寒外袭，邪郁化热，故鼻涕黏稠。脾失健运，湿邪内生，风寒挟湿，束于肌表，肺失宣降，故头颈不适，面部、双手浮肿。舌偏暗，苔薄少，脉细而代，皆为痰瘀互结，邪郁化热，心脉痹阻之征。

丹参饮源于《时方歌括》，由丹参、檀香、砂仁组成。方中丹参活血祛瘀；檀香、砂仁行气止痛。三药配合，有活血祛瘀，行气止痛的功效。主治血瘀气滞，心胃、胸腹、胁肋诸痛。酸枣仁汤首载《金匮要略》，由酸枣仁、川芎、茯苓、知母、甘草组成。方中酸枣仁补肝血，敛心神；川芎养血活血；茯苓宁心安神；知母滋阴泻火；甘草清热润燥。五药配合，有补益肝血，养心安神，清热除烦的功效。玉屏风散出自《丹溪心法》，由黄芪、炒白术、防风组成。方中黄芪益气固表；白术健脾益气；防风祛风御风。三药配合，有健脾益气，固表止汗的功效。主治表虚自汗，虚人腠理不固，易感风邪者。

玉屏风散是气虚感冒、增强自身免疫力的首选方剂。酸枣仁汤不仅能治疗虚劳虚烦不得眠，笔者发现该方还能治疗心律失常、心悸怔忡、胸憋闷、心绞痛等病证。丹参饮擅长治疗心胃、胸腹、胁肋诸痛，加入延胡索疗效会更好。本例外感与内伤交相为患，病情虚实夹杂，导致胸痹反复发作，缠绵难愈。故首诊选用玉屏风散合丹参饮、酸枣仁汤随证加减以益气解表，化痰熄风，活血祛瘀，养心通脉。

二至五诊，考虑到本例胸痹，心脉瘀阻是关键病机，邪郁化热的表现明显，故去黄芪甘温益气，或加延胡索以活血逐瘀；或加葛根以解肌舒筋；或加连翘以清热解毒；或加天麻以平肝熄风；丹参饮、酸枣仁汤每诊必投，以治疗心脉瘀滞为主，治疗邪郁化热为辅。

综观整个诊疗过程，遣方用药总是补其不足，损其有余，补虚未忘邪实，祛实未忘本虚，攻补兼施贯穿始终，次第调整脏腑偏盛偏衰，使心脉、气血得以畅通，外邪、痰瘀得以祛除，正气、脏腑得以固护，所以本例胸痹能够逐渐全愈，特别是患者的顽固性心律失常，能恢复到难得一遇的正常搏动。

四、胸痛证治琐谈

胸痛，指患者自觉胸部疼痛，是多种疾病的症状。胸痛既可由胸部外伤、寒热侵袭、痰饮内阻，气滞血瘀等病因导致，也可由发生在肺、心、膈肌、食管、胸膜、胸骨、脊椎等处的多种疾病造成。诸如胸痹、真心痛、顿咳、悬饮、肺痈、肺胀、肺痨、肺癌、急性冠脉综合征、心包炎、肺栓塞、自发性气胸、纵膈气肿、纵膈肿瘤、胸膜炎、胸膜粘连、软肋骨炎、肋间神经炎、脊椎炎、椎管内肿瘤、反流性食管炎、食道肿瘤等病，都是引起胸痛的常见原因。

胸痛形成复杂，西医根据胸痛的发病原因，把胸痛分为心源性胸痛和非心源性胸痛两类。根据胸痛的发病部位，把胸痛分为胸壁病变、肺及胸膜病变、心血管系统疾病、纵膈及食管病变、横膈病变五种。

 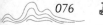

中医认为，胸者肺之分野；心居胸中；足少阳胆经循行侧胸，分支入胸膈；足厥阴肝经络胆，过膈布胁肋，分支从肝注肺。故胸痛与肺、心、肝、胆的生理病理关系最为密切。

胸痛的治疗，首先要明确病因，治疗原发病。其次须"急则治其标，缓则治其本"。在具体给药时，或用"通法"，或用"补法"，总以辨证论治，有的放矢为原则。

一般胸痛，即非心源性胸痛，应与胸痹、真心痛相鉴别。胸痹轻者，仅有短暂而轻微的左胸沉闷或隐痛；胸痹重者，膻中或左胸阵发剧痛，常伴气短心悸，呼吸困难，惊恐不安，面色苍白，冷汗自出。正如《医宗金鉴·订正金匮要略注》所说："胸痹之病，轻者即今之胸满，重者即今之胸痛也。"《灵枢·厥病》说："真心痛，手足青至节，心痛甚，旦发夕死，夕发旦死。"

胸痹、真心痛是内科危重症，多见于中老年人，患者均有心血管系统基础疾病，辅以理化检查不难诊断，常由劳累过度、饮食不节、寒冷、情绪激动诱发。对病情复杂、病势危急者，应及早送入医院进行中西医结合救治。

一般胸痛，也就是非心源性危急胸痛、非重症外伤危急胸痛，临床多按以下 10 种证型进行诊断与治疗：

1. 风热犯肺证：以胸部灼痛，咳嗽痰稠，畏寒发热，舌苔薄黄，脉浮数为辨证要点。宜疏风清热，宣肺宽胸，常用银翘散加减治疗。

2. 痰热互结证：以胸部灼痛，咳嗽气短，痰黄黏稠，舌红苔黄，脉弦滑为辨证要点。宜清热化痰，宽胸散结，常用清金化痰汤加减治疗。

3. 热扰胸膈证：以胸部灼痛，壮热汗出，咳痰黄稠，舌红苔黄，脉数或弦为辨证要点。宜清热凉膈，理气宽胸，常用小柴胡汤合小陷胸汤加减治疗。

4. 阴寒凝聚证：以胸满胸痛，喘息咳唾，逆气上冲，舌苔白腻，脉沉弦为辨证要点。宜通阳散结，化痰下气，常用瓜蒌薤白桂枝汤加减治疗。

5. 饮停胸胁证：以胸胁掣痛，咳嗽疼痛加重，吐痰清稀，舌苔白滑，脉弦或滑为辨证要点。宜泻肺逐水，祛痰宽胸，常用椒目瓜蒌汤或十枣汤加减治疗。

6. 痰气交阻证：以胸闷胸痛，痛引肩背，气粗似喘，舌苔白腻，脉弦滑为辨证要点。宜通阳散结，祛痰宽胸，常用瓜蒌薤白半夏汤加减治疗。

7. 气滞胸膈证：以胸部胀痛，痛无定处，情志不舒，舌偏暗，脉沉弦为辨证要点。宜宽胸快膈，行气止痛，常用四逆散或香附旋覆花汤加减治疗。

8. 胸络痹阻证：以胸部刺痛，固定不移，其痛入夜明显，舌紫黯，脉沉涩为辨证要点。宜活血祛瘀，行气止痛，常用血府逐瘀汤加减治疗。

9. 瘀血内停证：以胸部刺痛，痛引胁肋，妨碍呼吸，舌暗红，脉弦或涩为辨证要点。宜活血化瘀，散结止痛，常用丹参饮合失笑散，或复原活血汤加减治疗。

10. 阴虚肺燥证：以胸痛日久，干咳声嘶，潮热盗汗，舌红苔少，脉细数为辨证要点。宜泻肺清热，滋阴润燥，常用沙参麦冬汤合泻白散加减治疗。

胸痛除上述10种证型外，个别心理负担严重者，或暴怒伤肝，或恐惧不释，或焦虑无度，也会因气机郁滞，郁而化火，痰瘀互结，胸络不和病发胸痛，常伴咽如物阻，胸闷脘痞，呼吸不畅，理化检查无异常发现。对于此种患者，应劝导抑制冲动，消除焦虑，鼓励其缓解心理压力，调节不良情绪。可予四逆散合小陷胸汤、丹参饮加减以疏肝解郁，活血消瘀，清热化痰，宽胸散结。注意用药宜轻，中病即止，避免矫枉过正，谨防损伤正气。

五、胸痛胃痛证治

【案例】段某，女，45岁，工人。既往有霉菌性阴道炎史。因"胸痛脘痛，吞咽心下梗塞1天"到某医院就诊，X线片无异常发现；血常规、血淀粉酶、血糖检查正常；血脂甘油三酯2.4mmol/L。经静脉输液、内服中药治疗4天，因疼痛如初，遂收入该院住院。入院后彩超探查腹部，发现脂肪肝、右肾囊肿；心电图示窦性心律，正常心电图；胃镜示慢性浅表性胃炎，食道无明显异常发现，以中西医结合治疗3天，病情不减自动出院。患者于2018年8月2日由家属陪伴前来我院就诊，此时已有9天病程。

初诊症见：胸痛脘痛，阵阵加重，吞咽心下梗塞，饮食能进，精神不减，大便如常，小便调匀，舌偏暗，苔薄白黄，脉沉弦。

查体：血压100/70mmHg，双肺呼吸音弱，心率78次/分，律齐，腹软，麦氏点压痛及反跳痛阴性，双下肢不浮肿。

辅助检查：血常规、心肌酶谱五项正常；DR胸片双肺纹理增强；X线腹部透视未见明显异常；心电图示正常心电图。

西医诊断：（1）胸痛原因待查；（2）慢性胃炎急性发作。

中医辨病：（1）胸痛；（2）胃痛。

辨证：脾胃虚弱，肝郁化火，痰瘀互结，胸络痹阻。

治法：行气祛瘀，开郁化痰，宽胸散结，清肝和胃。

方药：四逆散合小陷胸汤、左金丸、丹参饮加减。

处方：柴胡10g　枳实15g　酒黄连6g　白芍30g
　　　　瓜蒌10g　檀香3g　吴茱萸3g　法半夏10g
　　　　砂仁3g　丹参15g　炙甘草3g　延胡索粉5g

上方4剂，一日1剂，以水煎煮，檀香、砂仁后下，取汁600mL，延胡索粉溶于药汤，分早、中、晚3次温服。

二诊症见：胸痛脘痛已止，吞咽心下梗塞减轻，饮食能进，精神不减，肢体有力，大便如常，小便调匀，舌偏暗，苔薄白黄，脉沉弦。查体同前。

予初诊处方4剂，用法同前。4剂药尽，患者电话告之诸症悉除。

【按】本例胸痛脘痛，病位在胸及胃脘；病变与胸、肺、肝、脾、胃相关；病因涉及气、血、痰、火；病机可以概括为脾胃虚弱，肝郁化火，痰瘀互结，胸络痹阻。根据《素问·阴阳应象大论篇》"治病必求于本"，以及"辨证求因，审因论治""法随证立，方从法出"等诊疗原则，本病法取行气祛瘀，开郁化痰，宽胸散结，清肝和胃。方选四逆散合小陷胸汤、左金丸、丹参饮加减治疗。

六、期前收缩的中医证治

期前收缩简称早搏，是临床常见的一种心律失常。按照激动起源于窦房结以外的部位，分为房性期前收缩、房室交界性期前收缩、室性期前收缩。

通俗地说，期前收缩，就是心脏在正常节律的基础上出现了提前搏动。期前收缩不仅出现在患者，也出现在正常人。正常人因体力透支、疲劳过度、情绪激动、烟酒刺激、暴饮浓茶等诱发的期前收缩，医学上称之为生理性期前收缩。患者因冠状动脉粥样硬化性心脏病、风湿性心脏瓣膜病、心肌炎、心肌病等出现的期前收缩，医学上称之为病理性期前收缩。中医认为，期前收缩的病位在心，发病与肺、脾、肝、肾相关，病性有虚有实。虚者多为气血阴阳亏虚，心失所养导致；实者多为痰火、水饮、瘀血作祟，最终造成心脏搏动节律失常。

（一）痰饮瘀血，痹阻心脉

痰火、水饮、瘀血为病理产物，也可作为致病因素，妨碍气血运行，痹阻心脏血脉而诱发期前收缩。《丹溪心法·惊悸怔忡》提出心悸"当责之虚与痰"，《医林改错》则重视瘀血内阻导致心悸怔忡，并创立血府逐瘀汤以治之。

痰饮瘀血，痹阻心脉的期前收缩，临床表现除心悸外，常伴胸闷心痛、唇甲紫绀、浮肿脘痞，咳嗽痰多，失眠少寐，大便秘结，小便短赤，舌暗有瘀点、瘀斑，苔黄腻，脉弦涩而结代，或脉促等症。诊断要点为胸闷胸痛，脘痞痰多，心中动悸，脉弦而结代或脉促。治疗当以化痰宽胸，活血祛瘀为主。笔者对于此种期前收缩，多用小陷胸汤合丹参饮为基础方。心痛较甚者，酌加延胡索、郁金以活血行气；胸闷明显者，酌加薤白、枳实以通阳宣痹；入睡困难者，酌加龙骨、珍珠母以重镇安神；浮肿较著者，酌加白术、泽泻以健脾利水；小便短少者，酌加桂枝、生姜皮以化气行水。对于血压不高，正气未虚，痰饮瘀血较重，患者耐受攻伐者，有时也选用半夏麻黄丸合血府逐瘀汤随证加减治疗。

（二）心脾两虚，心失所养

心藏神，主血脉，为五脏六腑之大主，在志为喜。脾藏意，主运化、统血，在志为思。举凡久病不复、思虑过度、机体虚弱，均可导致脾失健运，气血亏虚，心失所养，发为期前收缩。

心脾两虚，心失所养的期前收缩，临床表现除心悸外，常伴面色无华，神疲乏力，头晕目眩，气短纳呆，失眠多梦，舌淡红，脉细弱而结代，或脉促等症。诊断要点为面色无华，神倦食少，心中动悸，脉细而结代或脉促。治疗当以益气健脾，补血养心为主。笔者对于此种期前收缩，多用归脾汤合酸枣仁汤为基础方。形体消瘦者，酌加胡桃、菟丝子以实脾填精；面色萎黄者，酌加制首乌、枸杞子以益精生血；胸腹隐痛者，酌加白芍、丹参以和血止痛；脘腹隐痛者，酌加羊肉、白芍以甘温养血；腹痛嗳腐者，酌加山楂、砂仁以消食和胃；心烦不安者，酌加合欢皮、百合以解郁安神；入睡困难者，酌加龙骨、牡蛎以重镇安神。

（三）气阴两虚，心失所养

热病伤津，气随液脱；或长期忧思不解，气阴暗耗；或久病体虚，真阴亏损，元气大伤，均可导致气阴两虚，心失所养，发为期前收缩。正如《景岳全书·怔忡惊恐》所言："怔忡之病，心胸筑筑振动，惶惶惕惕，无时得宁是也，……此证惟阴虚劳损之人乃有之。"

气阴两虚，心失所养的期前收缩，临床表现除心悸外，常伴自汗盗汗，气短懒言，头晕耳鸣，口燥烦渴，失眠易惊，舌红少津，苔薄或无苔，脉细数而结代，或脉促等症。诊断要点为气短懒言，口燥烦渴，心中动悸，舌淡少津，脉细而结代或脉促。治疗当以滋阴清热，益气养心为主。笔者对于此种期前收缩，火热不甚者，常以天王补心丹加减，虚火妄动者，则以知柏地黄丸加减。心中烦热者，酌加栀子、豆豉以清心除烦；心跳欲出者，酌加龙骨、牡蛎镇心潜阳；心烦意乱者，酌加百合、小麦以养心开郁；阴损及阳，肢冷脉结者，多用炙甘草汤加附子、干姜以益气滋阴，通阳复脉。

期前收缩偶发或短暂者易治，甚至不药而愈，频发或长期持续者难治。患者是否有症状或症状的轻重程度与期前收缩的频发程度并不成正相关，而是受多种因素的影响，其中最常见的便是患者的情志、睡眠。故在辨证论治的基础上，常须酌情遣用郁金、香附、枳实、柴胡、灵芝、茯神、夜交藤、合欢皮、百合、珍珠母、琥珀等药，以利调畅情志，改善睡眠，促进心脏节律恢复正常。

七、心绞痛的中医证治

心绞痛是指在冠状动脉狭窄的基础上，由于心肌负荷增加，引起心肌急剧、暂时缺血缺氧的临床综合征。以胸闷、发作性心前区压榨感、疼痛为主要表现特点。

心绞痛属于中医"胸痹"范畴。早在先秦《内经》时期，就有心绞痛的记载，例如《素问·藏气法时论》说："心病者，胸中痛，胁支满，胁下痛，膺背肩胛间痛，两臂内痛。"待到东汉，张仲景在《金匮要略》设专篇讨论了心绞痛，例如《金匮要略·胸痹心痛短气病脉证并治》说："胸痹之病，喘息咳唾，胸背痛，短气，寸口脉沉而迟，关上小紧数，栝蒌薤白白酒汤主之。"又说："胸痹不得卧，心痛彻背者，栝蒌薤白半夏汤主之。"

心绞痛是威胁中老年人生命健康的重要心系疾病之一，发病有逐年增加的趋势。现代医学通过一级预防、介入治疗等方法降低了心肌梗死的发生率和死亡率，改善了患者的生存质量。中医药在缓解心绞痛症状、防止 PCI（经皮冠状动脉介入治疗）术后的再狭窄、治疗心律失常、改善心力衰竭、预防心肌梗死等方面，具有一定的临床优势。

心绞痛的病因多与寒邪内侵、饮食不当、情志失调、年老体虚有关。病位虽然在心，但同肝、脾、肾功能失调关系密切。主要病机为心脉痹阻，证候性质有虚实两端。实者多为寒凝、气滞、血瘀、痰阻，导致胸阳郁痹，心脉阻滞；虚者多为心、脾、肝、肾不足，导致胸中气血阴阳亏虚，心脉失养，不荣则痛。

张仲景从阳虚与阴盛两个方面阐释了胸痹本虚标实的病性和虚实夹杂的病机，就像《金匮要略·胸痹心痛短气病脉证并治》记载："夫脉当取太过不及，阳微阴弦，即胸痹而痛。所以然者，责其极虚也。今阳虚知在上焦，所以胸痹心痛者，以其阴弦故也。"因此，根据心绞痛本虚标实、虚实夹杂的病情，发作期治标实，缓解期治本虚，补其不足，泻其有余就是心绞痛的治疗原则。临床常从心血瘀阻、痰浊壅塞、阴寒凝滞、心肾阴虚、气阴两虚、阳气虚衰等方面辨证，然后给予相应的活血化瘀、泄浊豁痰、辛温通阳、滋阴益肾、益气养阴、温阳补气等法治疗。

胸痹或心绞痛之病，《金匮要略》设有瓜蒌薤白白酒汤、瓜蒌薤白半夏汤、枳实薤白桂枝汤、人参汤等方治疗；明代王肯堂在《证治准绳》中选用失笑散及大剂量红花、降香等药治疗；清代王清任在《医林改错》中创立血府逐瘀汤治疗。凡此等等，难以叙及。在总结前人论治胸痹或心绞痛的基础上，笔者对本病也进行了力所能及的临床研究，发现胸痹或心绞痛虽然病因较多，病机复杂，但临床总以痰浊与血瘀合而为病者多见。"痰"由体内水液积聚所致，"瘀"为血管血液停积而成，二者同源异物，相互影响。津液渗入脉内化为血，血渗出脉外化为津液。痰浊内停，阻滞气机，可形成瘀血；瘀血内停，妨碍水液代谢，可形成痰浊。正如《血证论》所说："痰亦可化为瘀""血积既久，亦能化为痰水"。痰瘀同为阴邪，既阻滞气机，扰乱水血，又相互交织，难以分离，常常痰瘀互结为患。所以治疗多用小陷胸汤合丹参饮为基础方活血化瘀，泄浊祛痰以治其标，再根据脏腑、阴阳、气血亏虚的不同情况，来协调阴阳，补益气血以治其本。胸痹或心绞痛之瘀血较脑血管意外之瘀血为甚，活血逐瘀之力当重，常用红花、桃仁、川芎、郁金、丹参、延胡索之类逐瘀通脉。对于阴寒凝滞者，多用桂枝、薤白、半夏、檀香、砂仁等品以辛温通阳。由于"气为血帅"，气虚则血行不畅；"脾为生痰之源"，痰盛则瘀有所得，势必痰瘀互结，故又常用黄芪、党参、茯苓、白术、灵芝、炙甘草等健脾益气之属以治其本。

值得一提的是，心绞痛属于心内科急症、重症，应该被高度重视。急性期要充分发挥中西医药结合治疗的优势，要早期诊断、早期治疗，防止延误时机，导致病情恶化。不稳定型心绞痛多是心肌梗死的前兆，预防心绞痛和预防心肌梗死的发生，可酌情服用麝香保心丸、心可舒、银杏叶片、复方丹参片等中成药。对中药疗效较差，或对上述中成药过敏者，应到西医心血管内科就诊。西医预防心绞痛和心肌梗死，如抗血小板聚集药，拜阿斯匹林；调脂稳斑药，如阿托伐他汀钙片；扩张血管药，如单硝酸异山梨醇酯；减慢心率，降低心脏负荷药，如β受体阻滞剂；改善心肌代谢药，如盐酸曲美他嗪片等，都是临床常用药物。这些药物虽然能够预防治疗心绞痛和心肌梗死的发生，但也有一定的副作用和适应证，患者不能自行取服，一定要在执业医师的指导下用药。

心绞痛的防治，须调整生活方式，戒烟限酒，避免劳累熬夜，保持大便通畅。同时要注重精神调摄，放松心情，不受强烈的情绪刺激。饮食方面也应该远离肥甘厚腻，多吃富含维生素的蔬菜、水果。还要避寒保暖，谨防伤风感冒诱发心绞痛。

第四节　消化系统疾病

一、癌病术后治疗和兼病治疗

癌病以脏腑组织出现异常肿块为基本特征，肿块多因气滞、痰凝、湿阻、瘀血、毒聚等相互搏结，日久突变而成。癌病是正气亏损，脏腑功能广泛失调的疾病。或癌病转移他处，或癌病与他病兼存，因此，癌病经手术切除临床治愈者，后续治疗和兼病治疗也十分重要。

【案例】陈某，男，68岁，退休工人。既往有吸烟饮酒、腰椎病、肺结核、胃溃疡、冠心病史。因"反复头昏头痛，脘腹疼痛10年"于2019年10月15日就诊。

10年前，患者客居外地受凉出现头昏头痛，自服西药氨咖黄敏后头昏头痛消除，但渐渐脘腹、小腹疼痛。数日后发生无痛性全程血尿，当地医院膀胱镜检诊断为膀胱癌，某医科大学附属医院行膀胱癌电切切除术，患者因难以坚持化疗，遂转入某中医药大学附属医院，诊断为膀胱癌术后，拟诊膀胱癌肺转移、骨转移，经中西医结合治疗半年，先后被下病危通知6次。患者自知病情危重，无药可救，于2008年10月回乡，经人介绍来我院就医，至今已历10年。

1年前，患者到原手术医院进行检查，胸CT示慢性支气管炎；胃镜示非萎缩性慢性浅表性胃炎；无癌病复发及癌病转移。

初诊症见：头昏头痛，咽喉痰滞，胃脘、胸胁、左腰胀痛，矢气觉舒，心烦不眠，饮食尚可，大便或干或稀，一日6~10次，小便色黄，舌瘀红，尖边无苔，中后苔黄，脉沉缓。

查体：血压100/70mmHg，双肺呼吸音弱，心率84次/分，律齐，腹软，麦氏点压痛及反跳痛阴性，双下肢不浮肿。

西医诊断：（1）膀胱癌术后；（2）慢性胃炎；（3）肠功能紊乱。

中医辨病：(1)癌病（膀胱癌术后）；(2)胃痛；(3)泄泻。

辨证：脾胃虚弱，肝郁化火，痰饮内停，瘀血阻络。

治法：健脾益气，化痰熄风，理血通络，清肝和胃。

方药：半夏白术天麻汤合戊己丸、玉屏风散加减。

处方：天麻10g　法半夏10g　吴茱萸3g

　　　赤芍15g　酒黄连6g　麸炒白术15g

　　　砂仁3g　川防风10g　醋延胡索10g

　　　黄芪30g　白花蛇舌草20g

上方4剂，以水煎煮，砂仁后下，取汁600mL，分早、中、晚3次温服。

二诊症见：症状不变，舌瘀红，尖边无苔，中后苔黄，脉沉缓。查体同前。

方药：六君子汤合半夏白术天麻汤、左金丸加减。

处方：党参30g　茯苓15g　法半夏10g　麸炒白术15g

陈皮 10g　　白芍 30g　　酒黄连 6g　　吴茱萸 3g

天麻 10g　　川防风 10g　　醋延胡索 10g

上方 4 剂，一日 1 剂，以水煎煮，取汁 600mL，分早、中、晚 3 次温服。

三诊症见：症状不变，舌瘀红，尖边无苔，中后苔黄，脉沉缓。查体同前。

方药：六君子汤合半夏白术天麻汤加减。

处方：党参 30g　　茯苓 15g　　法半夏 10g　　麸炒白术 15g

陈皮 10g　　天麻 10g　　白芍 30g　　醋延胡索 10g

红曲 6g　　川防风 10g　　白花蛇舌草 30g

上方 4 剂，一日 1 剂，以水煎煮，取汁 600mL，分早、中、晚 3 次温服。

四诊症见：头昏头痛好转，胃脘、胸胁、左腰胀痛减轻，睡眠多梦改善，仍咽喉痰滞，大便稀软，一日 6 次，小便频数色黄，舌瘀红，尖边无苔，中后苔黄，脉沉缓。

予三诊处方去白花蛇舌草，加半枝莲 30g，其他药物照施，取药 6 剂，用法同前。

自此以后，或以白花蛇舌草易半枝莲，或以半枝莲易白花蛇舌草；或以延胡索易郁金，或以郁金易延胡索，其余药物不变，治疗三月，病情稳定，状如常人。

【按】本例既往有肺结核、胃溃疡病史及情志失调史，可知患者素体虚弱，气机郁滞。肺气不足，则宿痰伏肺，易感外邪。脾胃两虚，则运化失司，痰湿内生。情志不调，肝失疏泄，则气郁化火，横逆犯胃。脾虚及肾，水湿不化，与热互结，则湿热下注，熏蒸膀胱。上述气滞、痰浊、湿热，相互搏结，阻碍血脉，则血行不畅，瘀血内停。诸邪聚积，日久不除，壅遏气血，败坏脏腑，最终导致慢性胃炎和癌病发生。

就本例现症而论，痰浊阻遏，升降失常，痰随气逆，上犯清空，故头昏头痛。素体痰盛，痰浊上壅，结于咽喉，故咽喉痰滞。肝失疏泄，气机不畅，故胃脘、胸胁、左腰胀痛，矢气觉舒。痰热内扰，胃气不和，故心烦失眠。气郁化火，燔灼津液，故大便干燥，小便色黄。肝失疏泄，脾失健运，肺失肃降，湿热内生，蕴结胃肠，胃之受纳腐熟减弱，大肠传导功能失常，故大便或干或稀，日下六至十次。舌瘀红，尖边无苔，中后苔黄，脉沉缓，皆为脾胃虚弱，湿热夹痰，瘀血内停之征。

半夏白术天麻汤由半夏、白术、天麻、橘红、茯苓、炙甘草、生姜、大枣组成，具有健脾燥湿、化痰熄风的作用，主治眩晕头痛，胸膈痞闷，恶心呕吐等症。戊己丸由黄连、吴茱萸、白芍组成，具有疏肝理脾、清热和胃的作用，主治肝脾不和，湿热蕴结诸症。玉屏风散由黄芪、白术、防风组成，具有健脾益气，固表止汗的功效，主治表虚自汗，虚人腠理不固，易感风邪者。故笔者首诊选用半夏白术天麻汤合戊己丸、玉屏风散加减治疗。方中半夏燥湿化痰；天麻平肝熄风；白术补脾燥湿；黄连、吴茱萸清肝泻火；赤芍、延胡索活血祛瘀；砂仁理气醒胃；黄芪补益诸气；防风祛风止痛；白花蛇舌草清热解毒。诸药配合，有健脾益气，化痰熄风，理血通络，清肝和胃之效。

二诊症状、舌脉不变，改用六君子汤以增强益气健脾，行气化痰之力；合半夏白术天麻汤燥湿化痰，平肝熄风；伍左金丸清热燥湿，调和肝脾；加延胡索活血祛瘀；配防风祛风止痛。

三诊症状、舌脉同前，因思辨证无误，瘤疾难疗，故于二诊处方去黄连、吴茱萸，加白花蛇舌草清热解毒；伍红曲健胃活血。

四诊病情好转，诸症悉减，所以继续遣用原方。自五诊起，或以郁金易延胡索，或以延胡索易郁金；或以半枝莲易白花蛇舌草，或以白花蛇舌草易半枝莲。坚持治疗3月。

本例为膀胱癌术后、非萎缩性慢性胃炎病，患者以头昏头痛，脘腹疼痛为主要表现，治疗月余症状悉减，这再次体现了笔者对肿瘤疾病、难治性疾病主张从痰论治，攻补兼施，扶正祛邪的学术思想，也印证了笔者提出经手术切除病灶临床治愈癌病患者，其后续治疗和兼病治疗也甚为必要的正确性。

二、胃癌中晚期证治琐谈

癌病是由外源性致癌因素和内源性致癌因素引起的多脏腑功能失调疾病，以组织器官发生异常肿块为基本特征。或肿瘤转移至别处，或肿瘤与他病兼存，病机错综复杂，变化防不胜防，患者的身体、心理都遭受致命损害，治疗也十分棘手。

癌病之成，大多在正气亏损，脏腑功能失调以后，先由痰饮作祟，既而痰瘀互结，或兼湿热，或夹热毒，滞留不去，与气血相搏，积聚为癥，突变成癌。

近年来胃癌的发病率居高不下，笔者认为胃癌的有效治疗首先是治脾胃、治痰饮；其次是治湿热、治瘀血；再其次是扶正补虚，提高机体免疫功能。上述观点的理论依据，历代医家早有阐述。《脾胃论》记载的"内伤脾胃，百病由生"，简单明了地总结了脾胃在疾病发生发展过程中的主导作用。《济阴纲目》记载的"盖痞气之中未尝无饮，而血癥食癥之内，未尝无痰。"既揭示癥积突变可以成癌，又暗喻癥积的正确处理必须着重治痰。《伤寒绪论》记载的"盖人之一身，以胃气为本。……故凡病久不愈，诸药不效者，惟有益胃、补肾两途。……是知四君、六君为司命之本也。"则充分肯定了四君子汤、六君子汤在疑难杂症、久病不愈疾病之中的治疗优势。

六君子汤出自《妇人良方》，原为脾胃气虚兼有痰湿而设，具有健脾除湿，化痰止呕之效。玉屏风散载于《丹溪心法》，组方旨在治疗腠理空疏，卫虚不固，具有益气实卫，固表止汗之效。戊己丸首载《太平惠民和剂局方》，针对肝脾不和，湿热内蕴所制，具有疏肝和脾，清热燥湿之效。现代药理研究表明，六君子汤能对抗致癌启动因子。加味玉屏风散可增强免疫功能，改善微循环，延缓衰老，延长寿命。戊己丸中的吴茱萸能止吐、镇痛、缓解胃肠痉挛性收缩。黄连、白芍有双向调节免疫、干扰癌细胞代谢的作用。人参、黄芪、白术、陈皮、甘草、半枝莲、白花蛇舌草可抗诱变和突变。白术、茯苓、黄连还能抑制肿瘤细胞的增殖并加速其凋亡。

六君子汤的抗癌特点在于攻补兼施，扶正祛邪，有直接、间接杀伤肿瘤细胞，增强机体内环境稳定，提高肿瘤患者的生存质量及远期存活率等作用，是治疗脾胃虚弱，痰饮与他邪互结，虚实相兼的中晚期癌病的首选方药。同益气实卫的玉屏风散或加味玉屏风散联合运用，疗效更加显著，有补泻合剂，相得益彰之妙。临床证属脾胃虚弱，痰饮与湿热、瘀血互结的中晚期胃癌、红斑渗出性胃炎、平坦糜烂性胃炎、隆起糜烂性胃炎、萎缩性胃炎、出血性胃炎、反流性胃炎、皱襞肥大性胃炎、胃溃疡、十二指肠溃疡等病，运用六君子汤合戊己丸、玉屏风散组方，随证酌加白花蛇舌草、半枝莲、败酱草、蒲公英、薏苡仁等药治疗，疗效较为满意。

三、习惯性便秘证治

便秘，既是一种独立的病证，又是一种伴随多种疾病发生的症状。临床主要表现为大便秘结，排出困难，排便时间或排便间隔时间延长；或粪质不硬，虽有便意，但便出不畅。

早在《内经》就有便秘的论述，如《素问·厥论篇》曰："太阴之厥，则腹满䐜胀，后不利。"《素问·举痛论篇》云："热气留于小肠，肠中痛，瘅热焦渴，则坚干不得出，故痛而闭不通矣。"《伤寒杂病论》根据便秘寒、热、虚、实的不同病机，创立了苦寒泻下的承气汤，养阴润下的麻子仁丸，理气通下的厚朴三物汤，以及蜜煎导等法治疗，为后世医家研究便秘奠定了理论和实践基础。中医学对便秘有着丰富的治疗经验，笔者常常应用纯中药治疗便秘，疗效较好。

【案例】王某，女，38岁，工人。既往无特殊。因"反复大便秘结2年"于2018年3月5日就诊。

患者2年前无明显诱因出现大便秘结，中西医治疗后症状仍反复发作。

初诊症见：大便秘结，缺乏便意，4~5日排便1次，排出不爽，小便调匀，舌质红，苔薄黄，脉沉缓。

查体：血压90/60mmHg，双肺呼吸音清晰，心率84次/分，律齐，腹软，双下肢不浮肿。

西医诊断：习惯性便秘。

中医辨病：便秘。

辨证：胃有燥热，脾受约束，津液不布，肠失濡润。

治法：润肠泻热，行气通便，健脾升清，增液和胃。

方药：四君子汤合麻子仁丸、增液汤加减。

处方：党参15g　茯苓15g　郁李仁10g　麸炒白术15g
　　　麦冬15g　玄参15g　生地黄16g　炒火麻仁15g
　　　姜厚朴10g　燀苦杏仁10g　麸炒枳实15g

上方7剂，一日1剂，以水煎煮，取汁600mL，分早、中、晚3次温服。不宜过多摄入葱、姜、蒜、薤、辣椒、花椒、胡椒、牛肉、羊肉、狗肉，以及煎炒炙煿等生阳助热之物。

二诊症见：大便秘结好转，便前已有便意，一日1次，排出不爽，小便调匀，舌质红，苔薄黄，脉沉缓。

处方：党参15g　茯苓15g　砂仁6g　麸炒白术15g
　　　麦冬15g　玄参15g　生地黄15g　炒火麻仁15g
　　　姜厚朴10g　燀苦杏仁10g　麸炒枳实15g

上方 7 剂，一日 1 剂，以水煎煮，砂仁后下，取汁 600mL，分早、中、晚 3 次温服。饮食禁忌同前。

【按】便秘的病位在大肠，主要病机为大肠的传导功能失调，与脾胃生理、病理密切相关。正如《素问·灵兰秘典论篇》记载："脾胃者，仓廪之官，五味出焉；大肠者，传导之官，变化出焉。"脾胃、大肠功能正常，则大便通畅，不致发生便秘。脾主运化，胃主腐熟，大肠主传导。今脾虚失运，不能输布津液；胃中有热，阻碍脾气散津；大肠不得津液濡养，传导失常，致糟粕内停，故大便秘结，4～5 日排便一次。胃强脾弱，约束津液，腑脏功能失调，既无力运化，又无力传送，故缺乏便意，大便排出不爽。舌质红，苔薄黄，脉沉缓，皆为脾气虚弱，胃热肠燥，津液不足之征。

本例便秘，病机主要为脾气虚弱，胃肠燥热，津液不足，故首诊选用四君子汤合麻子仁丸、增液汤加减治疗。方中党参、白术、茯苓益气健脾；火麻仁、郁李仁润肠通便；杏仁宣肺润肠；枳实、厚朴宽中下气；玄参滋阴清热；生地黄养血滋阴；麦冬滋阴润燥。十一味药物相互配合，共奏润肠泻热，行气通便，健脾升清，增液和胃之效。

二诊大便秘结好转，便前已有便意，故去通便作用较强的郁李仁，加砂仁芳香理气，醒脾和胃。

四、泄泻证治

【案例】周某，女，75 岁，退休工人。既往有阑尾炎手术、睡眠障碍病史。因"小腹胀痛，大便稀薄 1 月"于 2019 年 3 月 25 日就诊。

患者1月前无明显诱因出现腹痛腹泻，中西医治疗，症状反复发作。

初诊症见：口腔不适，唾液自出，失眠少寐，入睡困难，小腹胀痛，大便稀薄味臭，一日5～6次，小便调匀，舌质淡，苔白微黄，脉沉缓。

查体：血压110/70mmHg，双肺呼吸音清晰，心率78次/分，律齐，腹软，麦氏点压痛及反跳痛阴性，双下肢无浮肿。

西医诊断：急性肠炎。

中医辨病：（1）泄泻（脾胃虚寒，饮食夹湿）；（2）腹痛（脾胃虚弱，肝气横逆）。

治法：健脾益气，温中散寒，消食化湿，调和胃肠。

方药：参苓白术散合理中汤、平胃散加减。

处方：党参30g　茯苓15g　白术15g　山药15g

　　　建曲15g　干姜10g　苍术10g　厚朴10g

　　　陈皮10g　白芍15g　砂仁6g

上方3剂，一日1剂，以水煎煮，砂仁后下，取汁600mL，分早、中、晚3次温服。

二诊症见：面部发紧、疼痛，口腔不适，唾液自出，手指隐痛，心烦失眠，入睡困难，小腹胀痛已止，大便稀薄，一日1次，小便调匀，舌质淡，苔薄白微黄，脉沉缓。

辨证：脾胃虚寒，肺气不足，肝血暗耗，心神失养。

治法：健脾益气，温中散寒，消食化湿，养血安神。

方药：参苓白术散合理中汤、玉屏风散、酸枣仁汤加减。

处方：党参 30g　茯苓 15g　白术 15g　山药 15g

　　　防风 10g　干姜 10g　黄芪 30g　砂仁 6g

　　　知母 10g　川芎 10g　酸枣仁 15g

上方 5 剂，一日 1 剂，以水煎煮，砂仁后下，取汁600mL，分早、中、晚 3 次温服。

三诊症见：双眼干涩，面部发紧，口腔不适，如物阻塞，唾液自出，手指隐痛已瘥，心烦失眠较前好转，大便稀软，一日 1 次，小便调匀，舌质淡，苔薄少，脉沉缓。

治法：健脾益气，燥温化痰，补肺宁心，调和胃肠。

方药：香砂六君子汤合玉屏风散、酸枣仁汤加减。

处方：党参 30g　茯苓 15g　白术 15g　法半夏 10g

　　　陈皮 10g　防风 10g　黄芪 30g　酸枣仁 15g

　　　知母 10g　川芎 10g　砂仁 6g

上方 6 剂，一日 1 剂，以水煎煮，砂仁后下，取汁600mL，分早、中、晚 3 次温服。半月后，患者因感冒就医，问及前病，谓服药 6 剂诸症悉除。

【按】泄泻是指大便次数增多，粪便稀薄，甚至便出如水的病症。其中大便溏薄排出势缓者为泄，大便清稀如水直下者为泻，因泄与泻常常并见而难以区分，故统称泄泻。

泄泻的主要病位在脾胃与大小肠，致病原因有感受外邪、饮食所伤、七情不和、脏腑虚弱等，而脾虚湿盛是导致本病发生的重要因素。正如《景岳全书·泄泻》云："泄泻之本，无不由于脾胃。"《医学心悟·泄泻》曰："书云，湿多成五泄，泄之属湿也，明矣。"外湿入侵，损伤脾胃，运化不及，升降失常；或脾虚失运，水谷不化精微，湿浊内生，升降失常，皆可导致泄泻的发生。

本例患者年老体弱，脾胃素虚，今饮食不慎，运化无力，升降失常，饮食积滞，湿邪内生，水谷糟粕混杂而下，遂成泄泻。盖脾阳不振，运化无力，升降失常，饮食夹湿，阻遏肠道，气机郁滞，故小腹胀痛，大便稀薄味臭，日下数次。脾为土脏，在液为涎，脾胃虚弱，气不散津摄津，故口腔不适，涎唾自出。饮食夹湿，积滞胃肠，胃气不和，"胃不和则卧不安"，故失眠少寐，入睡困难。舌质淡，苔白微黄，脉沉缓，皆为脾胃虚弱，饮食积滞，湿浊内生，升降失常之象。

首诊予参苓白术散合理中汤、平胃散加减治疗。方中党参、茯苓、白术、山药健脾益气；砂仁、陈皮理气化湿；干姜温中散寒；建曲消食和胃；白芍养血柔肝；厚朴理气除满；苍术燥湿运脾。诸药合用，共奏健脾益气，温中散寒，消食化湿，调和胃肠之效。

二诊时患者小腹胀痛已止，大便次数减少，但入睡仍困难，兼见面部发紧、疼痛，手指隐痛。考虑患者心烦失眠，夹有肝血不足，乃心神失养。新兼之症，为肺脾两虚，阳气失于温煦所致，故于前方去苍术、厚朴、陈皮、白芍、建曲，加黄芪、防风与白术合为玉屏风散补益肺脾之气，再伍酸枣仁、川芎、知母清热除烦，养心安神。

三诊时患者双眼干涩，面部发紧，口腔不适，如物阻塞，唾液自出，手指隐痛已止，睡眠好转，苔薄少，大便稀软，一日一次。考虑肝开窍于目，脾开窍于口，胃气以下行为顺，今脾失升清，肝血亏虚，胃气不和，病邪郁久，有化热之势，双眼、面部、口腔濡养减少，故双眼干涩，面部发紧，口腔不适，如物阻滞，舌苔薄少。脾不散津，气失摄纳，故唾液自出。上述病机变化，表明治疗应重在健脾益气，化湿降浊，清泄郁热，调和胃肠，所以三诊予香砂六君子汤合玉屏风散、酸枣仁汤加减，终使本病得以治愈。

泄泻为临床常见病、多发病，一年四季皆可发生，以夏秋季节多见。治疗总以运脾除湿为主，结合病情随证加减为辅。患者在泄泻病期饮食，要避免生冷、荤腥油腻之物。泄泻病愈之后，在日常生活中，应养成良好的卫生习惯，可以结合食疗健脾益胃。

五、溃疡性结肠炎证治

【案例】熊某，男，32岁，农民。既往有溃疡性结肠炎史。因"反复神倦肢软，大便脓血4年"于2016年3月4日就诊。

初诊症见：形体消瘦，面色少华，神倦肢软，活动气喘，夜寐欠安，易感外邪，脐周烘热，隐隐作痛，大便脓血，血色鲜红，一日4～5次，微见后重，小便色黄，舌偏暗，苔薄黄，脉沉缓。

查体：血压100/70mmHg，双肺呼吸音清晰，心率78次/分，律齐，腹软，麦氏点压痛及反跳痛阴性，双下肢不浮肿。

辅助检查：WBC $11.4×10^9$/L，N 78%，E 22%，HGB 129g/L，PLT $210×10^9$/L。随机血糖6.2mmol/L。尿常规指标正常。大便常规结果显示黏液脓性便，白细胞20～30/HP，

红细胞 3～5/HP。心电图示正常心电图。

西医诊断：溃疡性结肠炎。

中医辨病：痢疾？

辨证：肺肾两虚，肝脾不和，湿热化火，熏蒸胃肠。

治法：清热解毒，苦寒燥湿，疏肝和脾，补益肺肾。

方药：白头翁汤合戊己丸、玉屏风散加味。

处方：黄连 6g　黄柏 10g　秦皮 10g　白头翁 10g

　　　白芍 30g　黄芪 15g　白术 15g　吴茱萸 3g

　　　防风 10g　甘草 3g　人参粉 5g

上方 6 剂，一日 1 剂，以水煎煮，取汁 600mL，人参粉溶入药汤，分早、中、晚 3 次温服。忌萝卜及辛辣炙爆、油腻滑润、不易消化的食物。

二诊症见：精神好转，肢体力增，脐周热止，仍活动气喘，夜寐欠安，脐腹隐痛，偶有发作，大便黏冻，一日 1 次，微见后重，舌偏暗，苔薄黄，脉沉缓。

处方：黄连 6g　黄柏 10g　秦皮 10g　白头翁 10g

　　　白芍 30g　黄芪 15g　吴茱萸 3g　人参粉 5g

　　　白术 15g　防风 10g　灵芝粉 6g

上方 6 剂，一日 1 剂，以水煎煮，取汁 600mL，人参粉、灵芝粉溶入药汤，分早、中、晚 3 次温服。饮食禁忌同前。

三诊症见：形体消瘦，精神好转，气喘已瘥，睡眠改善，脐周隐痛消除，肠鸣漉漉，大便稀软，日下 1 次，小便调匀，舌偏暗，尖边、前部、中部苔少，根后薄黄，脉沉缓。

查体：血压 110/80mmHg，双肺呼吸音清晰，心率 72次/分，律齐，腹软，双下肢无浮肿。

辅助检查：血常规 WBC 7.25×10⁹/L，N 51%，E 11.3%，HGB 120g/L，PLT 210×10⁹/L。尿常规指标正常。大便常规白细胞（+），红细胞少许。

西医诊断、中医辨病同前。

辨证：肺肾两虚，肝脾不和，湿热未尽。

治法：清热利湿，疏肝和脾，补益肺肾。

方药：参苓白术散合玉屏风散、戊己丸加减。

处方：茯苓 15g　白术 15g　山药 30g　人参粉 5g
　　　　黄芪 30g　防风 10g　黄连 6g　薏苡仁 30g
　　　　白芍 30g　炙甘草 3g　吴茱萸 1.5g

上方 12 剂，一日 1 剂，以水煎煮，取汁 600mL，人参粉溶入药汤，分早、中、晚 3 次温服。饮食禁忌同前。

【按】白头翁汤出自《伤寒论》，原为厥阴热痢而设，正如《伤寒论》所说："热利下重者，白头翁汤主之。"白头翁汤由白头翁、黄连、黄柏、秦皮组成。方中白头翁清热解毒，凉血止痢；黄连清湿热，厚肠胃；黄柏泻下焦湿热；秦皮收涩止痢，四味药物配合，有清热燥湿，凉血止痢之效。现代药理研究表明，白头翁汤对志贺氏痢疾杆菌、福氏痢疾杆菌、宋氏痢疾杆菌均有抑制作用。戊己丸载于《太平惠民和剂局方》，由黄连、吴茱萸、白芍组成。方中黄连清热泻火，吴茱萸下气降逆，白芍缓急止痛，三味药物配合，有疏肝和脾之效。现代药理研究表明，戊己丸有明显的抗炎、镇痛作用。主治肝脾不和之胃痛吞酸，腹痛腹泻，以及热泻、热痢等症。

"下重"是中医诊断痢疾的主要依据。痢疾，古称"滞下"，《内经》称之为"肠澼"。下重指腹中急迫而肛部坠重，多为肝热或湿热下迫大肠，气机壅滞，秽恶之物欲出而不得所致，是热痢、湿热痢的显著特征。

溃疡性结肠炎是一种引发原因不明的炎症性肠道疾病，中医无此病名，属痢疾、泄泻、便血、肠风、脏毒等病范畴。本例大便常规检查虽然没有发现吞噬细胞，尚未达到现代医学对痢疾的诊断标准，但从临床症状病因病理分析，中医仍按痢疾进行辨证论治为宜。

本例溃疡性结肠炎，病程长达四年，病情虚实夹杂，治疗宜补泻合剂，虚实两顾。因其病机重在肝脾不和，湿热郁滞，损伤脉络，兼有肺肾两虚，祛邪无力，故初诊用白头翁汤合戊己丸着重调和肝脾，清热利湿；伍玉屏风散补益肺肾，托邪外出；遣人参健脾养胃，补肺壮肾；加甘草甘缓补中，调和诸药。

六、胃痛的辨证论治

胃痛又名"胃脘痛"，是以上腹胃脘近心窝处疼痛为主要表现的一种病证，常兼恶心呕吐，嗳气反酸，痛连胁背，脘腹胀满等症。正如《灵枢·邪气脏腑病形》所说："胃病者，腹䐜胀，胃脘当心而痛。"

胃处中焦，乃五脏六腑之大源，多气多血，为阳土，喜湿恶燥，主受纳腐熟水谷，其气以和降为顺。但凡感受外邪、内伤饮食、情志失调、劳倦过度，皆可伤及胃腑，导致胃失和降，气机郁滞，进而出现胃脘疼痛。

早期胃痛多由外邪、饮食、情志所伤，胃失通降造成，以邪实为主，实则邪扰胃腑，气机郁滞，于是"不通则痛"。后期胃痛病变伤及脾、肾，常见脾虚、肾虚之象，虚则气血不足，胃失所养，于是"不荣则痛"。足见胃痛的病位虽然最终在胃，但肝、脾的病理变化在胃痛的发病过程中起着重要作用，胆、肾的病理影响也与胃痛的发生发展相关。

胃痛的治疗以理气和胃止痛为基本原则，而审证求因，随证施治是有效治疗的前提和依据。临床上胃痛常按以下证候辨证论治：

1. 寒邪客胃证。此证以胃痛暴作，脘腹得温痛减，遇寒痛增，舌质淡，苔薄白，脉弦紧为辨证要点。宜予温胃散寒，理气止痛，常用良附丸、厚朴温中汤随证加减治疗。

2. 饮食停滞证。此证以脘腹胀痛，嗳腐吞酸，吐食或矢气后痛减，舌淡红，苔厚腻，脉滑为辨证要点。宜予消食导滞，和胃止痛，常用保和丸随证加减治疗。

3. 肝气犯胃证。此证以胃脘胀闷，攻撑作痛，嗳气频繁，情志不畅，舌偏暗，苔薄白，脉沉弦为辨证要点。宜予疏肝理气，和胃止痛，常用柴胡疏肝散随证加减治疗。

4. 肝胃郁热证。此证以胃脘灼痛，痛势急迫，口苦泛酸，舌质红，苔黄，脉弦数为辨证要点。宜予疏肝理气，泻热和胃，常用化肝煎、左金丸随证加减治疗。

5. 瘀血停滞证。此证以胃脘疼痛，痛有定处，食后痛增，或吐血便黑，舌紫黯，苔白，脉涩为辨证要点。实证宜活血化瘀，散结止痛，常用失笑散合丹参饮随证加减治疗；

虚证宜养血止血，柔肝敛肝，常用调营敛肝饮随证加减治疗。

6. 湿热中阻证。此证以胃脘疼痛，嘈杂灼热，渴不欲饮，大便不畅，小便色黄，舌质红，苔黄腻，脉滑数为辨证要点。宜予清热化湿，理气和胃，常用连朴饮合清中汤随证加减治疗。

7. 胃阴亏虚证。此证以胃脘隐痛，口燥咽干，大便秘结，舌质红，苔光或苔薄少津，脉细数为辨证要点。宜予养阴益胃，和中止痛，常用一贯煎合芍药甘草汤随证加减治疗。

8. 脾胃虚寒证。此证以胃脘隐痛，喜温喜按，得食痛减，泛吐清水，舌质淡，苔白，脉虚弱或脉迟缓为辨证要点。宜予温中健脾，和胃止痛，常用黄芪建中汤随证加减治疗。

9. 脾肾阳虚证。此证以脘腹隐痛，畏寒怕冷，大便稀薄，杂未消化食物，舌胖大，苔白腻，脉细弱为辨证要点。宜予温阳祛寒，益气健脾，常用附子理中丸随证加减治疗。

笔者发现，胃痛之病，五行生克制化无序，脾胃虚弱，虚实夹杂者最为常见。虚以脾胃气虚，痰湿内生为主。实与肝郁化火，气滞血瘀相关。肝主疏泄，脾胃主运化，木性升发，土受木制。若肝气郁结，疏泄失常，横逆犯胃，导致木郁土虚；或脾胃虚弱，肝气有余，乘脾犯胃，导致土虚木乘，皆可发为胃痛。证之临床，胃痛病机多为脾胃虚弱，肝郁化火，痰饮内停，气滞血瘀。治疗应健脾益气，燥湿化痰，养血消瘀，清肝和胃。笔者常用香砂六君子汤合左金丸、丹参饮为基础方随证加减治疗。肝胃不和明显者，酌加柴胡、香附、枳壳疏肝和胃；脾胃气虚明显者，酌加黄芪、山药、莲子益气养胃；胃阴不足者，酌加沙参、玉竹、石斛滋养胃阴；脾胃虚寒者，去左金丸，酌加黄芪、桂枝、干姜益气温中；瘀热阻胃较甚者，伍金铃子散清热活血；肝脾不和较甚者，伍戊己丸疏肝和脾。

在临床，肝气犯胃，瘀热阻络的胃痛也并不少见。此种胃痛是五行生克制化无序的典型病候，与胃、肝二者的关系极为密切，属实证。如《沈氏尊生书·胃痛》所说："胃痛，邪干胃脘病也。……唯肝气相乘为尤甚，以木性暴，且正克也。"肝气犯胃，瘀热阻络的胃痛，多因忧思恼怒，气郁伤肝，肝失疏泄，横逆犯胃，胃失和降，气机不利，瘀热内生，阻滞胃络而成。因为此种胃痛的主要病机在于"肝气相乘为尤甚"，故笔者常用柴胡疏肝散疏肝解郁，理气调气；针对胃为多气多血之腑，气宜行不宜结，血宜通不宜滞，于是伍金铃子散及郁金、丹参行气开结，活血定痛；考虑到病邪稽留，气血久郁，化生火热，所以合左金丸辛开苦降，清肝泻火。三方集一，有升有降，有清有温，酸甘相成，攻调杂投，共奏清肝理气，化瘀和胃之效，用以治肝气犯胃，瘀热阻络的胃痛，疗效甚为满意。

此类患者在进行药物治疗的同时，还须重视情志、饮食调摄。嘱咐患者保持愉快心情，少进辛辣、酸甜之物，饮食以清淡而易于消化为原则。如此药养结合，胃痛有望速愈。

七、脂肪性肝炎证治

【案例】任某，男，50岁，某公司干部。既往有酒精肝史。因"反复脘腹胀满1年，恶心欲吐3天"于2018年4月10日就诊。

初诊症见：右眼红赤，口苦咽干，渴喜饮水，脘腹胀满，恶心欲吐，失眠少寐，大便稀软，杂少量黏液，一日1次，小便色黄，舌偏暗，苔薄白微黄，脉沉弦数。

查体：血压134/96mmHg，双肺呼吸音清晰，心率96次/分，律齐，腹软，双下肢不浮肿。

辅助检查：血常规、甲功指标正常；血糖6.81mmol/L；血脂轻度异常；肝功总胆红素25.1μmol/L，直接胆红素10.9μmol/L，丙氨酸氨基转移酶436.0U/L，天门冬氨酸氨基转移酶1045U/L，谷氨酰转移酶117.9U/L；二对半乙肝表面抗体弱阳性。

西医诊断：（1）慢性胃炎；（2）脂肪性肝炎。

中医辨病：（1）胃痞；（2）痰浊。

辨证：脾胃虚弱，肝气横逆，痰浊内停，湿热蕴结。

治法：健脾化痰，清热利湿，协调升降，抑肝和胃。

方药：六君子汤合茵陈蒿汤加减。

处方：党参15g　茯苓15g　白术15g　黄芪15g

　　　陈皮10g　栀子10g　茵陈15g　郁金10g

　　　灵芝15g　佛手10g　法半夏10g

上方7剂，一日1剂，以水煎煮，取汁600mL，分早、中、晚3次温服。禁烟酒；忌生葱、生姜、花椒、胡椒等辛辣燥火之物；不宜食牛肉、羊肉、猪肥肉、蛋类、海产品等生阳动风或油腻腥滑之物；少进过咸、过甜、过酸等助湿碍脾之类食物。

二诊症见：右眼红赤已瘥，恶心欲吐亦止，失眠少寐好转，仍口苦咽干，渴喜饮水，脘腹胀满，大便稀软，杂少量黏液，一日1次，小便色黄，舌偏暗，苔薄白微黄，脉沉弦。

治法：健脾化痰，清热利湿，协调升降，抑肝和胃。

方药：六君子汤合茵陈蒿汤加减。

处方：党参15g　茯苓15g　白术15g　法半夏10g

陈皮10g　栀子10g　茵陈15g　郁金10g

黄芪15g　灵芝15g　建曲15g

上方7剂，一日1剂，以水煎煮，取汁600mL，分早、中、晚3次温服。饮食禁忌同前。

三诊症见：同二诊症状、舌脉。

查体：血压114/74mmHg，双肺呼吸音清晰，心率78次/分，律齐，腹软，双下肢不浮肿。

复查血常规各项指标正常；血糖6.7mmol/L；肝功丙氨酸氨基转移酶44.0U/L，天门冬氨酸氨基转移酶260U/L，谷氨酰转移酶80.0U/L。

西医诊断、中医辨病、辨证、治法同前。

处方：党参15g　茯苓15g　白术15g　法半夏10g

陈皮10g　栀子10g　茵陈15g　郁金10g

黄芪15g　防风10g　灵芝15g

上方7剂，一日1剂，以水煎煮，取汁600mL，分早、中、晚 3 次温服。饮食禁忌同前。

四诊症见：右眼红赤已瘥，恶心欲吐亦止，失眠少寐好转，仍口苦咽干，脘腹胀满，大便如常，一日 1 次，小便色黄，舌偏暗，苔薄白微黄，脉沉弦。

处方：党参 15g　茯苓 15g　白术 15g　法半夏 10g

　　　陈皮 10g　栀子 10g　茵陈 15g　郁金 10g

　　　黄芪 15g　灵芝 15g　山楂 15g

上方 7 剂，一日 1 剂，以水煎煮，取汁 600mL，分早、中、晚 3 次温服。饮食禁忌同前。

五诊症见：口苦咽干，干咳无痰，脘腹胀满，右胁不适，如有物阻，大便黏腻，一日 1 次，小便自利，舌偏暗，苔薄白微黄，脉沉弦。

处方：党参 15g　茯苓 15g　白术 15g　法半夏 10g

　　　陈皮 10g　栀子 10g　茵陈 15g　郁金 10g

　　　黄芪 15g　灵芝 15g　佛手 10g

上方 7 剂，一日 1 剂，以水煎煮，取汁 600mL，分早、中、晚 3 次温服。饮食禁忌同前。

六诊症见：口苦咽干，干咳无痰，脘腹胀满，右胁不适，如有物阻，大便成形，一日 1 次，小便自利，舌偏暗，苔白微黄，脉沉弦。

查体：血压 110/70mmHg，双肺呼吸音清晰，心率 78 次/分，律齐，腹软，双下肢不浮肿。

复查血常规各项指标正常；血糖 6.51mmol/L；血脂总胆固醇 7.24mmol/L，低密度脂蛋白 4.89mmol/L；肝功总胆红素 26.32μmol/L。

西医诊断、中医辨病、辨证、治法同前。

处方：党参 15g　茯苓 15g　白术 15g　法半夏 10g

陈皮 10g　栀子 10g　茵陈 15g　郁金 10g

佛手 10g　灵芝 15g　砂仁 3g

上方 7 剂，一日 1 剂，以水煎煮，砂仁后下，取汁 600mL，分早、中、晚 3 次温服。饮食禁忌同前。

7 剂药尽，诸症悉除。随访半年，腹满未再复发，饮食不减，肝功正常。

【按】本例因患者不愿意输液及服用西药，故以中药治疗。

肝病患者血生化检查多表现为肝功能异常。肝是人体最大、最重要的解毒器官，所以中医治疗肝病时，在用药方面，要尽量避免使用大热、大寒、大下、大毒药物。药味不可过多，通常以九至十一味为宜。药量必须适当，应该以高等医药院校教材《中药学》或国家《药典》记载的常用量，即临床有效常规使用量为准。本例患者的脂肪性肝炎，肝功能异常，经中医辨证论治，历时 42 天，就诊 6 次，单纯服用中药 42 剂，脂肪肝好转、肝功能恢复正常。其处方药性平和，药味不多，药量适中，这是一个值得重视的原因。

八、酒精性肝硬化证治

【案例】谭某，男，58 岁，工人。既往有吸烟、饮酒史。因"神倦口苦，腹大如鼓 3 月"于 2017 年 8 月 11 日就诊。

初诊症见：晨起口苦，精神稍差，午后明显，腹大如鼓，睡眠流涎，饮食尚可，大便如常，小便调匀，舌偏暗，苔薄白微黄，脉沉弦。

查体：血压 96/66mmHg，双肺呼吸音弱，心率 60 次/分，律齐，腹膨隆，未叩及明显移动性浊音，双下肢无浮肿。

辅助检查：血常规血小板计数 $55×10^9$/L；肝功轻度异常；肾功尿酸 537μmol/L。彩超显示肝硬化，胆囊壁增厚，脾大，腹腔有少量积液。

西医诊断：酒精性肝硬化。

中医辨病：鼓胀。

辨证：脾胃虚弱，肝气郁结，痰饮留伏，瘀血内停。

治法：健脾益气，化痰祛饮，养血行瘀，舒肝和胃。

方药：六君子汤合玉屏风散加减。

处方：党参 15g　茯苓 15g　白术 15g　半夏 10g
　　　陈皮 10g　黄芪 15g　防风 10g　白芍 15g
　　　郁金 10g　猪苓 10g　半枝莲 15g

上方 7 剂，一日 1 剂，以水煎煮，取汁 600mL，分早、中、晚 3 次温服。禁烟戒酒；忌生姜、花椒、胡椒等辛辣燥火之物；不宜食牛肉、羊肉、狗肉、猪肥肉、蛋类、海产品等生阳动风及油腻腥滑之物；少进过咸、过甜、过酸等助湿碍脾之类食物。

二诊症见：病症如初，舌偏暗，苔薄白微黄，脉沉弦。查体同前。

守初诊处方 7 剂，用法同前，饮食禁忌同前。

三诊症见：精神稍差，两肩上举即痛，晨起、午后口苦，腹围缩小，腹满减轻，睡眠流涎，饮食尚可，大便如常，小便调匀，舌偏暗，苔薄白微黄，脉沉弦。

查体：血压 96/66mmHg，双肺呼吸音弱，心率 60次/分，律齐，腹膨隆，无移动性浊音，双下肢无浮肿。

西医诊断、中医辨病、辨证、治法同前。

处方：党参 15g　茯苓 15g　白术 15g　半夏 10g

　　　陈皮 10g　黄芪 15g　防风 10g　灵芝 15g

　　　白芍 15g　郁金 10g　猪苓 10g

上方 7 剂，一日 1 剂，用法同前，饮食禁忌同前。

自四诊起，均以三诊处方为基础，或去郁金加鳖甲，或以茵陈易猪苓，持续治疗 1 年，复查血常规、肝功、肾功均正常；彩超显示脾轻度增大。患者饮食如常，二便调匀，形同常人。

【按】中医称肝硬化为鼓胀，以肤色苍黄，腹部胀大，青筋暴露为特征。如《灵枢·水胀》记载："腹胀，身皆大，大与肤胀等也。色苍黄，腹筋起，此其候也。"

鼓胀之病，主要由酒食不节、情志内伤、血吸虫感染或其他病证造成肝脾功能失调，进而累及于肾，终因气滞、血瘀、水积腹中，水湿不化所致。《医门法律·胀病论》还说："凡有癥瘕、积块、痞块，即是胀病之根，日积月累，腹大如箕，腹大如瓮，是名单腹胀。"古人根据病因病机，将鼓胀分为"气鼓""血鼓""水鼓""虫鼓"。今人根据病因病机，将鼓胀的证型归纳为"气滞湿阻""寒湿困脾""湿热蕴结""肝脾血瘀""脾肾阳虚""肝肾阴虚"。

鼓胀在发病初期，证候多见肝脾不调，气滞湿阻，治疗宜疏肝理气，健脾利水。可酌选柴胡疏肝汤、胃苓汤随证加减。在发病中期、晚期，证候多见脾肾阳虚、肝肾阴虚、肝脾血瘀。脾肾阳虚者，治疗宜健脾温肾，化气行水；肝肾阴虚者，治疗宜滋养肝肾，凉血化瘀；肝脾血瘀者，治疗宜活血化瘀，行气利水。可相应选用附子理中丸、五苓散、《济生》肾气丸、六味地黄丸、一贯煎、膈下逐瘀汤、调营饮等方随证加减。

鼓胀的发病机制复杂，证情本虚标实。治疗总须攻补兼施，在处方用药时，应补虚而不忘实，泻实而不忘虚。再者，肝是人体的解毒器官，在药物的吸收方面，肝能发生首过效应，故各种药物的用量不可过大，药味不宜过多，即便是补益类药物的使用，亦应照此把握。

九、肠粘连术后反复腹痛

【案例】彭某，女，62 岁，退休工人。既往有咳喘心悸、慢性胃炎、肠粘连手术史。因"反复腹胀腹痛 3 年，复发伴纳差嗳气 3 周"于 2019 年 4 月 16 日就诊。

患者 3 年前因"肠粘连"行腹部手术，至此反复出现腹胀腹痛，中西医治疗，症状仍反复发作。3 周前无明显诱因出现腹胀腹痛，嗳气食少，经西医治疗症状不减。

初诊症见：耳蒙失聪，咽喉痰滞，腹胀腹痛，痛连脘胁，纳差知饥，心烦失眠，矢气不多，大便成形，一日 1 次，小便清利，舌暗红，苔薄黄，脉沉缓。

查体：血压 110/70mmHg，双肺呼吸音清晰，心率 72 次/分，律齐，腹软，麦氏点压痛及反跳痛阴性，双下肢无浮肿。

西医诊断：（1）肠粘连术后；（2）慢性胃炎。

中医辨病：（1）腹痛；（2）胃痛。

辨证：肝气犯胃，湿热内蕴，瘀血阻络。

治法：疏肝理气，清热利湿，化瘀和胃。

方药：四逆散合戊己丸、小承气汤、丹参饮加味。

处方：柴胡 10g　枳实 15g　白芍 30g　吴茱萸 3g

　　　大黄 6g　厚朴 10g　檀香 3g　川黄连 6g

　　　砂仁 6g　丹参 15g　甘草 3g

上方 2 剂，一日 1 剂，以水煎煮，檀香、砂仁后下，取汁 600mL，大黄用开水另泡兑入药汤，分早、中、晚 3 次温服。嘱患者待腹痛减轻，或大便清稀，日下 3 次以上即停服大黄。药进 1 剂，诸症大减，2 剂药毕，病症悉除，随访半年，未再腹痛。

【按】腹部手术后腹痛为临床常见病证，其痛者，多为"不通则痛"。本例虽然大便正常，看似并无"不通则痛"，但从"腹胀腹痛，痛连脘胁""矢气不多"二症来看，"不通则痛"的证情仍然存在。因其病机为肝气犯胃，湿热内蕴，瘀血阻络，故予四逆散合戊己丸、小承气汤、丹参饮以疏肝理气，清热利湿，养血消瘀，和胃止痛。

十、胃痛治疗经验

【案例】李某，男，52 岁，农民。既往性情急躁，有烟酒嗜好。因"胃脘胀痛，嗳气反酸 3 年"于 2021 年 1 月 28 日就诊。

患者 3 年前因饮食不慎出现胃脘胀痛，嗳气反酸，中西医治疗，症状反复发作。

初诊症见：胃脘胀满，隐隐作痛，嗳气反酸，饮食尚可，大便成形，一日 3～4 次，便出不爽，小便调匀，舌暗红，苔薄黄，脉沉缓。

查体：血压 100/60mmHg，双肺呼吸音清晰，心率 84 次/分，律齐，腹软，双下肢无浮肿。

辅助检查：血常规各项指标正常；腹部彩超提示肝、胆、脾、胰、肾未见明显异常；前列腺增大伴钙化；胃镜显示非萎缩性慢性浅表性胃炎，十二指肠球部多发溃疡 a2 期。

西医诊断：（1）慢性浅表性胃炎；（2）十二指肠球部溃疡。

中医辨病：胃痛。

辨证：脾胃虚弱，痰湿中阻，肝郁化火，瘀血内停。

治法：健脾益气，燥湿化痰，养血祛瘀，清肝和胃。

方药：香砂六君子汤合左金丸、金铃子散加减。

处方：党参 15g　茯苓 15g　陈皮 10g　法半夏 10g

　　　白术 15g　黄连 6g　白芍 15g　吴茱萸 3g

　　　砂仁 6g　香附 10g　延胡索 10g

上方 6 剂，一日 1 剂，以水煎煮，砂仁后下，取汁 600mL，分早、中、晚 3 次温服。禁烟酒；忌食生葱、生姜、花椒、胡椒等辛辣燥火之物；不宜食过咸、过甜、过酸、过于油腻等助湿碍脾之物。

二诊症见：胃脘胀满减轻，隐隐作痛好转，嗳气反酸，饮食尚可，大便成形，一日 1～2 次，小便调匀，舌暗红，苔薄黄，脉沉缓。

处方：党参 15g　茯苓 15g　法半夏 10g　陈皮 10g

白术 15g　黄连 3g　吴茱萸 3g　建曲 15g

延胡索 10g　白花蛇舌草 15g　海螵蛸 15g

上方 6 剂，一日 1 剂，以水煎煮，取汁 600mL，分早、中、晚 3 次温服。饮食禁忌同前。

三诊症见：胃脘胀痛已止，嗳气反酸亦瘥，饮食如常，二便调匀，舌暗红，苔薄黄，脉沉缓。

效不更方，应患者及其家属要求，再进二诊处方 6 剂以巩固疗效，煎法服法同前。饮食禁忌同前。

【按】本例胃脘痛发病，与患者既往性情急躁，嗜好烟酒有关。性情急躁之人，多有情志不畅，肝气郁结，或暴怒气逆，肝升太过。肝气郁结可以气郁化火，肝升太过则肝气有余，而气有余即是火。酒能生湿热，湿热中阻，脾胃乃伤。烟为辛热燥火之物，常人虽知伤肺，岂知还能伤胃。吸烟不仅能增加胃酸分泌，烟雾中的有害气体，还能使胃黏膜小动脉收缩、缺血、缺氧，导致胃黏膜保护屏障减弱。烟内的煤焦油等物质，经胃吸收后，会直接损伤胃黏膜及胃黏膜上皮细胞，从而破坏胃黏膜层的完整性。

本例胃脘痛，亦虚亦实，虚实夹杂。虚以脾胃虚弱为主，实以肝郁化火为主，既夹痰湿，又夹瘀血。脾胃虚弱，运化无力，则痰湿内生。肝郁化火，横逆犯胃，熏灼胃腑，胃腑溃烂，离经之血无由得除，则终致瘀血停留在胃。

香砂六君子汤载于《医方集解》，由四君子汤加陈皮、半夏、香附、砂仁组成，原为脾胃气虚，寒湿滞于中焦而设，有健脾和胃，理气止痛之效。该方对脾胃病有以补为主，补中寓疏的治疗优势。《伤寒绪论》曰："盖人之一身，以胃气为本。……是知四君、六君为司命之本也。"左金丸载于《丹溪心法》，原为肝经火旺，肝火犯胃而设，有清肝泻火，降逆止呕之效。《古方选注》曰："吴茱萸入肝散气，降下甚捷；川黄连苦燥胃中之湿，寒胜胃中之热，乃损其气以泄降之。"金铃子散载于《素问病机气宜保命集》，原为肝郁气滞，郁久化火而设，功可疏肝泻热，活血止痛。《绛雪园古方选注》云："金铃子散，一泄气分之热，一行血分之滞。"故首诊选用香砂六君子汤合左金丸、金铃子散治疗本例胃脘痛。

方中党参、茯苓、白术健脾益气；陈皮、半夏燥湿化痰；砂仁醒脾化湿；合用左金丸，取黄连清肝泻火，使肝火得清，自不横逆犯胃；佐吴茱萸疏肝解郁，使肝气调达，郁结得开，且制黄连之寒；伍金铃子散之延胡索辛苦性温入肝经，行血中气滞以活血化瘀，理气止痛；增白芍补血柔肝，缓急止痛；施香附疏肝解郁，理气止痛。十一味药物相伍，共奏健脾益气，燥湿化痰，养血祛瘀，清肝和胃之效。

二诊时胃脘胀痛减轻，但仍嗳气反酸，考虑到患者脾胃虚弱，痰饮内停，肝郁化火，横逆犯胃还须进一步治疗，故予六君子汤健脾运湿，理气化痰；伍左金丸清肝泻火；再加白花蛇舌草清热解毒；增建曲护胃和胃；施海螵蛸收敛制酸；佐延胡索活血止痛。

三诊时诸症悉除，因此守二诊处方服用以巩固疗效。由于辨证准确，论治恰当，故本例脾胃虚弱，肝郁化火，痰湿中阻，瘀血内停的胃脘痛、十二指肠球部溃疡，能在服用十数剂中药之内获得满意疗效。

第五节 神经系统疾病

一、半夏白术天麻汤治疗眩晕

半夏白术天麻汤出自清代医家程国彭的《医学心悟·眩晕》，由半夏、白术、天麻、橘红、茯苓、炙甘草、生姜、大枣组成。该方原为风痰上扰而设，具有化痰熄风，健脾祛湿之效。主治眩晕头痛，胸膈痞闷，恶心呕吐，舌苔白腻，脉弦滑等症。

半夏白术天麻汤在《历代名医良方注释》《脾胃论》《奇效良方》等书中均有记载。《医学心悟·头痛》另有一半夏白术天麻汤，与本方相较，白术减量，多一味蔓荆子药，用治痰厥头痛，胸膈多痰，动则眩晕之症。

笔者多用半夏白术天麻汤随证加减治疗风痰上扰之眩晕、头痛、不寐、中风等病，疗效显著。

【案例】陈某，男，55 岁，工人。既往有眩晕频发病史。因"头晕神疲，口淡纳差 1 周"于 2018 年 6 月 1 日就诊。

患者 1 周前因受凉出现头晕神疲，服数剂中药症状不减。

初诊症见：头晕头胀，项强身楚，神疲乏力，口淡纳差，温温欲吐，入睡较慢，睡眠多梦，大便微结，小便色黄，舌偏暗，苔薄白黄，脉浮滑。

查体：血压 90/60mmHg，双肺呼吸音清晰，心率 72 次/分，律齐，腹软，双下肢无水肿。

西医诊断：（1）普通感冒；（2）前庭神经元炎。

中医辨病：（1）感冒；（2）眩晕。

辨证：肺脾气虚，风邪外袭，痰湿中阻，清窍失养。

治法：解表祛邪，除湿化痰，平肝熄风，补益肺脾。

方药：半夏白术天麻汤合玉屏风散加减。

处方：茯苓 15g　陈皮 10g　白术 15g　法半夏 10g
　　　天麻 10g　黄芪 30g　防风 10g　川芎 10g
　　　黄芩 10g　佩兰 10g　广藿香 10g

上方 4 剂，一日 1 剂，以水煎煮，广藿香、佩兰后下，取汁 600mL，分早、中、晚 3 次温服。

二诊症见：头晕头胀好转，项强身楚减轻，但仍神疲乏力，口淡纳差，温温欲吐，入睡较慢，睡眠多梦，大便微结，小便色黄，舌偏暗，苔薄白黄，脉浮滑。

处方：茯苓 15g　陈皮 10g　白术 15g　法半夏 10g
　　　天麻 10g　黄芪 30g　防风 10g　砂仁 6g
　　　黄芩 10g　川芎 10g　广藿香 10g

上方 4 剂，一日 1 剂，以水煎煮，广藿香、砂仁后下，取汁 600mL，分早、中、晚 3 次温服。4 剂药尽，诸症悉除。

【按】眩晕一病，临床多见风痰上扰、阴虚阳亢、肾精不足、肝火上炎、气血亏虚、痰瘀阻窍六种证候，且为脏腑功能失调，邪自内生，最终导致头晕目眩之眩晕。然而近年来，因内有宿痰，外受风邪，痰随风动，上扰清空而发眩晕者逐渐增多。

本例眩晕即外邪引动宿痰所致。患者既往反复发作眩晕，可知痰饮留伏，久病体虚，肺卫功能失调。今复感风邪，风夹痰湿，上犯巅顶，扰动清空，于是发为眩晕。

盖风袭于外，夹有湿邪，困遏卫阳，故患者项强身楚。风性清阳，升发向上，风夹痰湿，蒙蔽清阳，故头晕头胀。痰湿中阻，浊阴不降，气机郁滞，胃失和降，故温温欲吐。脾阳不振，运化无力，故口淡纳差，神疲乏力。痰扰心神，神失濡养，故入睡困难，睡眠多梦。风邪外袭，郁久化热，故大便微结，小便色黄。舌偏暗，苔薄白黄，脉浮滑，皆为风邪外袭，痰湿中阻之征。

《医学心悟·眩晕》曾说："有痰湿壅遏者，书云，头晕眼花，非天麻、半夏不除是也，半夏白术天麻汤主之。"《古今名医方论》解读玉屏风散曰："夫以防风之善驱风，得黄芪以固表，则外有所卫；得白术以固里，则内有所据。风邪去而不复来，当倚如屏，珍如玉也。"故首诊选用半夏白术天麻汤合玉屏风散加减。方中半夏燥湿化痰，降逆止呕；白术健脾益气，燥湿祛饮；天麻平肝熄风，除眩止晕；陈皮理气化痰，使气顺痰消；茯苓健脾渗湿，与白术相伍，治生痰之源；防风祛风解表，与黄芪、白术相伍即玉屏风散，补益肺脾，增强自身免疫力；加广藿香、佩兰芳香化湿，和胃止呕；增黄芩清热燥湿；配川芎养血祛风。诸药相伍，共奏解表祛邪，除湿化痰，平肝熄风，补益肺脾之效。

二诊时患者头晕头胀好转，项强身楚减轻，口淡纳差，恶心欲吐明显，故去擅长化湿，弱于止呕的佩兰，予砂仁以增强化湿止呕，醒脾开胃。

半夏白术天麻汤在临床运用广泛，诸如耳源性眩晕、神经性眩晕、面神经瘫痪、神经性头痛、高血压、中风、癫痫等病，凡证属风痰上扰者皆可选用。肺脾气虚，外感风邪，夹痰夹湿，上扰清空而发眩晕者，半夏白术天麻汤配合玉屏风散加减治疗，效果十分满意。

二、半夏白术天麻汤异病同治

辨证论治是中医理论体系的核心和精髓，辨证不是着眼于辨析疾病的异同，而是致力于区分疾病的证候。证和治有紧密相联的因果关系，"病之后，方言证，证之后，方言治"。所以，中医学的辨证论治，最终要把判断结果和处理方法，一丝不苟地落实在疾病的"证"和"治"。

中医处理疾病的方法多种多样，既有"寒者热之，热者寒之""补不足，损有余"等正治法则，还有不同疾病，因其病机证候相同，故治法方药也就相同的"异病同治"法则。

"异病同治"在临床运用上极其广泛，使用频率较高的"异病同治"方剂数不胜数。比如半夏白术天麻汤，既能治疗风痰上扰的眩晕、头痛等病，又能治疗风痰流窜的口僻、颤震等病。

根据"异病同治"法则，笔者常常运用半夏白术天麻汤治疗眩晕、头痛、口僻、痫病、痹病、颤震、中风等病，疗效甚好。

【痹病验案】易某，女，65岁，退休教师。既往有糖尿病、颈椎病、腰椎病史。因"反复左肩、左上肢疼痛 3 年，左手掌发麻 1 天"于 2018 年 1 月 10 日就诊。

初诊症见：入夜咽干，渴喜饮水，左肩、左上肢、腰骶疼痛，左手掌发麻，易感外邪，大便如常，小便调匀，舌暗红，苔白腻，脉沉缓。

查体：血压 136/70mmHg，头颅五官无畸形，颈软，双肺呼吸音清晰，心率 84 次/分，律齐，无杂音，腹平坦，双下肢无水肿，病理检查无异常。

西医诊断：（1）神经根型颈椎病；（2）神经根型腰椎病；（3）2 型糖尿病。

中医辨病：（1）痹病；（2）消渴。

辨证：脾虚湿盛，风痰流窜，瘀血阻络。

治法：健脾燥湿，化痰熄风，活血通络。

方药：半夏白术天麻汤加减。

处方：茯苓 15g　陈皮 10g　法半夏 10g　川牛膝 15g

　　　白术 15g　天麻 10g　石决明 30g　延胡索 10g

　　　地龙 15g　白芍 15g　槲寄生 15g

上方 5 剂，一日 1 剂，以水煎煮，石决明先煎，取汁 600mL，分早、中、晚 3 次温服。

二诊症见：入夜咽干喜饮明显好转，左肩、左上肢、腰骶疼痛及左手掌发麻减轻，大便如常，小便调匀，舌暗红，苔薄白微黄，脉沉缓。查体同前。

西医诊断、中医辨病、辨证、治法、方药同前。

原方再进 7 剂，煎服方法同前。患者后因他病来院就诊，询及前诊，述服中药 7 剂后诸症悉减，未再就医，痹病渐渐自愈。

【眩晕验案】罗某，女，69岁，退休干部。既往有颈椎病、2型糖尿病、高脂血症、脑梗死病史。因"反复头晕目眩1月，复发伴呕吐清涎1天"于2018年4月8日就诊。

1个月前患者无明显诱因出现头晕目眩，中西医多次治疗后，症状仍反复发作。

初诊症见：精神不振，头晕目眩，呕吐清涎，饮食尚可，大便如常，小便调匀，舌偏暗，稍右斜，苔薄白微黄，脉左缓右弦。

查体：血压140/86mmHg，头颅五官无畸形，口角㖞斜，颈软，气管居中，双肺呼吸音清晰，心率78次/分，律齐，无杂音，腹部平坦，双下肢无浮肿，病理检查无异常。

西医诊断：（1）后循环缺血；（2）2型糖尿病；（3）脑梗死后遗症。

中医辨病：（1）眩晕；（2）消渴；（3）中风后遗症。

辨证：脾虚湿盛，风痰上扰，清窍不利。

治法：健脾燥湿，平肝潜阳，化痰熄风。

方药：半夏白术天麻汤加减。

处方：茯苓15g　陈皮10g　白术15g　法半夏10g
　　　　天麻10g　白芍30g　葛根15g　川牛膝15g
　　　　黄芩10g　钩藤15g　蔓荆子10g

上方5剂，一日1剂，以水煎煮，钩藤后下，取汁600mL，分早、中、晚3次温服。

二诊症见：精神不振好转，头晕目眩减轻，呕吐清涎已止，两耳响鸣，记忆减退，饮食如常，二便调匀，舌偏暗，

 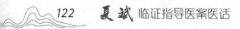

稍右斜，苔薄白微黄，脉左缓右弦。查体同前。

西医诊断、中医辨病、辨证、治法、方药同前。

原方再进5剂，煎服法同前。一周后电话随访，患者眩晕全愈。

【按】上述两位患者，以"反复左肩、左上肢疼痛3年，左手掌发麻1天""反复头晕目眩1月，复发伴呕吐清涎1天"为主诉就医，因此将痹病、眩晕作为第一诊断成立。病因都与脏腑病理产物"痰"密切相关，疾病皆由脏气虚弱，素有宿痰，痰邪内扰，引动肝风所致。证候病机可以概括为湿痰壅盛，肝风内动。二者在临床症状表现的区别是前者为风痰流窜肢体，后者乃风痰上扰清空。

从病史上看，两位患者既往均有糖尿病。糖尿病形成的因素有禀赋柔弱、情志失调、饮食不节、劳欲过度、外邪入侵伤及脏腑等。这些相关因素一旦成为发病原因，既可以导致糖尿病，又可以导致痰饮病。由此得知，二位患者一向脏腑虚弱，正气不足，素体痰盛。

盖脾虚生湿，湿聚为痰，湿痰壅遏，引动肝风，风痰上扰，蒙蔽清阳，干犯清空，于是眩晕、头痛乃发；肝风挟痰，流窜肢体，导致气滞血瘀，痰瘀互结，经络闭阻，因此肢体疼痛、麻木。虽然上述痹病、眩晕的疾病名称不同，临床症状的表现不同，但疾病的病机、证候相同，均属湿痰壅遏，肝风内动。根据"异病同治"的原则，所以采用相同的治法，皆予半夏白术天麻汤加减治疗。

半夏白术天麻汤中的半夏燥湿化痰，降逆止呕，为治痰之要药；天麻平肝熄风，止头晕目眩，为治风之要药，二者共为主病之君。正如《脾胃论》所说："足太阴痰厥头痛，非半夏不能疗；眼黑头晕，虚风内作，非天麻不能除。"白术运脾燥湿；茯苓健脾渗湿；陈皮理气化痰，三者共为佐君之臣。生姜、大枣调和脾胃，二者共为辅助君臣之佐。甘草调药矫味，此为应臣之使。诸药配伍，共奏健脾燥湿，化痰熄风之效。

上述痹病案是风痰流窜肢体。主症为肢体疼痛、麻木。病机为脾虚湿盛，风痰流窜，瘀血阻络。故在半夏白术天麻汤中加石决明增强平肝潜阳之力；遣地龙通行经络；伍延胡索、白芍养血活血；增川牛膝、槲寄生补益肝肾，通络止痛。

上述眩晕案是风痰上扰清空。主症为头晕目眩。病机为脾虚湿盛，风痰上扰，清窍不利。故在半夏白术天麻汤中加钩藤、白芍增强平肝熄风之力；配葛根升举清阳；伍川牛膝下降浊阴；添黄芩清肝泻热；增蔓荆子除晕止痛。

《医学心悟》中的半夏白术天麻汤一方无蔓荆子，一方有蔓荆子。蔓荆子味苦辛、性微寒，归肺、肝、膀胱经，具有疏散风热，清利头目，祛湿通络之效。蔓荆子治眩晕、疗头痛的效果显著。脾虚痰盛，肝风内动病证，可运用有蔓荆子的半夏白术天麻汤加减治疗。

三、天麻钩藤饮治疗眩晕

眩晕是一种头晕眼花，自觉身体、周围物体在旋转的疾病。轻者闭目即止，重者如坐舟车，天旋地转，不能站立，甚至昏倒。常伴恶心呕吐，心慌汗出等症状。

眩晕多为肝阳偏亢，肾阴亏虚，风动阳升所致。正如

《临证指南医案·眩晕》所说："经云诸风掉眩，皆属于肝。头为六阳之首，耳目口鼻皆系清空之窍，所患眩晕者，非外来之邪，乃肝胆之风阳上冒耳，甚至有昏厥跌仆之虞。其症有夹痰、夹火、中虚、下虚、治胆、治胃、治肝之分，……此症之原，本之肝风，当与肝风、中风、头风门合而参之。"

眩晕的治疗，多以平肝熄风，滋养肝肾为法，方用天麻钩藤饮加减标本兼治。天麻钩藤饮出自胡光慈的《杂病证治新义》，由天麻、钩藤、石决明、杜仲、川牛膝、桑寄生、栀子、黄芩、益母草、朱茯神、夜交藤组成，具有熄风潜阳，清热活血，补益肝肾之效，主治肝阳偏亢，肝风上扰所致的头痛、眩晕、失眠等症。

现代药理研究表明，天麻钩藤饮各味药物具有一致的镇静、镇痛、抗惊厥作用，降血压、抗凝、抗血栓效果显著，可以调节和保护大脑及神经细胞，能抑制心肌收缩力，降低心肌耗氧量，改善心肌缺血，保护心肌细胞，因此对肝阳偏亢，肝风上扰证型的高血压病有一定的治疗作用，还能预防并发症。

天麻钩藤饮在临床使用的频率甚高，笔者常常运用天麻钩藤饮随证加减治疗眩晕，疗效十分满意。

【案例】杨某，女，60岁，退休工人。既往有高血压、胃下垂病史。因"反复头晕眼花，行走漂浮2月"于2018年5月3日就诊。

患者在2个月前无明显诱因出现头晕眼花，行走漂浮，中西医治疗，症状仍反复发作。

初诊症见：头晕眼花，行走漂浮，口干喜饮，失眠少寐，入睡困难，四肢不温，易感外邪，饮食尚可，大便如常，小便调匀，舌偏暗，苔白黄，脉弦数。

查体：血压 140/70mmHg，双肺呼吸音清晰，心率 96 次/分，律齐，腹软，双下肢无浮肿。

西医诊断：（1）原发性高血压 2 级很高危；（2）睡眠障碍。

中医辨病：（1）眩晕；（2）不寐。

辨证：肝阳偏亢，风痰上扰，痰热内蕴，心神失养。

治法：平肝潜阳，化痰熄风，滋阴清热，养心安神。

方药：天麻钩藤饮合半夏白术天麻汤加减。

处方：天麻 10g　钩藤 15g　酒黄芩 10g　麸炒白术 15g
　　　牛膝 15g　茯苓 15g　法半夏 10g　炒蔓荆子 10g
　　　白芍 30g　陈皮 10g　石决明 30g

上方 3 剂，一日 1 剂，以水煎煮，石决明先煎，钩藤后下，取汁 600mL，分早、中、晚 3 次温服。

二诊症见：头晕眼花减轻，行走漂浮好转，失眠少寐、入睡困难改善，仍口干喜饮，四肢不温，易感外邪，饮食尚可，大便如常，小便调匀，舌偏暗，苔薄黄，脉弦数。

查体：血压 140/70mmHg，双肺呼吸音清晰，心率 96 次/分，律齐，腹软，双下肢无浮肿。

继续守方治疗，给药 5 剂，一日 1 剂，用法同前。药后患者告知，眼花明显好转，头晕和行走漂浮基本消失，入睡困难大有改善。

【按】眩晕的发生，与肝的生理病理密切相关，早在《素问·至真要大论》中就有"诸风掉眩，皆属于肝"的记载。盖肝藏血，主疏泄，肝体阴而用阳。若患者素体阳盛，肝肾阴虚，水不涵木，肝阳上亢，即可发为眩晕。或长期恼怒，气郁化火，使肝阴暗耗，风阳升动，上扰清空；或精血素亏，肝失濡养，以致肝阴不足，肝阳上亢，眩晕之病即成。

本例患者眩晕诊断明确，疾病的发生涉及肝、脾、肾。患者性格偏于急躁，可见其素体阳盛。一方面肝阴暗耗，肾阴亏虚，水不涵木，肝阳上亢；另一方面木旺则脾弱，导致痰浊内生，痰随风动，上扰清窍，二者共同作用于机体即发为眩晕。正如《医学从众录·眩晕》所云："盖风非外来之风，指厥阴风木而言，与少阳相火同居，厥阴气逆，则风生而火发……风生必挟木势而克土，土病则聚液而成痰……究之肾为肝母，肾主藏精，精虚则脑海空而头重。"

患者病机属肝肾阴虚，风挟痰浊，上扰清空，兼见痰热内扰，心神失养，故予天麻钩藤饮合半夏白术天麻汤加减。方中天麻、钩藤平肝熄风，生石决明平肝潜阳，以上三味是本方的主药；又以黄芩清热泻火，使肝经之热不致上扰；牛膝滋补肝肾，可使肝阳得以潜藏，不再浮越，又可引血下行；半夏燥湿化痰；白术健脾燥湿，与天麻配伍，协同祛湿化痰止眩；茯苓健脾渗湿，宁心安神，与白术配伍，治生痰之本；陈皮理气化痰，气顺则痰浊自消；蔓荆子疏散风热，清利头目；白芍柔肝益阴，抑制亢阳。诸药相伍，共奏平肝潜阳，化痰熄风，滋阴清热，养心安神之效。

天麻钩藤饮的主要作用是平肝、熄风、潜阳，故临床上凡是因肝阳上亢、虚风内动所致的头痛、眩晕均可与之随证加减治疗。

四、脊髓空洞症治验

【案例】雷某，女，43岁，农民。既往有癫痫、抑郁症病史。半年前，无明显诱因出现背部隐痛，四肢阵阵麻木，中西医多方治疗，症状仍反复发作。1个月前，某医科大学附属医院诊断为脊髓空洞症，以甲钴胺、ATP、辅酶A等药物治疗，病情依旧有增无减。因听闻笔者擅长诊治疑难杂症，故于2018年5月30日来我院专家门诊就医。

初诊症见：背部隐痛，四肢阵阵麻木，麻木则下肢抽筋痉挛，心烦失眠，精神尚可，饮食如常，二便调匀，舌质淡，苔薄白少津，脉沉弦。

查体：血压104/70mmHg，头颅五官无畸形，颈软，气管居中，双肺呼吸音清晰，心率86次/分，律齐，无杂音，腹平坦，无压痛及反跳痛，双下肢无水肿，病理检查无异常。

西医诊断：脊髓空洞症。

中医辨病：痹证。

辨证：肝肾不足，痰饮内停，气虚血瘀，风阳内动。

治法：燥湿化痰，养血熄风，滋补肝肾，益气通络。

方药：半夏白术天麻汤合四物汤、玉屏风散加减。

处方：半夏10g 白术15g 天麻10g 茯苓15g
　　　当归15g 川芎10g 白芍30g 生地黄15g
　　　黄芪30g 防风10g 僵蚕10g

上方5剂，一日1剂，以水煎煮，取汁600mL，分早、中、晚3次温服。

二诊症见：背部隐痛、四肢阵阵麻木减轻，麻木则下肢抽筋痉挛好转，心烦失眠改善，精神尚可，饮食如常，二便调匀，舌质淡，苔薄白少津，脉沉弦。

予初诊处方7剂，煎煮服法同前。

三诊症见：背部隐痛、四肢阵阵麻木、麻木则下肢抽筋痉挛明显好转，心烦失眠改善，精神如常，饮食不减，二便调匀，舌质淡，苔薄白少津，脉沉弦。

查体：血压100/70mmHg，头颅五官无畸形，颈软，气管居中，双肺呼吸音清晰，心率84次/分，律齐，无杂音，腹平坦，无压痛及反跳痛，双下肢无水肿，病理检查无异常。

西医诊断、中医辨病、辨证、治法同前。

再进上方5剂以巩固疗效。

【按】脊髓空洞症是脊髓的一种慢性、进行性病变，多由先天病因、后天病因、脊髓肿瘤、蛛网膜炎、血液循环障碍、外伤等影响脊髓正常生理活动，最终导致脊髓内形成管状空腔，神经周围胶质增生，脊髓功能缺失。临床表现为受累的脊髓节段出现神经损害症状，以痛、温觉减退与消失，而深感觉保存的分离性感觉障碍为特点。本病至今尚无特效疗法，西医内科一般采用神经营养药物如甲钴胺、B族维生素、血管扩张剂等治疗。西医目前趋向于手术治疗，但尚缺乏公认的、统一的手术方式，虽然手术近期疗效明显，但并非根治性手术，并且需要长期随访。

中医将本病归属于痹证范畴，认为本病是正气不足，风、寒、湿、热等外邪侵袭人体，痹阻经络，气血运行不畅，导致肌肉、筋骨、关节发生疼痛、麻木、重着、屈伸不利，甚至关节肿大灼热为主要临床表现的病证。

肢体经络痹证为常见病，发病率甚高，大多极为难治。正气不足是痹证的内在因素和病变基础；风、寒、湿、热病邪留滞肌肉、筋骨、关节，造成经络壅塞，气血运行不畅，肢体筋脉失养，筋脉拘急是痹证的基本病机。正如《素问·痹论》所说："风寒湿三气杂至，合而为痹也。"《灵兰要览·气病治肾》还说："气机凝滞，血亦因之痹塞。"

举凡痹证，初病属实，久病必耗伤正气而虚实夹杂，伴见气血亏虚，肝肾不足证候。本病亦不例外，亦虚亦实，标本皆病。患者先有癫痫，提示禀赋不足，素体痰盛，就像《丹溪心法·痫》所说："痫证有五……，无非痰涎壅塞，迷闷孔窍。"患者郁症日久不愈，表明肝气郁结，横逆侮脾，存在气虚。正如《景岳全书·郁证》记载："初病而气结为气滞者，宜顺宜开。久病而损及中气者，宜修宜补。"

今患者痰饮内停，著之于胸，气滞血瘀，胸络痹阻，背为胸之府，故背部疼痛。"气为血帅""血为气之母"，气机凝滞，气不生血，血不载气，气血两虚，胸背失养，故背部亦可症见隐痛。气郁血瘀，经脉壅塞，脏腑失养，肝血不足，魂无所藏，故心烦失眠。肝血不足，子病及母，肝肾亏损，风阳内动，肝风挟痰，流窜肢体，痰瘀互结，痹阻筋脉，筋脉失养，故见四肢麻木，下肢抽筋痉挛。舌质淡，苔薄白少津，脉沉弦，皆为肝肾不足，风痰流窜，气虚血瘀之征。

笔者选用半夏白术天麻汤、四物汤、玉屏风散治疗本病。方中半夏燥湿化痰；天麻平肝熄风；白术健脾益气；茯苓健脾渗湿；生地黄滋肾填精；当归补血活血；白芍养血柔肝；川芎活血行气；黄芪大补元气；防风祛风御邪；僵蚕熄风止痉。十一味药物配合，具有燥湿化痰，养血熄风，滋补肝肾，益气通络之效。由于辨证准确，治疗恰当，所以患者就诊3次，予中药17剂，即获显著疗效。

五、肾气丸异病同治

"异病同治"作为一种中医治疗法则，其运用十分广泛。脊髓和神经系统疾病的治疗，有时也会选用肾气丸，故本文以《金匮要略》中的肾气丸为例再谈"异病同治"。

辨证论治是中医学的核心和精髓，是中医指导临床认识疾病和治疗疾病的重要学说。辨证论治的实质就是具体问题，具体分析，具体解决。在辨证与论治因果关系的衍义下，中医体系顺理成章地产生了"异病同治"这一治疗法则。

"异病同治"是相对"同病异治"而言。"同病异治"源自《内经》，"异病同治"发挥于《伤寒杂病论》。所谓"异病同治"，就是在辨证论治的指导下，根据疾病病机相同、证候相同的形式和状态，采取相同的治法、相同或相类的方药去处理不同疾病的治疗原则。

"异病同治"也叫"证同治亦同"，是中医正治法则之外的又一种治病求本的方法。此种病证比比皆是，治法运用也十分广泛，医者不容小觑，应当熟练掌握。

从更深层次来说，"异病同治"的"异病"，就是不同的疾病。因为"病"指疾病的全过程，所以"异病"就是不同疾病出现的全临床过程。

"证"，就是证候，是指能够代表疾病本质的一组综合病理信息。"证"是疾病性质、形态、势态、阶段的表现形式。"证"在病中，病中有"证"。证候是疾病的内涵，疾病的内涵是证候。

"异病同治"的"同治"，是指相同的治法、相同或相类的方药。因为"治"指疾病的治法，所以"同治"，就是不同的疾病用相同的治法、相同或相类的方药去处理它的办法。正如清代陈士铎《石室秘录·卷三》云："同治者，同是一方，而同治数病也。如四物可治吐血，又可治下血。"

东汉张仲景在《金匮要略》一书记载"异病同治"的病例甚多。比如《金匮要略·血痹虚劳病脉证并治》说："虚劳腰痛，少腹拘急，小便不利者，八味肾气丸主之。"《金匮要略·消渴小便不利病脉证并治》说："男子消渴，小便反多，以饮一斗，小便一斗，肾气丸主之。"前者是虚劳病，后者是消渴病；前者的虚劳由肾气不足，膀胱气化不利所致，后者的消渴由肾阳虚衰，不能蒸腾化气所致。虽然疾病不同，但二者病机、证候相同，所以治法均用温阳益气补肾，处方用药皆予八味肾气丸。

除上述两种疾病以外，《金匮要略·痰饮咳嗽病脉证并治》的"短气有微饮"，《金匮要略·妇人杂病脉证并治》的"妇人转胞不得溺"，《金匮要略·中风历节病脉证并治》的"脚气上入少腹不仁"等病，都是"异病同治"的著名典范。

"微饮"的形成在于肾气亏虚，不能蒸腾气化；"转胞"

的形成在于肾气虚弱，膀胱气化不行；"脚气"的形成在于肾气虚衰，寒湿脚气循经上入，聚于少腹。三种疾病的病机、证候均与肾气或肾阳虚弱，不能化气行水有关，所以都选用肾气丸治疗。

肾气丸，顾名思义，是以治疗肾气不足为特长的中医药方剂。脊髓空洞症是以脊髓灰质空洞形成及胶质增生为病理特征的一种缓慢进行性脊髓疾病。肾主骨，生髓，"诸髓者，皆属于脑""脑为髓之海"，所以脊髓病证、神经系统疾病与肾的生理病理密切相关。肾气丸有填精益髓，温补肾阳之效。《太平惠民合剂局方》记载，八味丸"补阴之虚可以生气，助阳之弱可以化水"。由此可知，脊髓病变、神经系统疾病，凡证属肾阳虚衰、肾气不足者，肾气丸都能够发挥它的临床治疗作用和康复保健作用。

总之，"异病同治"是在辨证论治的指导下所确立的一种治疗法则。本文长篇论述"异病同治"，并非旨在辨析疾病的异同，而是专注于病机、证候的区别。所谓"异病同治"，就是遵循"证同治亦同，证异治亦异"的原则，有针对性地处理病机、证候相同的疾病。

六、酸枣仁汤合归脾汤治疗不寐

酸枣仁汤出自《金匮要略》，为东汉名医张仲景首创，已有两千多年的应用历史。该方由酸枣仁、知母、茯苓、川芎、炙甘草五味中药组合而成，具有养血安神，清热除烦的功效，主治肝血不足，虚热内扰，症见虚烦失眠，心悸不安，头目眩晕，咽干口燥，舌质红，苔薄黄，脉弦细者。笔者常用此方治疗失眠症，疗效较好。

【案例】吴某，女，19岁，在校中学生。因"失眠少寐，不易入睡1月"于2018年4月6日就诊。

患者1个月前因参加考试，压力过大，渐渐出现失眠少寐，不易入睡，经西医治疗病情好转。

初诊症见：头晕神疲，心烦失眠，不易入睡，偶有噩梦，饮食减少，大便成形，小便调匀，舌淡红，苔薄白微黄，脉沉缓。

否认有遗传病史、否认有传染病及传染病接触史。12岁时月经初潮，平素经水如期，色量尚可，带下不多。

查体：血压90/60mmHg，双肺呼吸音清晰，心率76次/分，律齐，腹软，双下肢无浮肿。

西医诊断：失眠症。

中医辨病：不寐。

辨证：心脾两虚，肝血不足，阴弱阳浮，心神失养。

治法：健脾益气，滋补肝血，育阴清热，养心安神。

方药：酸枣仁汤合归脾汤加减。

处方：当归12g　茯神12g　知母9g　珍珠母18g
　　　白术12g　黄芪15g　酸枣仁12g　制远志6g
　　　党参15g　百合12g　炙甘草3g

上方5剂，一日1剂，以水煎煮，珍珠母先煎，取汁600mL，分早、中、晚3次口服。

二诊症见：头晕神疲减轻，近2日睡眠稍有改善，情志不畅，饮食减少，二便调匀，舌淡红，苔薄白微黄，脉沉缓。

予初诊处方 5 剂，煎煮、服用方法同前。

三诊症见：心烦失眠减轻，情志不畅好转，餐后嗳气，饮食减少，大便成形，数日 1 次，小便调匀，舌淡红，苔薄白微黄，脉沉缓。

治法：舒肝开郁，育阴清热，健脾益气，养心安神。

方药：酸枣仁汤合归脾汤、百合地黄汤加减。

处方：知母 9g　茯苓 12g　酸枣仁 12g　合欢皮 12g

川芎 9g　黄芪 15g　生地黄 12g　白术 12g

防风 9g　百合 12g　柏子仁 12g

上方 7 剂，一日 1 剂，以水煎煮，取汁 600mL，分早、中、晚 3 次口服。

四诊症见：心烦失眠好转，情志不畅已瘥，饮食增进，偶见餐后嗳气，大便如常，小便调匀，舌淡红，苔薄白微黄，脉沉缓。

查体：血压 90/60mmHg，双肺呼吸音清晰，心率 76 次/分，律齐，腹软，双下肢无浮肿。

西医诊断、中医辨病、辨证、治法、方药同前。

再进三诊处方 5 剂以巩固疗效。

【按】失眠症，中医称之为"不寐"。随着现代生活节奏的加快，失眠症发病率逐年增加，且患病年龄逐渐年轻化，主要表现为入睡困难、浅睡、易醒或早醒等，可兼见头晕、头痛、心悸、健忘、心神不安等症，常由长期思想矛盾难以解决、精神负担过重、紧张繁重的脑力劳动、劳逸结合不当、病后身体虚弱等原因引起。其他一些疾病也常伴有失眠，例如神经衰弱、焦虑、抑郁症等病。

"不寐"的病名首见于《难经》，《内经》称之为"目不瞑""不得眠""不得卧"。不寐病位在心，与肝、胆、脾、肾关系密切。病证分虚实两类，虚证多为阴血不足、脾失健运、心胆气虚；实证多为肝火扰心、宿食阻胃、痰热内盛。病性亦有虚有实，但以虚证居多，病久多虚中夹实。治疗以补虚泻实、调整阴阳为原则，酌情佐以安神之品。

本例患者为青年学生，由于考试压力过大，精神紧张，劳伤心脾，暗耗肝血，致令气血两虚，阴弱阳浮，心神失养，于是发为不寐病证。盖肝藏血，血舍魂；心藏神，血养心；脾藏意，主运化。肝血不足，则魂不守舍；心血不充，则心神失养；脾失健运，气血虚弱，则意念思虑难成。

患者阴血亏损，热自内生，虚热扰动，心神失养，故虚烦不眠，难以入睡，偶有噩梦。心脾两虚，气血不足，全身失于濡养，故头晕神疲，饮食减少。舌淡红，苔薄白微黄，脉沉缓，皆为心脾两虚，肝血不足之征。

归脾汤是治疗心脾两虚不寐的常用方剂。《金匮要略·血痹虚劳病脉证并治》云："虚劳虚烦不得眠，酸枣仁汤主之。"故首诊选用党参、白术、黄芪健脾益气；茯苓补脾安神；制远志安神益智；知母滋阴清热；酸枣仁养心补肝；珍珠母重镇安神；当归养血活血；百合清心安神；炙甘草补中益气。诸药配伍，共奏健脾益气，滋补肝血，育阴除烦，养心安神之效。后期仍以酸枣仁汤合归脾汤加减，配生地黄、百合育阴清热，调畅情志；伍合欢皮、柏子仁解郁镇忿，养心安神。由于辨治恰当，所以本例失眠症，治疗效果十分显著。

七、酸枣仁汤合温胆汤治疗不寐

【案例】李某，女，53岁，工人。既往有双下肢静脉曲张手术史、乳房结节、乳腺增生病史。因"反复心烦失眠，入睡困难5年"于2018年3月1日就诊。

患者5年前无明显诱因出现心烦失眠，入睡困难，中西医治疗，症状反复发作。

初诊症见：心烦失眠，入睡困难，精神尚可，饮食如常，二便调匀，舌偏暗，苔薄黄，脉沉缓。

查体：血压120/70mmHg，双肺呼吸音清晰，心率78次/分，律齐，腹软，双下肢无浮肿。

西医诊断：睡眠障碍。

中医辨病：不寐。

辨证：痰热内扰，肝血不足，阴虚阳浮，心神失养。

治法：燥湿化痰，清胆和胃，滋阴潜阳，养心安神。

方药：酸枣仁汤合温胆汤加减。

处方：茯苓15g　盐知母10g　酒川芎10g　生牡蛎30g
　　　陈皮10g　法半夏10g　首乌藤30g　合欢皮15g
　　　竹茹10g　麸炒枳实15g　炒酸枣仁15g

上方5剂，一日1剂，以水煎煮，生牡蛎先煎，取汁600mL，分早、中、晚3次温服。

二诊症见：仍心烦失眠，入睡困难，乳房隐痛，精神尚可，饮食如常，二便调匀，舌偏暗，苔薄黄，脉沉缓。

处方：茯苓15g　陈皮10g　盐知母10g　酒川芎10g
　　　竹茹10g　灵芝15g　法半夏10g　生牡蛎30g
　　　首乌藤30g　麸炒枳实15g　炒酸枣仁15g

上方 5 剂，一日 1 剂，以水煎煮，生牡蛎先煎，取汁 600mL，分早、中、晚 3 次温服。

三诊症见：心烦失眠好转，仍不易入睡，醒后难以再寐，乳房时有隐痛，精神尚可，饮食如常，二便调匀，舌偏暗，苔薄黄，脉沉缓。

守二诊方药 5 剂，一日 1 剂，煎煮、服用方法同前。

四诊症见：心烦失眠、不易入睡好转，乳房隐痛减轻，精神尚可，饮食如常，二便调匀，舌偏暗，苔薄黄，脉沉缓。

再进二诊处方 5 剂以巩固疗效。1 周后电话随访，患者自述上述症状皆除。

【按】酸枣仁汤是治疗肝血不足，虚热内扰，心神失养导致心烦失眠的常用方剂，正如《金匮要略·血痹虚劳病脉证并治》所说："虚劳虚烦不得眠，酸枣仁汤主之。"现代常用酸枣仁汤治疗神经衰弱、心脏神经官能症、更年期综合征等属于心肝血虚，虚热内扰者。清代张秉成在《成方便读》解读酸枣仁汤证治曾说："夫肝藏魂，有相火内寄。烦自心生，心火动则相火随之，于是内火扰乱，则魂无所归。故凡有夜卧魂梦不安之症，无不皆以治肝为主。欲藏其魂，则必先去其邪。方中以知母之清相火，茯苓之渗湿邪，川芎独入肝家，行气走血，流而不滞，带引知、茯搜剔而无余。然后枣仁可敛其耗散之魂，甘草以缓其急悍之性也。虽曰虚劳，观其治法，较之一于呆补者不同也。"

本例患者为中年女性，处于围绝经期，病程长达五年，同时患有乳腺疾病，可知素体胆气不足，肝气郁结。盖胆气不足，肝气郁结，肝胆失于疏泄，痰浊内生，胆胃不和，扰动心神；复因肝气郁结，郁久化热，虚热内灼，伤及肝血，魂无所藏，心神失养，于是发为不寐病证。今胆郁痰扰，胃失和降，心神不宁；肝血不足，虚热内生，扰动心神，故心烦失眠，入睡困难。肝、胃经脉循行乳房，《丹溪心法》说："凡人身上中下有块者，多是痰。"气行则湿行，气滞则湿阻。肝胆气郁，水湿不行，痰浊内生，痰浊循肝、胃经脉壅阻乳络，故乳房出现包块，隐隐作痛。舌偏暗，苔薄黄，脉沉缓，皆为肝血不足，痰热内扰之征。

酸枣仁汤为心烦失眠常用之剂，温胆汤乃胆虚痰扰有效之方，故笔者选用酸枣仁汤合温胆汤加减治疗。首诊取酸枣仁养血安神；茯苓益气宁心；川芎活血调气；知母滋阴降火；半夏燥湿化痰；陈皮理气健脾；枳实降气消痰；竹茹清热化痰；合欢皮解郁安神；生牡蛎镇心安神；首乌藤养血安神。服药5剂，疗效不显。

二诊予初诊处方去解郁活血，宁心安神的合欢皮，加补虚见长的灵芝益气化痰，养心安神。诸药合用，具有燥湿化痰，清胆和胃，补益肝血，养心安神之效。

三诊患者失眠好转，疗效已现，故续投前方服用。四诊心烦失眠进一步改善，乳房隐痛减轻，故仍遣用二诊处方持续治疗。

本例患者既有肝血不足，虚热内扰的不寐证，又有痰热内扰，胆胃不和的不寐证，针对引发不寐的两种病机，集补益肝血、养心安神的酸枣仁汤，理气化痰、清胆和胃的温胆汤于一方加减治疗，终于使病及5年的难治性不寐获得显著疗效。

八、龙胆泻肝汤治疗不寐

【案例】谢某，男，61岁，退休干部。既往有高血压、前列腺增生病史。因"反复心烦失眠，睡眠易醒半年"于2018年10月10日就诊。

初诊症见：口苦咽干，渴喜饮水，心烦易怒，活动汗出，手足心热，失眠少寐，入睡困难，甚至通宵不眠，寐则多梦，容易苏醒，醒后难以再寐，睡前须服安眠西药，大便成形，一日2次，小便色黄，舌偏暗，苔黄，脉沉弦。

查体：血压120/70mmHg，双肺呼吸音清晰，心率72次/分，律齐，腹软，双下肢不浮肿。

西医诊断：睡眠障碍。

中医辨病：不寐。

辨证：肝郁化火，内扰心神。

治法：清肝泻火，重镇安神。

方药：龙胆泻肝汤加减。

处方：柴胡颗粒12g　黄芩颗粒10g　龙胆草颗粒6g
　　　　栀子颗粒10g　泽泻颗粒10g　生地黄颗粒15g
　　　　龙骨颗粒30g　牡蛎颗粒30g　川木通颗粒6g
　　　　甘草颗粒3g　合欢皮颗粒15g

上方4剂，免煎颗粒，一日1剂，用600mL白开水冲调，分早、中、晚3次温服。禁烟酒、浓茶；忌食葱、姜、辣椒、胡椒等助阳生发之物；不宜食过咸、过甜、过于油腻等助湿碍脾之物。注意精神调摄，避免情绪激动。

二诊症见：心烦易怒已止，情绪稳定，手足烘热亦瘥，睡眠好转，夜间能睡四至五小时，仍容易苏醒，醒后入睡不深，睡前无须再服安眠西药，舌偏暗，苔薄黄，脉沉弦。

查体：血压 120/78mmHg，双肺呼吸音清晰，心率 78次/分，律齐，腹软，双下肢不浮肿。

守初诊处方 4 剂，用法同前，饮食禁忌、精神调摄同前。

三诊症见：情志舒畅，睡眠转好，夜间能睡六小时左右，睡前无须再服安眠西药，舌偏暗，苔薄黄，脉沉弦。

查体：血压 120/80mmHg，双肺呼吸音清晰，心率 72次/分，律齐，腹软，双下肢不浮肿。

西医诊断、中医辨病同前。

辨证：气郁化火，痰热内扰，肝血不足，心神失养。

治法：清热化痰，舒郁和胃，补益肝血，养心安神。

方药：温胆汤合酸枣仁汤加减。

处方：茯苓颗粒 20g　半夏颗粒 12g　陈皮颗粒 12g

枳实颗粒 12g　竹茹颗粒 10g　知母颗粒 10g

百合颗粒 30g　牡蛎颗粒 30g　酸枣仁颗粒 20g

龙骨颗粒 30g　丹参颗粒 20g

上方 4 剂，免煎颗粒，一日 1 剂，用 600mL 白开水冲调，分早、中、晚 3 次温服。饮食禁忌、精神调摄同前。

三诊以后，患者未再就医，每半月自服三诊处方 4 剂，随访 5 月有余，未再病发失眠。

【按】《素问·刺热篇》曾说："肝热病者，小便先黄，腹痛，多卧，身热。热争则狂言及惊，胁满痛，手足躁，不得安卧。"盖肝为刚脏，体阴而用阳，内寓相火。肝藏血，血舍魂，《灵枢·本神》说："随神往来者谓之魂。"若素体阴虚，肝阳偏亢，或六淫侵袭，郁而化热；或恣食肥甘，嗜好烟酒，火热内生；或情志所伤，肝失条达，气郁化火，消铄肝血，魂无所藏，火性上炎，扰动心神，不寐之病即成。

不寐之病，多由情志所伤，五志过极，引起阴阳失交，阳不入阴形成。心藏神，在志为喜；肝藏魂，在志为怒；肺藏魄，在志为悲；脾藏意，在志为思；肾藏志，在志为恐。《类经·藏象类》说："神之为义有二：分言之，则阳神曰魂，阴神曰魄，以及意志思虑之类皆神也。合言之，则神藏于心，而凡情志之属，惟心所统，是为吾身之全神也。"所以，人的精神神志活动，就叫做"神"。"神"是精神神志活动的外在表现，分属五脏，统领于心，与五脏的生理病理关系十分密切。《素问·灵兰秘典论》说："心者，君主之官，神明出焉。"心为五脏六腑之大主，凡肝、脾、肺、肾神志功能失调，病变累及于心，都可发生不寐。

龙胆泻肝汤见于《医方集解》，原为肝胆实火上扰，肝经湿热下注而设，有泻肝胆实火，清下焦湿热之效。治疗肝郁化火，内扰心神的不寐，以失眠少寐，或通宵不眠，性情急躁，心烦易怒，目赤口苦，舌红苔黄，脉弦而数为辨证要点。值得一提的是，临床不寐以虚证为多，即便实证，日久不愈，也常常转化为虚证。不寐的治疗，以补虚泻实，调整阴阳为原则。龙胆泻肝汤药性寒凉，易伤脾胃，故以之治疗不寐，应中病即止，多服久服皆非所宜。

九、睡眠障碍证治琐谈

睡眠障碍，中医称之为"不寐""不得眠"或"目不瞑"，是以经常不能获得正常睡眠为特征的一种病证。不寐的证情轻重不一，轻者入睡困难，重者彻夜不眠。不寐既可以单独构成一种疾病，也可以作为一种症状，出现于其他疾病之中。

不寐形成的原因很多，情志所伤、劳逸失度、久病体虚、饮食不节等因素都可以导致心神不宁，发为不寐。总的病机不外阴阳失调，阳不入阴。正如《类证治裁·不寐》所说："阳气自动而之静，则寐；阴气自静而之动，则寤；不寐者，病在阳不交阴也。"病变与心、脾、肝、肾以及阴血不足相关，病位最终在心，因心为君主之官，主血脉，主神明，职司藏神。辨证有虚实之分，虚证较多，实证较少。治疗以补虚泻实，调整阴阳为原则。

高等中医药院校中医内科学教材记载，不寐实证：肝郁化火者，予疏肝泻火，佐以安神，用龙胆泻肝汤加减治疗；痰热内扰者，予化痰清热，和中安神，用温胆汤加减治疗。不寐虚证：阴虚火旺者，予滋阴降火，养心安神，用黄连阿胶汤、朱砂安神丸加减治疗；心脾两虚者，予补养心脾，益气生血，用归脾汤加减治疗；心胆气虚者，予益气镇惊，安神定志，用安神定志丸加减治疗。

考诸临床，不寐实证以痰热内扰者多见，该证常因饮食不节，胃肠受伤，宿食停滞，酿为痰热，痰热内扰，胃气不和所致。正如《张氏医通·不得卧》所述："脉滑数有力不眠者，中有宿食痰火，此为胃不和则卧不安。"此种不寐，可予黄连温胆汤加减以清热降火，理气化痰，和中安神。

　　不寐虚证以阴血不足者多见，该证常因实证不寐日久，耗伤气血转化而来。对于肝血不足，虚阳上浮，虚烦不寐者，可予酸枣仁汤加减以补益肝血，养心安神，清热除烦。正如《金匮要略·血痹虚劳病脉证并治》记载："虚劳虚烦不得眠，酸枣仁汤主之。"对于阴虚阳亢，心肾不交，心烦失眠者，可予百合地黄汤合黄连阿胶汤加减以滋阴清热，交通心肾，养血安神。正如《金匮要略·百合狐惑阴阳毒病脉证并治》记载："百合病，不经吐、下、发汗，病形如初者，百合地黄汤主之。"《伤寒论·辨少阴病脉证并治》记载："少阴病，得之二三日以上，心中烦，不得卧，黄连阿胶汤主之。"

　　不寐一症，更多与头痛、眩晕、心悸等同时出现，围绝经期妇女、老年人、病久不复者也是高发人群。此类不寐多因忧虑、劳倦、久病伤及诸脏，致使机体精血内耗，阴不得升，阳不得潜，心失血养造成，故笔者临床遣用酸枣仁汤的频率较高。如遇气血不足导致头痛、眩晕、不寐者，常予香砂六君子汤合酸枣仁汤加减以健脾益气，养血安神。有肝肾不足导致头痛、眩晕、不寐者，常予杞菊地黄丸合酸枣仁汤加减以滋补肝肾，养血安神。凡肝血不足，痰热内扰，虚实夹杂者，常予温胆汤合酸枣仁汤加减以理气化痰，清胆和胃，养血安神。

　　睡眠障碍与自然环境变化、生活节奏加快、人口老年化等因素密切相关，而情志因素为其发病的直接原因，故笔者在进行药物治疗的同时，还耐心劝导患者解除烦恼，打消思想顾虑，避免情绪波动，戒烟酒，忌浓茶，加强体育锻炼，养成良好的生活习惯。慎重告之不寐患者，本病须药物治疗、精神调理，生活摄养三管齐下，方能取得良好疗效。

十、痹证治疗经验

【案例】石某，女，44 岁，农民。既往无特殊。因"反复左肘以下、左膝以下发麻半年"于 2019 年 12 月 6 日就诊。

患者半年前无明显诱因出现左上肢肘以下、左下肢膝以下发麻，中西医多方治疗，症状仍反复发作。

初诊症见：头昏乏力，左上肢肘以下、左下肢膝以下发麻，饮食如常，二便调匀，舌暗红，苔薄白微黄，脉沉而代。

查体：血压 116/80mmHg，双肺呼吸音清晰，心率 69 次/分，律不齐，早搏 6～7 次/分，腹软，双下肢无浮肿。

辅助检查：颈椎 DR 片显示颈椎骨质增生，腰椎片显示腰椎骨质增生。心电图显示窦性心律，频发室性早搏，ST 段改变。

西医诊断：（1）神经根型颈椎病；（2）神经根型腰椎病；（3）频发室性早搏。

中医辨病：（1）痹证——气虚血瘀，经脉痹阻；（2）胸痹——痰瘀互结，心脉痹阻。

治法：健脾益气，燥湿化痰，养血活血，开痹通脉。

方药：六君子汤合丹参饮、酸枣仁汤加减。

处方：党参 15g　茯苓 15g　法半夏 10g　酒川芎 10g
　　　陈皮 10g　砂仁 6g　酒丹参 15g　盐知母 10g
　　　白术 15g　檀香 3g　炒酸枣仁 15g

上方 4 剂，一日 1 剂，以水煎煮，檀香、砂仁后下，取汁 600mL，分早、中、晚 3 次温服。

二诊症见：头昏乏力减轻，左上肢肘以下、左下肢膝以下发麻好转，胃脘痞满，如有物阻，隐隐作痛，嗳气欲吐，饮食如常，二便调匀，舌暗红，苔薄黄，脉沉缓。

查体：血压 116/80mmHg，双肺呼吸音清晰，心率 69 次/分，律齐，腹软，双下肢无浮肿。复查心电图示正常心电图。

西医诊断：（1）神经根型颈椎病；（2）神经根型腰椎病；（3）慢性胃炎。

中医辨病：（1）痹证——气虚血瘀，经脉痹阻；（2）胸痹——痰瘀互结，心脉痹阻；（3）胃痛——脾胃虚弱，痰热互结。

治法：健脾益气，疏肝和胃，清热化痰，祛瘀通脉。

方药：香砂六君子汤合丹参饮、小陷胸汤加减。

处方：党参 18g　茯苓 15g　陈皮 10g　法半夏 10g

白术 15g　檀香 3g　砂仁 6g　川防风 10g

酒丹参 15g　瓜蒌皮 10g　酒黄连 6g

上方 4 剂，一日 1 剂，以水煎煮，檀香、砂仁后下，取汁 600mL，分早、中、晚 3 次温服。

三诊症见：头昏不甚，左上肢肘以下、左下肢膝以下发麻好转，胃脘痞满减轻，偶有隐痛，饮食如常，二便调匀，舌暗红，苔薄少，脉沉缓。查体同前。复查心电图显示正常心电图。

处方：党参 30g　砂仁 6g　茯苓 15g　法半夏 10g

天麻 10g　檀香 3g　白术 15g　酒丹参 15g

川防风 10g　瓜蒌皮 10g　酒黄连 6g

上方4剂，一日1剂，以水煎煮，檀香、砂仁后下，取汁 600mL，分早、中、晚3次温服。

【按】患者为中年女性，病程长达半年，主要表现为左肘以下、左膝以下反复发麻，X 线片检查显示颈、腰椎病变，中医辨病应属"痹证"范畴。痹证多由正气不足，风、寒、湿、热等外邪侵袭人体，痹阻经络，气血运行不畅所致。以肌肉、筋骨、关节发生疼痛、麻木、重着、屈伸不利，甚至关节肿大灼热为主要临床表现。

痹证有广义、狭义之分。痹者闭也，广义的痹证，泛指机体正气不足，卫外不固，邪气乘虚而入，脏腑经络气血为之痹阻而引起的疾病，包括《内经》所载的肺痹、心痹等脏腑痹以及肉痹、筋痹等肢体经络痹。狭义的痹证，指痹证中的肢体经络痹。肢体经络痹为常见病，发病率高，治疗有难有易。

痹证初期多属实证，病久耗伤正气则虚实夹杂。本例患者病势缠绵，气血津液运行不畅，血脉瘀阻，津液凝聚成痰，痰瘀互结，闭阻经络，故见肘膝发麻。痹证日久不愈，深入脏腑，终致脏腑痹证发生。正如《内经》的记载，"脉痹不已，复感于心"。心为五脏六腑之大主，由于痰瘀互结，痹阻心脉，气血不畅，头颅、四肢失养，故头昏乏力，心律不齐。舌暗红，苔薄白微黄，脉沉而代，皆为气虚血瘀，痰饮内停，经络、心脉痹阻之征。

综观本例痹证，既有肢体经络痹，又有脏腑痹之心痹；

病性为虚实相兼，表里合病；病机为脾胃虚弱，痰饮内停，气滞血瘀，经络以及心脉痹阻。故首诊选用六君子汤合丹参饮以健脾益胃，燥湿化痰，养血活血，开痹通脉。根据笔者的临证经验，发现酸枣仁汤不仅能治疗虚烦不得眠，还能治疗心律失常、心悸怔忡、胸憋闷、心绞痛等病证。故合用酸枣仁汤以补益肝血，养心安神，活血化瘀。

二诊症兼胃脘痞满，如有物阻，隐隐作痛，嗳气欲吐，复查心电图显示正常，考虑兼症为痰热互结，脾胃升降失常所致，故仍予香砂六君子汤合丹参饮以健脾益胃，理气燥湿，活血祛瘀；合用小陷胸汤以清热化痰，宽胸散结。三诊患者诸症悉减，饮食如常，二便调匀，复查心电图显示正常，因此续用二诊处方去陈皮加天麻祛风通络，增大党参药量以巩固疗效。

十一、痹证治疗琐谈

痹证有广义、狭义之分。广义的痹证包括内痹和外痹，是脏腑痹与肢节痹的总称。内痹又叫脏腑痹，是痹证日久不愈，复感于邪，病邪由经络侵入脏腑的痹证，包括《内经》的五脏痹、六腑痹、奇恒之腑痹。外痹又叫肢节痹，为风寒湿邪侵袭人体，病变不在内脏而在体外的痹证，包括《内经》的皮痹、肌痹、脉痹、筋痹、骨痹。临床上，内痹较为少见，外痹发病居多。本文主要讨论外痹，也就是肢节痹。

痹证是以肌肉、筋骨、关节发生疼痛、酸痛、麻木、重着、灼热、屈伸不利，甚至关节肿大变形为主要表现的一种病证，多由正气虚弱，卫外不固，风、寒、湿、热等外邪侵袭人体，流注经络，积滞关节，气血运行不畅，或气滞血瘀，痰浊阻络，痰瘀交结，经络痹阻所致。因此《素问·痹论》说："风寒湿三气杂至，合而为痹也。"根据痹证的病机证候，《素问·痹论》还指出："其风气甚者为行痹，寒气甚者为痛痹，湿气甚者为着痹也。"

痹证的诊断，应与痿证、中风相区别。痿证肢体痿软，肌肉萎缩，行动艰难，但肢体关节多无疼痛，而痹证则肢体关节疼痛显著。中风肢体痿软，活动无力，表现为半身不遂，疼痛不明显，多伴有口舌㖞斜。痹证肢体活动无力，仅限于上肢或下肢，不在同一侧上下肢，多伴有患肢疼痛。正如《金匮要略·中风历节病脉证并治第五》所说："夫风之为病，当半身不遂。或但臂不遂者，此为痹。脉微而数，中风使然。"

痹证是邪气痹阻经络，气血运行不畅导致的疾病，治疗总以祛邪活络，缓急止痛为原则。痹病反复发作，日久不愈，脏腑受损，正气耗伤，后期的治疗，应该适当配伍补益气血、补益肝肾之品。

行痹风邪偏盛，治疗宜祛风通络，散寒除湿，通常用防风汤加减治疗；痛痹寒邪偏盛，治疗宜散寒通络，祛风除湿，通常用乌头汤加减治疗；着痹湿邪偏盛，治疗宜除湿通络，祛风散寒，通常用薏苡仁汤加减治疗。

风湿热痹是风湿热邪，壅滞经脉，气血痹阻。治疗宜清热通络，祛风除湿，通常用白虎加桂枝汤合蠲痹汤加减治疗。

痰瘀阻滞痹是痰瘀互结，留滞关节，痹阻经脉。治疗宜化痰行瘀，蠲痹通络，通常用桃红四物汤合二陈汤加减治疗。

肝肾两虚痹是痹证日久，肝肾不足，气血虚弱，失于濡养。治疗宜培补肝肾，益气养血，舒筋活络，通常用独活寄生汤加减治疗。

十二、中风的辨证论治

【案例】唐某，女，65岁，农民。既往有高血压、糖尿病史。因"左侧肢体功能障碍1天"于2016年3月21日收入住院。

入院中医诊断：中风——中经络（肝阳上亢）。

入院西医诊断：（1）脑梗死；（2）高血压3级极高危；（3）2型糖尿病。

西医已用降压、营养脑细胞、抗凝、对症支持等治疗5天，应患者及其家属要求，邀请中医专家会诊予中药协助治疗。

会诊症见：形体肥胖，面色潮红，半身不遂，左侧肢体乏力，左上肢抬举及腹，左下肢难动若废，言语清晰，精神尚可，饮食不减，大便稀软，一日1次，夜尿频多，舌暗红，苔白黄略厚，脉沉弦。

查体：血压176/80mmHg，神志清楚，双肺呼吸音清晰，心率78次/分，律齐，腹丰满，左上肢肌力3级，左下肢肌力0级，双下肢无浮肿。

中医辨病：（1）中风（中经络、急性期）；（2）消渴。

辨证：肝阳上亢，风痰流窜，痰瘀互结，经脉痹阻。

 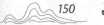

治法：平肝潜阳，化痰熄风，引血下行，祛瘀通络。

方药：天麻钩藤饮合半夏白术天麻汤加减。

处方：黄芩 10g　茯苓 15g　天麻粉 5g　石决明 30g

　　　陈皮 10g　白术 15g　法半夏 10g　干地龙 15g

　　　生黄芪 30g　川牛膝 15g　乌梢蛇粉 6g

上方 6 剂，一日 1 剂，以水煎煮，石决明先煎，取汁 600mL，天麻粉、乌梢蛇粉溶于药汤，分早、中、晚 3 次温服。忌煎炒炙爆、膏粱厚味、过咸、过甜之物。

【按】本例患者中风诊断成立，因半身不遂是中风的诊断依据，正如《金匮要略·中风历节病脉证并治第五》所说："夫风之为病，当半身不遂。"神志、言语异常是中脏腑与中经络的区别界线，所以又说："邪在于络，肌肤不仁；邪在于经，即重不胜；邪入于腑，即不识人；邪入于脏，舌即难言，口吐涎。"

患者病前肌肤丰满，从中医体质辨识观点来看，应是素体痰湿内盛；发病时血压甚高，中医查房症见舌暗苔黄、面红脉弦，可知病前尚兼肝升太过，气郁化火，火灼营阴，存在演变瘀血的病理情况。今痰浊瘀血，胶着互结，郁而化热，引动肝风，随上升之气达巅，扰乱气血，流窜经脉，中风之病即成。

火、气、痰、湿、瘀血作祟发为中风早成定论。瘀血和痰饮在中风病变中起着主导地位与支撑作用，尤其是痰饮，拙著《夏斌医论集》一书曾说：在心脑血管疾病中，痰饮往往入心窜脑，迷蒙心窍，扰乱神明，瘀滞血脉，痹阻经络。并声称痰与昏迷、瘫痪有紧密联系，可以说是"无痰不昏迷，无痰不成瘫"。

综观本例中风，实为肝阳上亢，痰瘀互结所致之中风，以风痰流窜致病为主。基于上述认识，此诊之治，宜以平肝熄风，涤痰通络为主，引血下行，稍事化瘀为辅，方选天麻钩藤饮合半夏白术天麻汤加减主之。嘱平素少进膏粱厚味及过咸过甜食物，以利肝阳平抑，痰瘀消除，经脉疏通，气血和调。

会诊二症见：形体肥胖，半身不遂，左侧肢体乏力，左上肢抬举及头，左下肢行走吃力，渴不欲饮，咳嗽喉痒，痰稠量少，精神尚可，言语清晰，饮食如常，大便稀软，一日1次，小便清利，舌暗红，苔白黄，脉沉弦。

查体：血压144/86mmHg，神志清楚，双肺呼吸音清晰，心率72次/分，律齐，腹丰满，左上肢肌力4级，左下肢肌力3级，双下肢无浮肿。

西医诊断，中医辨病、辨证、治法同前。

处方：黄芩10g　茯苓15g　石决明30g　天麻粉5g
　　　　陈皮10g　白术15g　法半夏10g　三七粉3g
　　　　地龙15g　黄芪30g　怀牛膝15g　乌梢蛇粉6g

上方3剂，一日1剂，以水煎煮，石决明先煎，取汁600mL，天麻粉、三七粉、乌梢蛇粉溶于药汤，分早、中、晚3次温服。忌煎炒炙爆、膏粱厚味、过咸、过甜食物。

【按】方中天麻、石决明平肝熄风；黄芩清热泻火；茯苓、半夏、陈皮燥湿化痰、白术健脾利水，绝痰饮生化之源；三七开痹祛瘀；怀牛膝引血下行；乌梢蛇、地龙通经活络；黄芪扶正固本。诸药相伍，共奏平肝潜阳，化痰熄风，开痹活血，补虚通络之效。

结合古今文献，用黄芪治疗中风，可补虚扶正，促进康复。所以《珍珠囊》说："黄芪甘温纯阳，其用有五：补诸虚不足，一也；益元气，二也。"现代药理研究表明，植物黄芪主要含多种皂苷、黄酮等成分。与中风疗效相关的因素可能是黄芪可清除自由基，能够提高超氧化物歧化酶和过氧化酶的活力，能够减轻脑缺血性损害。

三七用于中风，既治脑梗死，又治脑出血，止血而不留瘀，化瘀而不动血，一药二用，双向调节。《玉楸药解》剖析三七能"和营止血，通脉行瘀。"现代药理研究表明，三七主要含四环三萜皂苷，田七氨酸等成分。与中风疗效相关的因素可能是三七有显著的止血作用，能增加脑血管流量，降低毛细管的通透性，促进炎症吸收，改善全身组织器官的供血，促进残障肢体功能的恢复。

用黄芪、三七治疗本例中风，既是在传统辨证论治前提下的因证所施，又是在现代药理研究指导下的酌情选用。

会诊三症见：形体肥胖，面色潮红，半身不遂，左侧肢体乏力，左上肢抬举及头顶，左下肢行走缓慢，言语清晰，精神尚可，饮食不减，大便稀软，一日1次，夜尿频多，舌暗红，苔白黄，脉沉弦。

查体：血压176/80mmHg，神志清楚，双肺呼吸音清晰，心率78次/分，律齐，腹软，左上肢肌力4级，左下肢肌力4级，双下肢无浮肿。

西医诊断，中医辨病、辨证、治法同前。

处方：黄芩10g　茯苓15g　石决明30g　天麻粉5g

泽泻 10g　白术 15g　法半夏 10g　三七粉 3g

地龙 15g　黄芪 30g　怀牛膝 15g　乌梢蛇粉 3g

上方 4 剂，一日 1 剂，用法同前，饮食禁忌同前。

【按】三诊予二诊处方去陈皮加泽泻，白术得泽泻，即成泽泻汤，《金匮要略》用其预防及治疗痰饮病。有学者对泽泻汤进行实验研究，证实该方具有良好的降压效果。近年来还有学者指出，泽泻汤在减轻脑水肿，降低颅内高压方面也起着不可小觑的作用。

十三、脑外伤昏迷证治

【案例】蒲某，男，20 岁，农民。既往无特殊。因"颅脑外伤昏迷 2 月余"于 2016 年 10 月 16 日收入住院。

西医诊断：（1）车祸伤：①重型颅脑外伤术后；②硬膜外血肿及颅内血肿术后；③双侧额叶脑挫裂伤；④蛛网膜下腔出血；⑤颅底骨折；⑥视神经损伤；⑦右侧股骨骨折、左侧桡骨远端骨折。（2）颅内感染、脑积水。（3）肺部感染伴肺挫伤。（4）气管切开术后。（5）脑室—腹腔分流术后。（6）骶尾部褥疮。

入院时患者仍处于深昏迷状态，呼之不应，深刺激有轻微肌肉收缩；全身出汗，夜间明显；双侧瞳孔不等大，左侧直径 4.0mm，右侧直径 3.0mm，光反射迟钝；去骨瓣区张力高（每日行脑部 Ommaya 管穿刺引流术抽出脑脊液以减压）；颈强直，气管导管通畅，痰液较前增多；肌张力增高，神经系统生理反射基本引不出，病理征未引出；四肢关节呈僵直状态，反张。实验室检查结果显示，轻度贫血、低蛋白血症、低氯低钠血症。西医已用改善大脑循环、纠正电解质失衡、防治并发症及对症支持等治疗84天，现邀中医专家会诊予中药协助治疗。

会诊证见：形体羸瘦，神志昏迷，卧床不起，双目直视，呼之不应，喉间响鸣，咳嗽痰稠，色黄量多，痉厥时作，自汗盗汗，痉厥发时汗出尤甚，双手腕弯曲外旋，双足背僵硬前曲，饮食由胃管注入，大便微结，或一日1次，或间日一行，小便失禁，舌偏淡，苔白黄，脉微欲绝。

查体：血压118/74mmHg，神志不清，扁平胸，双肺呼吸弱，散在湿鸣，心率96次/分，律齐，舟状腹，双手腕弯曲外旋，双足背僵硬前曲。

西医诊断：同住院诊断。

中医辨病：（1）昏迷；（2）重型颅脑损伤、脑室—腹腔分流术后；（3）气管切开术后。

辨证：气血衰败，风痰挟瘀，蒙心冲脑，内闭外脱。

治法：益气固脱，开窍醒脑，涤痰化瘀，平肝熄风。

方药：涤痰汤合泽泻汤加减。

处方：陈皮10g　茯苓15g　法半夏10g　炙甘草3g
　　　　白术15g　泽泻10g　石菖蒲10g　胆南星6g
　　　　牡蛎30g　知母10g　白人参15g　三七粉2.5g

上方3剂，一日1剂，以水煎煮，牡蛎先煎，取汁600mL，三七粉溶于药汤，分早、中、晚、午夜4次经胃管注入。忌食萝卜，以免影响人参疗效；忌生姜、生葱、辣椒、花椒、胡椒、公鸡、鹅肉、羊肉、猪头肉等生阳动风之物；饮食不宜过咸、过酸、过于油腻。

【按】患者素体痰盛，复遭车祸，头颅外伤，腑脏受损，气血耗散。气耗则失于摄纳，气不摄血，一则加重血溢脉外之势，令瘀者更瘀；二则血溢脉外，水湿积聚，变生痰饮，令痰饮之势愈甚。血耗则阴津亏虚，脏腑失于濡养，肝阴不足，虚风内动，风挟痰瘀，上冲巅顶，淤阻脑络，内闭心窍，扰乱神明，终致昏迷病证。今风挟痰瘀，邪郁化热，上阻脑络，内蒙心窍，扰乱神明，故神志昏迷，双目直视，呼之不应。痰瘀挟热，上乘于肺，肺失肃降，故咳嗽痰稠，色黄量多，喉间响鸣。血虚及气，气衰欲脱，失于摄纳，阴不内敛，故自汗盗汗，痉厥耗气耗血增多时汗出尤甚。痰瘀互结，风引热灼，经络痹阻，筋脉失养，故双手腕弯曲外旋，双足背僵硬前曲。脏腑受损，化源不足，机体不得气血濡养，故形体羸瘦，痉厥时作。痰瘀挟热，熏阻肠道、膀胱，加之肾气受损，不司二便，故大便秘结，小便失禁。舌偏淡，苔白黄，脉微欲绝，统为气血衰败，内闭外脱之征。

综观本病，内闭外脱，虚实夹杂。盖邪气强盛，上冲巅顶，内蒙清窍，正气耗散，神不守舍，故有内闭外脱，虚实夹杂之神昏证。病情病势以闭证为主，脱证为次；邪实为主，本虚为次。根据"急则治其标，缓则治其本"的治疗原则，首诊以开窍为先，兼以扶正救治。

涤痰汤出自《济生方》，原方为中风痰迷心窍，舌强不能言语而设；泽泻汤出自《金匮要略》，原方为痰饮上泛，头晕目眩而设。考虑患者昏迷主要由痰饮、瘀血引发，而脑积水亦即颅脑之中的痰饮，故本病目前以涤痰汤合泽泻汤加减甚为合拍。今药取白人参、茯苓、炙甘草健脾益气；半夏、胆南星、陈皮燥湿化痰；石菖蒲豁痰开窍；白术、泽泻利水祛饮；三七化瘀止血；知母养阴清热；牡蛎熄风敛汗。诸药相伍，共奏益气固脱，开窍醒脑，涤痰化瘀，平肝熄风之效。

十四、郁证的辨证论治

【案例】邓某，女，33岁，工人。既往有慢性浅表性胃炎、胆囊炎、甲减、宫颈糜烂病史。因"胸闷心悸，周身不适1周"在某医院住院治疗，1月后转入某医科大学附属医院住院，被诊断为躯体化障碍、焦虑抑郁状态。该院先以西医治疗2月，后用中西医结合治疗2月，疗效不显，患者家属要求出院。2016年6月23日，患者经人介绍由家属陪同前来我院就诊。

初诊症见：头昏眼花，神疲乏力，两耳响鸣，渴不欲饮，胸闷心难，记忆减退，烦躁失眠，入睡困难，睡眠两手发麻，小腹坠胀，嗳气矢气，大便稀黑，三至五日1次，尿频量多，月经延后，淋漓不净，白带色黄，量多味臭，舌偏暗，苔薄白微黄，脉细。

查体：血压96/70mmHg，双肺呼吸音清晰，心率66次/分，律齐，腹软，双下肢无浮肿。

西医诊断：（1）躯体化障碍；（2）焦虑抑郁状态；（3）甲状腺机能减退症。

中医辨病：（1）郁证；（2）月经后期；（3）经期延长；（4）带下。

辨证：上气不足，痰热内扰，肝血亏损，冲任失调。

治法：健脾益气，除湿化痰，滋补肝血，养心安神。

方药：六君子汤合酸枣仁汤加减。

处方：党参15g　茯苓15g　白术15g　法半夏10g

　　　陈皮10g　枳实15g　竹茹10g　酸枣仁15g

　　　川芎10g　知母10g　珍珠母30g　炙甘草3g

上方6剂，一日1剂，以水煎煮，珍珠母先煎，取汁600mL，分早、中、晚3次温服。忌蕹菜、葱、蒜、生姜、花椒、胡椒、羊肉、狗肉等辛辣助火之物。嘱患者调整心态，愉悦情志。

二诊症见：头昏眼花眼燥，神疲乏力，两耳响鸣，渴不欲饮，胸闷心难，记忆减退，烦躁失眠，入睡困难，睡眠两手发麻，小腹坠胀，嗳气矢气，大便稀黑，三至五日1次，尿频量多，月经延后，淋漓不净，白带色黄，量多味臭，舌偏暗，苔薄少，脉细。

查体：血压90/70mmHg，双肺呼吸音清晰，心率72次/分，律齐，腹软，双下肢无浮肿。

西医诊断、中医辨病同前。

辨证：肝肾不足，阴虚血燥，心神失养。

治法：滋养肝肾，清心除烦，育阴安神。

方药：百合地黄汤合酸枣仁汤、左归饮加减。

处方：百合15g　知母10g　茯苓15g　生地黄15g

　　　川芎10g　山药30g　山茱萸10g　酸枣仁15g

　　　白芍30g　牡蛎30g　合欢皮15g

上方6剂，用法同前，饮食禁忌、情志调理同前。

三诊症见：头昏眼花好转，胸闷心难减轻，烦躁失眠改善，仍健忘多梦，醒后两手发麻，小腹坠胀，嗳气矢气，大便稀软，或一日1次，或间日一行，尿频色黄，经净一日，此次经行七日即止，白带色黄，臭味减轻，舌偏暗，苔薄少，脉细。

查体：血压100/70mmHg，双肺呼吸音清晰，心率72次/分，律齐，腹软，双下肢无浮肿。

西医诊断，中医辨病、辨证同前。

治法：养阴平肝，滋水明目，理气舒郁，清心安神。

方药：杞菊地黄丸合百合地黄汤、二至丸加减。

处方：菊花15g　百合15g　生地黄15g　枸杞子10g
　　　茯苓15g　山药30g　山茱萸10g　牡丹皮10g
　　　香附10g　女贞子15g　旱莲草15g　合欢皮15g

上方6剂，一日1剂，以水煎煮，菊花后下，取汁600mL，分早、中、晚3次温服。饮食禁忌、情志调理同前。

【按】郁证是情志不舒，气机郁滞所引起的一类疾病。正如《丹溪心法·六郁》所说："气血冲和，万病不生，一有怫郁，诸病生焉，故人生诸病，多生于郁。"

郁证首先是气机郁滞，然后是气病及血，从而引发一系列的郁证，所以有气郁、血郁、痰郁、湿郁、热郁、食郁等六郁之称。证之临床，郁证以气滞痰郁、阴虚火旺较为常见。本例患者的主要病机在于痰热内扰，肝肾阴虚，故初诊方用六君子汤合酸枣仁汤加减以健脾益气，除湿化痰，滋补肝血，养心安神。二诊方选百合地黄汤合酸枣仁汤、左归饮加减以滋养肝肾，清心除烦，育阴安神。三诊方予杞菊地黄丸合百合地黄汤、二至丸加减以养阴平肝，滋水明目，理气舒郁，清心安神。

十五、郁证治疗经验

郁证是由情志不舒，气机郁滞所引起的一类疾病。情志疾病，自古有之。郁证的治则，《素问·六元正纪大论篇》记载："木郁达之。"郁证的病因病理，《丹溪心法·六郁》有言："气血冲和，万病不生，一有怫郁，诸病生焉。故人生诸病，多生于郁。"郁证的主要病理因素，《景岳全书·郁证》曾说："凡五气之郁，则诸病皆有，此因病而郁也。至若情志之郁，则总由乎心，此因郁而病也。"对郁证的治疗，有"初病而气结气滞者，宜顺宜开。久病而损及中气者，宜修宜补。然以情病者非情不解"。

笔者运用中医药治疗心身疾病的患者，常常取得较好疗效。

【案例】胡某，男，26岁，工人。既往性格内向。因"反复头部沉闷，情绪低落6年"于2020年3月12日就诊。

患者6年前无明显诱因出现头部沉闷，左侧明显，咽如物阻，情绪低落，兴趣减少，有轻生念头，被诊断为"精神分裂症"，以奥氮平等药治疗，症状仍反复发作。

初诊症见：情绪低落，兴趣减少，头部沉闷，左侧明显，咽如物阻，饮食不多，睡眠尚可，大便黏腻，或一日数次，或数日一行，小便调匀，舌淡红，苔薄白黄，脉沉弦。

查体：血压100/60mmHg，头颅五官无畸形，双肺呼吸音弱，心率84次/分，律齐，腹软，双下肢无浮肿。

西医诊断：抑郁症。

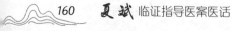

中医辨病：郁证。

辨证：肝胆气郁，心脾两虚，胃肠不和，风痰上扰。

治法：舒肝利胆，补脾益心，调和胃肠，化痰熄风。

方药：六君子汤合半夏厚朴汤、半夏白术天麻汤、痛泻要方、玉屏风散化裁。

处方：党参15g　茯苓15g　郁金10g　法半夏10g
　　　陈皮10g　天麻10g　黄芪15g　姜厚朴10g
　　　防风6g　酒黄芩10g　麸炒白术15g

上方6剂，一日1剂，以水煎煮，取汁600mL，分早、中、晚3次温服。禁忌烟酒、浓茶。嘱患者调整心理状态，保持乐观情绪。

二诊症见：情绪低落、兴趣减少、头部沉闷、咽如物阻均有好转，但仍饮食稍差，睡眠多梦，大便黏腻，或一日数次，或数日一行，小便调匀，舌淡红，苔薄白黄，脉沉弦。

西医诊断，中医辨病、辨证、治法同前。

方药：六君子汤合半夏白术天麻汤、酸枣仁汤、痛泻要方、玉屏风散化裁。

处方：党参15g　茯苓15g　川芎10g　黄芪15g
　　　陈皮10g　天麻10g　知母10g　法半夏10g
　　　防风6g　炒酸枣仁15g　麸炒白术15g

上方6剂，一日1剂，以水煎煮，取汁600mL，分早、中、晚3次温服。禁忌烟酒、浓茶。嘱患者调整心理状态，保持乐观情绪。6剂药后，诸症悉减。

【按】随着现代生活节奏的日益加快，人们时常受到工作压力、事业竞争、失业威胁、经济匮乏、人际关系不睦等影响，极易导致心理疾病的发生。正如著名生理学家巴甫洛夫所说："一切顽固沉重的忧悒和焦虑，足以给各种疾病大开方便之门。"所以，心理疾病也逐渐引起人们的关注。

性格内向之人，平素难免被情志所伤，气机郁滞。今患者情志不遂，肝胆气郁，乘脾犯胃，致使脾失健运，胃失腐熟，肠胃不和，故饮食不多，大便黏腻，或一日数次，或数日一行。盖肝胆气郁，心脾两虚，肝郁则谋虑不出；胆郁则决断不行；脾虚即意念不生；心虚即神明不主，故情绪低落，兴趣减少。脾运不健，聚湿生痰，痰气交阻，结于咽喉，故咽如物阻。脾虚痰盛，引动肝风，风痰上扰，清窍不利，故头部沉闷，左侧受邪较多，于是左侧沉闷明显。肝胆气郁，化生火热，痰与热结，内扰心神，故睡眠多梦。舌淡红，苔薄白黄，脉沉弦，皆为肝胆气郁，脾胃虚弱，热自内生，风痰上扰之征。

本例病情复杂，虚实相兼。虚以心脾两虚为主，实以肝胆气郁为主；精神神志涉及谋虑、决断、意念、神明；病理变化与气虚、气郁、风痰、内热相关；症状表现侧重情绪低落、兴趣减少、头部沉闷、咽如物阻、睡眠尚可、饮食稍差、大便不调。故首诊选用六君子汤、半夏厚朴汤、半夏白术天麻汤、痛泻要方、玉屏风散五方化裁治疗。

方中党参、白术健脾益气；黄芪、茯苓补气益心；半夏化痰降逆；天麻平肝熄风；陈皮理气醒胃；厚朴化湿导滞；黄芩利胆泻热；防风散肝舒脾；郁金开郁活血。十一味药物合用，共奏舒肝利胆，补脾益心，调和胃肠，化痰熄风之效。

二诊时患者情绪低落、兴趣减少、头部沉闷、咽如物阻均有好转，大便不调未变，新增睡眠多梦。考虑药证相符，疗效明显，故予初诊处方去厚朴、黄芩、郁金，加知母、酸枣仁、川芎于其间，使方药构成酸枣仁汤、六君子汤、半夏白术天麻汤、痛泻要方、玉屏风散五方联合运用，十一味药物配伍，共奏舒肝利胆，化痰熄风，补益心脾，养血安神之效。

治疗郁证患者，不能仅仅投之药石，还应鼓励患者调整心态，客观对待事物，解除思想顾虑，保持愉悦的心情，以利提高治疗效果。

十六、头风的辨证论治

【案例】蒋某，男，79岁，退休工人。既往有脑萎缩、颅内小血管阻塞病史。因"反复头昏头痛，行走漂浮7年"于2016年8月10日就诊。

初诊症见：头昏头痛，行走漂浮，精神尚可，肢软乏力，口苦不渴，咳嗽痰稠，咯唾即出，大便稀软，一日3次，小便涩痛，舌偏暗，苔薄黄，脉沉弦。

查体：血压104/70mmHg，双肺呼吸音清晰，心率72次/分，律齐，腹软，双下肢不浮肿。

西医诊断：（1）脑动脉硬化；（2）脑萎缩；（3）慢性支气管炎；（4）前列腺增生。

中医辨病：（1）眩晕；（2）头风；（3）咳嗽；（4）淋证。

辨证：肝肾阴虚，风痰上扰，脑脉瘀阻。

治法：化痰熄风，滋养肝肾，引血下行。

方药：半夏白术天麻汤合二至丸加减。

处方：茯苓 15g　陈皮 10g　法半夏 10g　天麻粉 5g

　　　白芍 15g　白术 15g　女贞子 15g　旱莲草 15g

　　　黄芩 10g　蔓荆子 10g　怀牛膝 15g

上方 4 剂，一日 1 剂，以水煎煮，取汁 600mL，分早、中、晚 3 次温服。忌生姜、辣椒、花椒、胡椒及牛肉、羊肉、狗肉等生阳动风之物；饮食不宜过咸、过甜、过于油腻。

二诊症见：头昏头痛已止，行走漂浮亦瘥，肢软乏力好转，仍心烦口苦，咳嗽痰稠，左胁腹隐痛，饮食稍差，大便稀软，日下 2 次，小便清利，舌偏暗，苔薄黄，脉沉弦。

查体：血压 100/70mmHg，双肺呼吸音清晰，心率 72 次/分，律齐，腹软，双下肢不浮肿。

西医诊断：（1）脑动脉硬化；（2）脑萎缩；（3）慢性支气管炎；（4）慢性胃炎。

中医辨病：（1）眩晕；（2）头风；（3）咳嗽；（4）胃痛。

辨证：脾胃虚弱，肝郁化火，湿热蕴结，痰瘀阻络。

治法：健脾益气，清热利湿，化痰行瘀，平肝和胃。

方药：六君子汤合半夏白术天麻汤、戊己丸加减。

处方：党参 15g　茯苓 15g　陈皮 10g　法半夏 10g

　　　白术 15g　白芍 30g　天麻粉 5g　怀牛膝 15g

　　　黄连 6g　吴茱萸 3g　炙甘草 3g

上方 4 剂，一日 1 剂，以水煎煮，取汁 600mL，天麻粉溶于药汤，分早、中、晚 3 次温服。饮食禁忌同前。1 周后其妻因感冒来院就医，告之患者诸症悉除。

【按】头风，即头痛之久而常发者，是一种经久难愈的头痛疾病。正如《医林绳墨·头痛》所说："浅而近者，名曰头痛；深而远者，名曰头风。头痛卒然而至，易于解散也；头风作止不常，愈后触感复发也。"

年老多病之人，必脏腑虚弱，本例亦不例外。患者以头昏头痛，行走漂浮为主要症状。其咳嗽痰稠，考虑为慢性支气管炎急性发作；其胁腹隐痛，考虑为慢性胃炎急性发作。盖阴虚者，必致火旺。今肝火犯肺，肺失清肃，肺气上逆，故症兼咳嗽痰稠。肝郁化火，夹湿夹瘀，横逆犯胃，故症兼胁腹隐痛。因本例素有肝肾不足，脾胃虚弱，首诊病机主要为肝肾阴虚，风痰上扰，所以主方选用半夏白术天麻汤合二至丸加减治疗。二诊时患者头昏头痛已止，行走漂浮亦瘥，病机偏重于肝气犯胃，湿热蕴结，于是主方选用健脾运湿，益气和胃的六君子汤；配合燥湿化痰，平肝熄风的半夏白术天麻汤；再伍以疏肝和脾，清热利湿的戊己丸加怀牛膝治疗。

第六节 泌尿生殖系统疾病

一、眼睑水肿证治

【案例】刘某，男，60岁，退休教师。既往无特殊。因"反复双上眼睑浮肿，大便不调2年"于2018年1月12日就诊。

患者2年前无明显诱因出现双上眼睑浮肿，大便不调，日下数次，各项检查均未发现异常，中西医多方治疗无效，遂间断自服三七、丹参粉等活血化瘀药物，眼睑浮肿始终未能消除。

初诊症见：双上眼睑浮肿，左眼尤甚，胃脘、右腰不适，睡眠多梦，大便先下成形，后下稀软，一日2~3次，小便清利，舌偏暗，苔薄白黄，脉沉缓。

查体：血压150/80mmHg，两侧上眼睑浮肿，双肺呼吸音清晰，心率84次/分，律齐，未闻及病理性杂音，腹软，双下肢无浮肿。

西医诊断：（1）特发性眼睑水肿；（2）慢性胃炎；（3）慢性肠炎；（4）睡眠障碍。

中医辨病：（1）眼睑水肿；（2）嘈杂；（3）泄泻；（4）不寐。

辨证：肺脾气虚，胃失和降，湿邪夹痰，肝血不足。

治法：宣肺行水，健脾除湿，化痰和胃，养血安神。

方药：六君子汤合泽泻汤、酸枣仁汤加减。

处方：党参 15g　茯苓 15g　白术 15g　法半夏 10g

　　　陈皮 10g　泽泻 10g　知母 10g　苦杏仁 10g

　　　川芎 10g　天麻 10g　酸枣仁 15g

上方 8 剂，一日 1 剂，以水煎煮，取汁 600mL，分早、中、晚 3 次温服。

二诊症见（2018 年 1 月 24 日）：双上眼睑浮肿，口腔灼热，脘腹嘈杂似饥，精神尚可，睡眠多梦，大便稀软，一日 5~6 次，小便清利，舌偏暗，苔薄白黄，脉沉缓。

查体：血压 140/80mmHg，两侧上眼睑浮肿，双肺呼吸音清晰，心率 78 次/分，律齐，未闻及病理性杂音，腹软，双下肢无浮肿。

治法：健脾运湿，协调寒热，辛开苦降，和胃安神。

方药：参苓白术散合连理汤加减。

处方：党参 15g　茯苓 15g　白术 15g　薏苡仁 30g

　　　山楂 15g　干姜 12g　黄连 3g　砂仁 6g

　　　建曲 15g　山药 15g　炙甘草 3g

上方 6 剂，一日 1 剂，以水煎煮，砂仁后下，取汁 600mL，分早、中、晚 3 次温服。

三诊症见（2018 年 3 月 1 日）：双上眼睑浮肿减轻，口腔灼热已瘥，脘腹嘈杂似饥消除，睡眠多梦好转，大便成形，一日 1~2 次，小便调匀，舌偏暗，苔薄白黄，脉沉缓。

查体：血压 140/80mmHg，两侧上眼睑浮肿，双肺呼吸音清晰，心率 78 次/分，律齐，未闻及病理性杂音，腹软，双下肢无浮肿。

方药：参苓白术散合泽泻汤、玉屏风散加减。

处方：党参 15g　茯苓 15g　白术 15g　山药 15g

　　　黄芪 30g　防风 10g　天麻 10g　泽泻 10g

　　　桑叶 12g　杏仁 10g　蝉蜕 6g

上方 6 剂，一日 1 剂，以水煎煮，桑叶后下，取汁600mL，分早、中、晚 3 次温服。

3 个月后患者因感冒就医，询及前诊，述服第三诊中药6 剂以后，上眼睑浮肿消退，大便成形，一日 1 次，到此次感冒就诊时眼睑浮肿、腹泻均未再发。

【按】本例病证以眼睑浮肿、泄泻作为主诉就医，嘈杂、不寐虽然并存，但患者自觉后者病不甚重，要求先治眼睑浮肿和泄泻。综观本例水肿、泄泻二病，究其原因，乃肺脾气虚，宣发肃降异常，运化升清失司，导致水湿泛溢肌肤、积聚肠道而成。

盖肺主宣发肃降，在体合皮毛；脾主运化升清，在体合肌肉，在五轮应眼睑。肺虚宣发肃降失常，不能通调水道；脾虚运化失司，水湿泛溢肌肤，于是发生双上眼睑浮肿。脾虚运化无力，不能升清，湿邪渗于肠道，故而出现大便稀软，日下数次。水湿内停，郁久化热，炼液成痰，上扰心神，故睡眠多梦。湿邪内盛，蕴于胃脘、右腰，因此胃脘、右腰不适。舌偏暗，苔薄白微黄，脉沉缓，皆为水湿内停，郁久化热之象。

张璐对《删补名医方论》中的四君子汤阐释："凡病久

虚不愈，诸药不效者，唯有益胃、补肾两途。"六君子汤由四君子汤加半夏、陈皮组成，原为脾胃气虚，痰湿内阻而设，补脾胃，除痰湿，是健脾和胃的代表方剂。参苓白术散由四君子汤加味组成，原为脾气虚弱，湿自内生而设，补脾胃，益肺气，是培土生金的代表方剂。《金匮要略·血痹虚劳病脉证并治》说："虚劳虚烦不得眠，酸枣仁汤主之。"故初诊予六君子汤健脾和胃，燥湿化痰；携酸枣仁汤补益肝血，养心安神；加天麻平肝熄风；伍泽泻利水渗湿。泽泻得白术，可增强利水作用；白术配泽泻，既能健脾益气利水，又能防止已去湿邪复还。《金匮要略·痰饮咳嗽病脉证并治》在运用苓甘五味姜辛汤治疗支饮出现浮肿时说："水去呕止，其人形肿者，加杏仁主之。"故方中再用杏仁开宣肺气，通畅水之上源。综合前人论述及笔者自己的认识，初诊处方即由上述十一味药物组成。诸药配合，有宣肺行水，健脾除湿，化痰和胃，养血安神之效。

二诊时患者上眼睑浮肿如初，口腔灼热，嘈杂似饥，腹泻便稀，日下5~6次，考虑为脾胃虚寒，湿邪化热，寒热错杂，升降失常所致。郁热上泛，故口腔灼热；脾胃虚弱，即嘈杂似饥；寒湿趋下，所以腹泻便稀。由于脾胃症状突出，脾升胃降功能紊乱，故调整方药，予参苓白术散健脾益气，渗湿止泻；以连理汤温中补虚，清热利湿；加山楂、建曲消食化滞，健脾和胃。

三诊时患者眼睑浮肿消退，腹泻已止，余症悉减。《诸病源候论·水肿候》云："肾者主水，脾胃俱主土，土性克水。脾与胃合，相为表里，胃为水谷之海。今胃虚不能传化水气，使水气渗溢经络，浸渍腑脏……故水气溢于皮肤而令肿也。其状目里上微肿，如新卧起之状。"足见脾胃虚弱，不仅出现全身水肿，还出现眼睑浮肿。因思水肿既与脾胃病变相关，本例眼睑浮肿主要由肺脾气虚，影响宣发肃降，运化升清而成，故三诊从补益肺气，健运脾胃入手，继续在参苓白术散的基础上，加泽泻与白术组成泽泻汤健脾利水；增桑叶清透肺络；施杏仁宣肺行水；遣蝉蜕疏风宣肺；增天麻平肝熄风；伍玉屏风散益气固表，增强自身免疫力。如此辨证论治，终使水肿消，泄泻止，睡眠安，嘈杂愈。

二、琐谈《金匮要略》五水证治

水肿是肺失通调、脾失转输、肾失开合、膀胱气化不利，水湿潴留，泛溢机体内外，导致局部或全身水肿，重者胸腹腔积水的一类病证。

《金匮要略·水气病脉证并治》根据水气的病因和症状，将水肿分为风水、皮水、正水、石水、黄汗；针对水气与腑脏的病理关系，又将水肿分为心水、肝水、肺水、脾水、肾水；按照血病及水、水病及血、气病至水的病变趋向，还将水肿分为血分、水分、气分。提出了"诸有水者，腰以下肿，当利小便，腰以上肿，当发汗乃愈""病水腹大，小便不利，其脉沉绝者，有水，可下之"的治疗原则。

风水，是风邪外袭，肺失宣肃，不能通调三焦水道，以致水湿泛溢的水肿病证。风水发病较急，肿势迅速，兼有表证。风水的主要临床表现，《金匮要略·水气病脉证并治》说："风水，其脉自浮，外证骨节疼，恶风。"

皮水，无外邪侵袭，是肺脾功能失调，水湿泛溢，积滞机体内外的水肿病证。皮水的主要临床表现，《金匮要略·水气病脉证并治》说："皮水，其脉亦浮，外证胕肿，按之没指，不恶风，其腹如鼓，不渴，当发其汗。"

正水，是因脾肾阳虚，难以蒸腾气化，水湿内停，上射于肺，肺失宣降的水肿病证。正水的主要临床表现，《金匮要略·水气病脉证并治》说："正水，其脉沉迟，外证自喘。"

石水，是因肾阳虚衰，水湿寒邪凝结下焦，导致小腹肿硬如石的水肿病证。石水的主要临床表现，《金匮要略·水气病脉证并治》说："石水，其脉自沉，外证腹满不喘。"

黄汗，是因脾阳虚弱，不能运化水湿，水湿溢于肌表、四肢、头面，湿郁化热，邪热熏蒸，汗出色黄的水肿病证。黄汗的主要临床表现，《金匮要略·水气病脉证并治》说："黄汗，其脉沉迟，身发热，胸满，四肢头面肿，久不愈，必致痈脓。"

在上述五类水肿中，临床以风水较为多见。风水的治疗，《金匮要略·水气病脉证并治第十四》记载："风水，脉浮身重，汗出恶风者，防己黄芪汤主之。腹痛者，加芍药。"笔者解读此证：因风令脉浮，风挟水湿，邪在肌表，故症见脉浮；湿性重浊，水湿泛溢，留滞肌肤，故身体沉重；风性升散，卫气虚弱，腠理疏松，故汗出恶风。由于本病证属风水在表，卫气虚弱，也就是风水表虚证，所以用防己黄芪汤益气固表，祛风利水。若肝郁不舒，在上述脉症中还出现腹痛，可在方中加白芍以疏肝柔肝，缓急止痛。

《金匮要略·水气病脉证并治第十四》说："风水，恶风，一身悉肿，脉浮而渴，续自汗出，无大热，越婢汤主之。"笔者解读此证：因风水乃风挟水邪为病，风邪外袭，肺气失宣，阳气不能布散肌表，故恶风；风邪外袭，水湿泛滥，溢于肌肤，故一身悉肿；风为阳邪，水为阴邪，风邪在表，里无大热，故脉浮不渴；风水相搏，郁而化热，迫津外泄，故续自汗出。由于本病证属风水在表，邪郁化热，也就是风水挟热证，所以治用越婢汤以发汗祛湿，清泄郁热。

《金匮要略·水气病脉证并治第十四》说："水之为病，其脉沉小，属少阴。浮者为风。无水虚胀者，为气。水，发其汗即已。脉沉者，宜麻黄附子汤。浮者，宜杏子汤。"笔者解读此证：因沉脉主里，浮脉主表，少阴脉小。如果水肿其脉沉小，即为肾阳虚衰，不能蒸腾气化，导致水湿内停，此类水肿属正水。如果水肿其人脉浮，则是外感风邪，肺失宣肃，导致水湿泛溢，此类水肿属风水。如果没有水肿，而是虚肿，即属于气病。水肿诊断一旦成立，就应给予发汗治疗。脉象表现为沉的正水，宜用麻黄附子汤发汗祛湿，温阳行水。脉象表现为浮的风水，治疗宜用杏子汤发汗祛风，宣肺行水。

三、淋证治疗经验

【案例】徐某，男，40岁，工人。既往无特殊。因"阴茎发胀，尿口滴白1周"于2018年1月18日就诊。

初诊症见：口苦咽干，渴而少饮，下肢酸痛，阴茎发胀，灼热不适，尿口滴白，小便浑浊，大便正常，舌质红，苔黄腻，脉沉弦。

查体：血压 130/80mmHg，双肺呼吸音清晰，心率 78 次/分，律齐，腹软，双下肢无浮肿。

建议患者血常规、尿常规、前列腺液检查，患者拒绝。

西医诊断：（1）尿道炎；（2）前列腺炎？

中医辨病：白浊。

辨证：湿热下注，化气不利。

方药：黄连解毒汤合四妙丸加减。

处方：黄连 6g　黄芩 10g　黄柏 10g　薏苡仁 30g

　　　苍术 10g　连翘 15g　赤芍 15g　怀牛膝 15g

　　　萆薢 15g　甘草 3g

上方 6 剂，一日 1 剂，以水煎煮，取汁 600mL，分早、中、晚 3 次温服。忌薤、葱、姜、辣椒、花椒、胡椒等辛辣助火之类食物。

二诊症见：口苦咽干稍减，仍下肢酸痛，阴茎发胀，灼热不适，勃起则痛，尿口滴白，小便浑浊，大便调匀，舌质红，苔黄腻，脉沉弦。

辅助检查：血常规 WBC 10.05×10^9/L，RBC 4.51×10^{12}/L，Neu% 65.6，HGB 144g/L，PLT 329×10^9/L。尿常规潜血（+-）、蛋白 1+、白细胞 3+、镜检白细胞>30/HPF。前列腺液检查无明显异常。

西医诊断（修正）：尿道炎。

中医辨病：淋证。

辨证：湿热下注，化气不利。

治法：清热利湿，分清化浊。

方药：萆薢分清饮合四妙丸加减。

处方：萆薢 15g　黄柏 10g　土茯苓 15g　薏苡仁 30g

　　　丹参 15g　苍术 10g　石菖蒲 10g　车前草 15g

　　　莲子 15g　怀牛膝 15g　蒲公英 30g

上方 6 剂，一日 1 剂，以水煎煮，取汁 600mL，分早、中、晚 3 次温服。饮食禁忌同前。

三诊症见：诸症悉减，舌质红，苔黄，脉沉弦。

处方：萆薢 15g　黄柏 10g　土茯苓 15g　薏苡仁 30g

　　　苍术 10g　石菖蒲 10g　白茅根 30g　车前草 15g

　　　莲子 15g　怀牛膝 15g　蒲公英 30g

上方 6 剂，一日 1 剂，以水煎煮，取汁 600mL，分早、中、晚 3 次温服。饮食禁忌同前。

四诊症见：诸症悉除，舌质红，苔薄黄，脉沉弦。

复查血常规、小便常规各项指标正常。

守三诊处方 6 剂。随访 3 月，淋证未再复发。

【按】萆薢分清饮出自《医学心悟》，由川萆薢、黄柏、茯苓、白术、石菖蒲、莲子、丹参、车前草组成，具有清热利湿，分清化浊之效，主治湿热渗入膀胱之白浊、膏淋、尿有余沥、小便浑浊、舌苔黄腻等症。四妙丸出自《成方便读》，由川黄柏、薏苡仁、苍术、怀牛膝组成，具有清热利湿之效，主治湿热下注，两足麻痿肿痛等症。

淋证是以小便频急，淋沥不尽，尿道涩痛，小腹拘急，痛引腰腹为主要表现的疾病。正如《金匮要略·消渴小便不利淋病脉证并治》所说："淋之为病，小便如粟状，小腹弦急，痛引脐中。"淋证由膀胱湿热、脾肾亏虚、肝郁气滞等病因病机造成，大多先因肾虚，而后因膀胱湿热，气化失常，水道不利所致。临床常按热、气、血、膏、石、劳六淋进行辨证论治。

白浊与膏淋的症状表现既有相似之处，又有区别之处。白浊又称白淫，溺白，根据发病部位的不同，有尿浊、精浊之分。《医碥·淋》说："膏淋，湿热伤气分，水液常浊，如膏如涕如米泔。"《临证指南医案·淋浊》说："大凡痛则为淋，不痛为浊。"本例患者初诊考虑为"白浊"，然二诊检查结果显示血常规白细胞总数增高；前列腺液未发现异常；阴茎发胀，灼热不适，勃起则痛。于是修正初诊西医诊断为"尿道炎"，更换中医辨病为"淋证"，选用程氏萆薢分清饮合四妙丸加减治疗。

治疗白浊、膏淋的萆薢分清饮，又分程氏萆薢分清饮和杨氏萆薢分清饮。《杨氏家藏方》所载的萆薢分清饮，原为下焦虚寒之白浊、膏淋而设。由川萆薢、石菖蒲、乌药、益智仁各等分组成。方证病机乃肾虚受寒，封藏失司，膀胱不约，败精渗入尿道。主治下焦虚寒膏淋、白浊证之小便频数，浑浊不清，白如米泔，凝如膏糊，舌淡苔白，脉沉等症。其方选用味苦性平的川萆薢利湿化浊；味辛微温的石菖蒲开窍除湿；味辛性温的乌药温肾散寒；味辛性温的益智仁固缩小便。四味药物相互配合，有温肾除湿，分清化浊之效。

值得一提的是，临床上白浊、膏淋，湿热证型多于寒湿证型。湿热白浊、膏淋之成，常为酒食不节，过多摄入辛热荤腻之物，最终引发疾病，以致热毒、腐膜、瘀血、败精内积，随尿外出。故白浊、膏淋的治疗，总以清热利湿，分清化浊立法。程氏萆薢分清饮在临床之所以被高效使用其原因便在于此，笔者运用四妙丸与程氏萆薢分清饮强强联合，以之随证加减治疗湿热淋证的原因亦在于此。

四、膀胱癌术后治疗

癌病是所有恶性肿瘤的总称，其以脏腑组织发生异常肿块为基本特征，多由气滞、痰凝、湿浊、瘀血、热毒等留滞腑脏组织，相互搏结，气血痹阻，日久渐积而成。

癌病患者机体多虚，加之癌病病变耗伤气血津液，故中晚期均有气血亏损、阴阳两虚的病机，治疗应以扶正祛邪、攻补兼施为基本原则。根据病机侧重，分别采用补气、补血、补阴、补阳等治法以扶正；针对病变证候，给予相应的舒郁理气、化痰散结、活血祛瘀、清热解毒等治法以祛邪。

癌病起病隐匿，早期症状不明显，易被忽视，应根据病位、症状、证候，结合现代医学检查明确原因，做到早诊断、早治疗。癌病的治疗，宜中西医结合，西医长于手术、放疗、化疗、对症支持、延长患者生命；中医的优势在于调节脏腑功能，增强患者体质，减少毒副作用，缓解临床症状，治疗癌病并发症及术后诸症。由于癌病属于亦虚亦实、邪盛正衰的疾病，所以在治疗上应该攻补兼施，根据邪正盛衰的不同情况，做到"治实兼顾虚，补虚不忘实"。

【案例】周某，女，43岁，工人。既往有剖宫产手术史。因"反复小便频急，尿出涩痛3年"于2020年2月15日就诊。

患者 3 年前无明显诱因出现小便频急，尿出涩痛，外院诊断为膀胱恶性肿瘤，经某医科大学附属医院二次手术及放化疗后，中西医持续诊疗至今。

初诊症见：小便频急，尿出涩痛，精神不减，饮食如常，大便稀软，一日 2～3 次，舌暗红，边齿痕，苔薄黄，脉沉缓。

查体：血压 94/64mmHg，双肺呼吸音清晰，心率 84 次/分，律齐，腹软，双下肢无浮肿。

西医诊断：膀胱恶性肿瘤术后。

中医辨病：膀胱癌术后。

辨证：脾肾两虚，湿热下注，气化不利。

治法：清热利湿，化气通淋，补益脾肾。

方药：四妙丸合八正散、玉屏风散加减。

处方：黄柏 10g　苍术 10g　薏苡仁 30g　怀牛膝 15g

　　　黄芪 15g　白术 15g　半枝莲 30g　川防风 6g

　　　扁蓄 15g　瞿麦 15g　甘草 3g

上方 7 剂，一日 1 剂，以水煎煮，取汁 600mL，分早、中、晚 3 次温服。忌生葱、生姜、辣椒、胡椒、牛肉、羊肉、狗肉等生阳助热之物，饮食不宜过咸、过甜、过于油腻。

二诊症见：口腔溃烂，小便频急，尿出涩痛，大便正常，舌暗红，边齿痕，苔薄黄，脉沉缓。查体同前。

西医诊断：（1）膀胱恶性肿瘤术后；（2）口腔溃疡。

中医辨病：（1）膀胱癌术后；（2）口疮。

辨证：脾肾两虚，心火上炎，湿热下注，气化不利。

治法：利水渗湿，化气通淋，清心养阴，补益脾肾。

方药：四妙丸合黄连导赤散、玉屏风散加减。

处方：黄柏10g　苍术10g　薏苡仁30g　怀牛膝15g

　　　白术15g　黄芪15g　淡竹叶15g　半枝莲30g

　　　防风6g　黄连6g　生地黄15g

上方7剂，一日1剂，以水煎煮，取汁600mL，分早、中、晚3次温服。饮食禁忌同前。

三诊症见：口腔溃烂已瘥，尿出涩痛好转，双眼多眵，小便频急，舌暗红，边齿痕，苔薄黄，脉沉缓。

予二诊处方去薏苡仁，加栀子10g，取药7剂，用法同前。饮食禁忌同前。

四诊症见：双眼多眵，左耳隐痛，大便成形，一日1次，小便正常，舌暗红，边齿痕，苔薄黄，脉沉缓。

辨证：肺脾两亏，肝肾不足，阴虚火旺。

治法：滋阴泻火，养肝固肾，补益肺脾。

方药：知柏地黄丸合玉屏风散加减。

处方：山药15g　茯苓15g　黄芪30g　山茱萸10g

　　　泽泻10g　知母10g　黄柏10g　半枝莲30g

　　　白术15g　防风6g　生地黄15g

上方7剂，一日1剂，以水煎煮，取汁600mL，分早、中、晚3次温服。饮食禁忌同前。

五诊症见：双眼多眵好转，左耳隐痛减轻，舌暗红，边齿痕，苔薄黄，脉沉缓。

处方：山药15g　茯苓15g　黄芪30g　生地黄15g

　　　泽泻10g　知母10g　黄柏10g　山茱萸10g

　　　白术15g　防风6g　白花蛇舌草30g

上方 7 剂，一日 1 剂，以水煎煮，取汁 600mL，分早、中、晚 3 次温服。饮食禁忌同前。药后诸症再次减轻，至此均以上方为基础随证加减以巩固疗效。

【按】本例患者膀胱癌诊断明确，病位在膀胱，与脾肾关系密切。膀胱为六腑之一，与肾相表里，膀胱贮尿和排尿功能都依赖于肾的气化，肾气充足则固摄有权，膀胱开合有度，从而维持水液的正常代谢。肾为先天之本，脾为后天之本，脾气化生精微，需借助肾阳的推动。今肾阳亏损，导致脾阳不足，脾失健运，水湿内停，郁久化热，下注膀胱，气化失司，故小便频急，尿出涩痛。脾虚则水谷运化无力，故大便稀软，次数增多。舌暗红，边齿痕，苔薄黄，脉沉缓，皆为脾肾两虚、湿热下注之象。

患者膀胱恶性肿瘤第二次手术后 3 年，全身症状不明显，以小便频急，尿出涩痛为主诉就医，病机在于湿热下注，气化不利，因此初诊予四妙丸清热利湿；加扁蓄、瞿麦利尿通淋；施半枝莲清热解毒，活血利水；伍玉屏风散益气扶正；增甘草调中清热。十一味药物配合，共奏清热利湿，化气通淋，补益脾肾之效。

二诊时患者大便正常，小便症状不减，新增口腔溃烂，此乃肾阴亏虚，肾水不能上济于心，致使心火亢盛，循经上炎所致。心之火热下移小肠，则小便淋沥涩痛。故二诊予初诊处方去扁蓄、瞿麦，加黄连清心泻火；配生地黄凉血滋阴；伍淡竹叶甘寒利水，导热下行。其余药物照施。

三诊时患者口腔溃烂已瘥，尿出涩痛好转，但双眼仍多眵，小便频急。考虑其证肾阴不足，兼有肝阳上亢，故予二诊处方去薏苡仁，加栀子清肝泻火，其余药物照施。

四诊时患者二便正常，双眼仍多眵，左耳隐痛，其证阴虚火旺，肝肾不足突出，故予知柏地黄丸滋阴泻火；加半枝莲清热解毒；合玉屏风散益气扶正。

五诊时患者双眼多眵好转，左耳隐痛减轻，故续予四诊处方，以白花蛇舌草易半枝莲清热利湿，并自此均以该方随证出入，巩固疗效。

本例病机以湿热下注为中心环节，脾肾亏虚贯穿始终，故治以清热利湿，补益脾肾。整个病程用药，谨守病机，攻补兼施，攻邪寓有扶正，补虚寓有攻邪。

癌病的治疗现状尚不乐观，因此做好预防，减少发病至关重要。既病之后患者饮食营养，调畅情志，注意休息，增强自身免疫力，皆有利于癌病的康复。

五、阳痿的辨证论治

【案例】刘某，男，28岁，工人。既往有慢性腹泻史。因"阴茎萎软，难以入房1月"于2016年10月18日就诊。

初诊症见：形体消瘦，容易疲惫，性欲未减，阴茎萎软，勃起不坚，或难以入房，或房事短暂，大便稀软，一日3～4次，小便短少，舌淡红，苔薄白，脉细。

查体：血压102/64mmHg，双肺呼吸音清晰，心率78次/分，律齐，腹软，双下肢无浮肿。

西医诊断：勃起功能障碍。

中医辨病：阳痿。

辨证：脾肾阳虚，宗筋弛纵。

治法：益气暖脾，补肾壮阳。

方药：赞育丹加减。

处方：人参 15g　干姜 10g　巴戟 15g　熟地黄 15g

杜仲 15g　白术 15g　茯苓 15g　淫羊藿 10g

五味子 6g　菟丝子 15g　胡桃肉粉 10g

上方 6 剂，一日 1 剂，以水煎煮，取汁 600mL，胡桃肉粉溶于药汤，分早、中、晚 3 次温服。忌食萝卜，以免影响人参疗效。嘱患者服药期间暂停房事，调整心理状态，保持愉快心情，切勿急于求成。

二诊症见：形体消瘦，余症同前，舌淡红，苔薄白，脉细。

方药：金匮肾气丸合理中汤加减。

处方：山药 15g　茯苓 15g　生地黄 18g　山茱萸 10g

丹皮 10g　泽泻 10g　桂枝 10g　制附子 15g

人参 15g　黄芪 30g　白术 15g

上方 6 剂，一日 1 剂，以水煎煮，制附子先煎，取汁 600mL，分早、中、晚 3 次温服。饮食禁忌、心理调摄同前。6 剂中药服毕，患者精神好转，二便调匀，阳痿全愈。

【按】本例患者形体消瘦，容易疲惫，既往有慢性腹泻史，可知患者早已存在先天不足，后天失养的病理因素。而大便稀软，日下数次，小便短少，苔薄白，脉细，则表明患者元气不足，脾肾阳虚。

关于虚劳肾阳虚的证治，《金匮要略·血痹虚劳病脉证并治第六》说："虚劳腰痛，少腹拘急，小便不利者，八味肾气丸主之。"自此以后，肾气丸就成为温补肾阳的著名方剂，对肾阳虚弱，命门火衰证，投之每获良效。本例病机属脾肾阳虚，初诊施赞育丹加减不效，故二诊改用金匮肾气丸。

　　脾胃阳虚的治疗，《伤寒论·辨霍乱病脉证并治》说："霍乱，头痛，发热，身疼痛，热多欲饮水者，五苓散主之。寒多不用水者，理中丸主之。"清初医家程应旄有言："理中者，实以燮理之功，予中焦之阳也。"理中丸由干姜、人参、白术、炙甘草组成，有温中祛寒，补气健脾之效，是治疗脾胃阳虚的代表方剂。《伤寒论》记载原方捣筛，蜜和为丸，用法注有"然不及汤"，此后临床多用汤剂。

　　人参、黄芪，皆属振奋阳气，脾肾两补之辈。现代药理研究表明，人参具有改善肾精亏虚，提高性欲，延长性生活时间的作用。黄芪具有增强机体免疫功能，改善心肌血供，延缓细胞衰老的作用。

　　黄芪味甘微温，入脾、肺经，有大补元气之效。元气是推动、激发人体脏腑组织功能活动的重要物质，它寓之于肾，由脾胃精微不断补充和供养。虽然尚未发现黄芪具有直接提高性欲、改善性功能的作用，但其大补元气的疗效显著。元气充足，人体生命行为鼓动有力，则性欲不减，性功能活动正常。气能生血，气血旺盛，全身血液供应良好，阴茎海绵体动脉血供丰富，阴茎在性冲动时即容易勃起。

　　人参、黄芪善治阳痿的原理已如上述，阳痿之所以需要补益脾胃，《临证指南医案·阳痿》解释："又有阳明虚则宗筋纵。盖胃为水谷之海，纳食不旺，精气必虚。况男子外肾，其名为势，若谷气不充，欲求其势之雄壮坚举，不亦难乎？治唯通补阳明而已。"所谓"通补阳明"，就是着重补益脾胃。由于胃与脾互为表里，胃气虚弱，不能受纳腐熟，同脾气虚弱，不能运化水谷相关，因此，脾胃虚弱，宗筋弛纵的阳痿，需要健脾益胃治疗。

本例阳痿，既有命门火衰的肾阳虚，又有脾失健运的脾阳虚，以肾阳虚为主，脾阳虚为辅。故二诊选用金匮肾气丸合理中汤去干姜、炙甘草，加黄芪以大补元气，暖脾壮肾。十一味药相互配合，有益气暖脾，温补肾阳，振筋起痿之效。因其辨证准确，立法恰当，处方中肯，用药灵活，所以本例阳痿疗效十分显著。

第七节　内分泌系统疾病

一、汗证的辨证论治

汗证，是人体阴阳失调，卫表不固，腠理疏松，汗液外泄的一种病证。其中不因外界环境因素影响而白昼时时汗出，动则益甚者称为自汗；寐中汗出，醒来自止者称为盗汗。正如《明医指掌·自汗盗汗心汗证》云："夫自汗者，朝夕汗自出也。盗汗者，睡而出，觉而收，如寇盗然，故以名之。"

关于汗的生理病理早在《内经》就有了一定的认识。《内经》明确指出汗为人体津液的一种，与血液密切相关。后世医家从阴阳、气血、痰湿等方面作了阐述与整理，总结汗证的病机主要有肺气不足、营卫不和、心血不足、阴虚火旺、邪热郁蒸等五个方面。汗证在治疗方面，应当明辨阴阳虚实。

临床上汗证以虚证最为常见。自汗多属气虚不固，可予玉屏风散加减治疗。盗汗多属阴虚内热，可予当归六黄汤加减治疗。临床上汗证实证相对较少，肝火郁蒸，可予龙胆泻肝汤加减治疗；湿热内蕴，可予四妙丸加减治疗；瘀血阻滞，可予血府逐瘀汤加减治疗；营卫不和，虚实相兼，可予桂枝汤加减治疗。自汗久者可以伤阴，盗汗久者可以伤阳，或气阴两虚，或阴阳两虚，辨证论治时，须注意阴阳转化、虚实兼夹之证的出现。

【案例】毛某，男，69岁，退休工人。既往有失眠多梦病史。因"反复自汗盗汗1年，左胁腹隐痛半月"于2018年4月3日就诊。

1年前，患者无明显诱因出现自汗盗汗，中西医治疗，症状反复发作。半月前自汗盗汗复发，因饮食不慎兼见左胁腹隐痛，尚未就医治疗。

初诊症见：自汗盗汗，左胁腹时发隐痛，睡眠多梦，饮食如常，二便调匀，舌偏暗，苔薄少，脉沉弦。

查体：血压130/70mmHg，双肺呼吸音清晰，心率86次/分，律齐，腹软，麦氏点压痛及反跳痛阴性，双下肢无浮肿。

西医诊断：（1）全身性多汗症；（2）慢性胃炎。

中医辨病：（1）汗证（阴虚火旺，腠理空疏，营阴不守，津液外泄）；（2）胃痛（肝郁化火，横逆犯胃）。

治法：滋阴泻火，固表敛汗，清肝舒郁，和胃止痛。

方药：当归六黄汤合牡蛎散、左金丸加减。

处方：当归15g　黄芩10g　黄柏10g　生地黄15g

　　　黄芪30g　牡蛎30g　白芍30g　吴茱萸3g

　　　丹参15g　黄连6g　甘草3g

上方5剂，一日1剂，以水煎煮，牡蛎先煎，取汁600mL，分早、中、晚3次温服。

二诊症见：自汗盗汗减轻，左胁腹仍时发隐痛，睡眠多梦，舌偏暗，苔薄少，脉沉弦。

方药：当归六黄汤合牡蛎散加减。

处方：当归 15g　黄芩 10g　黄柏 10g　生地黄 15g

　　　黄芪 30g　牡蛎 30g　白芍 30g　延胡索 10g

　　　黄连 6g　五味子 6g　浮小麦 30g

上方 5 剂，一日 1 剂，以水煎煮，牡蛎先煎，取汁 600mL，分早、中、晚 3 次温服。

三诊症见：自汗盗汗明显好转，左胁腹痛止。舌偏暗，苔薄少，脉沉弦。

治法：滋阴泻火，固表敛汗，补益肺脾。

方药：当归六黄汤合玉屏风散、牡蛎散加减。

处方：当归 15g　生地 15g　黄芩 10g　黄柏 10g

　　　牡蛎 30g　白芍 30g　黄芪 30g　浮小麦 30g

　　　白术 15g　防风 6g　甘草 6g

上方 7 剂，一日 1 剂，以水煎煮，牡蛎先煎，取汁 600mL，分早、中、晚 3 次温服。半月后随访，患者自汗盗汗已止，诸症悉除。

【按】患者既往有失眠多梦史，可知平素存在情志不畅，肝气郁结。今肝气郁结，气郁化火，虚火内灼，迫津外泄，故症见盗汗。患者年近古稀，可知机体已经存在元气亏虚。今元气亏虚，诸气化生不足，气不摄津，津液外泄，故症见自汗。虚火内灼，肝血受损，心神失养，故睡眠多梦。肝郁化火，横逆犯胃，故左胁腹时发隐痛。舌偏暗，苔薄少，脉沉弦，皆为气虚气郁，阴虚火旺之象。

综观本例病证，虚实夹杂为其病机病情特点，治疗也当虚实兼顾，以清肝泻热为主，滋阴养血为辅。故首诊予当归六黄汤合牡蛎散、左金丸加减。方中当归、生地黄滋阴养血，壮水之主，以制阳光；黄连、黄芩、黄柏苦寒清热，泻火坚阴；黄芪益气固表；牡蛎固涩止汗；白芍和营敛阴；丹参化瘀凉血；吴茱萸疏散肝郁，与黄连合用，辛开苦降，清肝火、降胃气；甘草和中矫味。诸药配合，共奏滋阴泻火，固表敛汗，清肝舒郁，和胃止痛之效。

二诊时患者自汗盗汗减轻，腹痛如故，考虑气滞血瘀较重，故前方去吴茱萸、丹参、甘草，加延胡索行气活血止痛；增五味子益气养阴，固表敛汗；伍浮小麦益心气、养心阴，除虚热、止汗出。

三诊时患者腹痛已止，自汗盗汗大减，睡眠多梦好转。患者因病程日久，气阴两虚，故兼用益气固表，滋阴泄火之法，以当归六黄汤合玉屏风散、牡蛎散加减巩固疗效，使虚热清，卫表固，汗出止。

汗证的日常调护尤为重要。汗出之时，腠理空虚，易感外邪，当避风寒、防感冒。汗出之后，应及时擦干身体，保持衣服干燥清洁。平时患者可参加体育锻炼，增强机体抗病能力，防止汗证复发。

二、消渴的辨证论治

【案例】王某，女，53岁，退休工人。既往有痔疮、抑郁症、糖尿病史。因"头昏神疲，纳差厌油1周"于2020年9月6日就诊。

1周前，患者因受凉出现头昏神疲，微恶风寒，情志不畅，食少厌油，西医治疗病情不减。

初诊症见：形体消瘦，头昏神疲，微恶风寒，活动汗出，情志不畅，嗳气欲吐，纳差厌油，易感外邪，大便量少，小便色黄，舌暗红，苔薄黄，脉沉弦。

查体：血压 100/60mmHg，双肺呼吸音弱，心率84 次/分，律齐，腹软，双下肢无浮肿。

西医诊断：（1）普通感冒；（2）2 型糖尿病；（3）抑郁症。

中医辨病：（1）感冒；（2）消渴；（3）郁证。

辨证：肺脾气虚，风寒化热，痰饮内停，胃失和降。

治法：益气解表，清泄郁热，健脾化痰，调和胃肠。

方药：玉屏风散合银翘散、香砂六君子汤加减。

处方：连翘 15g　黄芪 15g　防风 10g　金银花 15g
　　　党参 15g　茯苓 15g　白术 15g　法半夏 10g
　　　陈皮 10g　建曲 15g　砂仁 6g

上方2 剂，一日1 剂，以水煎煮，金银花、砂仁后下，取汁 600mL，分早、中、晚3 次温服。

二诊症见：头昏神疲已止，嗳气欲吐消除，畏寒恶风好转，形体消瘦，情志不畅，活动汗出，纳差厌油，胸背窜痛，脘腹痞满，入夜下肢烘热，大便量少，小便色黄，舌暗红，苔薄黄，脉沉弦。

辨证：肺脾气虚，湿热下注，痰饮内停，胃肠不和。

治法：益气解表，清热润燥，健脾化痰，调和胃肠。

方药：玉屏风散合三妙丸、香砂六君子汤加减。

处方：黄芪 15g　防风 10g　黄柏 10g　川牛膝 15g

苍术 10g　党参 15g　茯苓 15g　法半夏 10g

白术 15g　陈皮 10g　砂仁 6g

上方 2 剂，一日 1 剂，以水煎煮，砂仁后下，取汁 600mL，分早、中、晚 3 次温服。

三诊症见：形体消瘦，诸症悉减，全身气窜，心烦失眠，大便微结，一日 1 次，排出不爽，小便频数，舌暗红，苔薄少，脉沉弦。

辨证：肺脾气虚，湿热化燥，痰饮内停，胃肠不和。

治法：益气养阴，清热除湿，健脾化痰，调和胃肠。

方药：香砂六君子汤合玉屏风散、百合枣仁汤加减。

处方：党参 15g　茯苓 15g　白术 15g　法半夏 10g

陈皮 10g　黄柏 10g　黄芪 15g　酸枣仁 15g

百合 15g　防风 3g　砂仁 6g

上方 4 剂，一日 1 剂，以水煎煮，砂仁后下，取汁 600mL，分早、中、晚 3 次温服。药后感冒全愈，其余诸症悉除。

【按】中医消渴，西医称糖尿病。根据世界卫生组织统计，糖尿病并发症高达 100 多种，平素极易感受外邪。本例患者形体消瘦，既往有抑郁症病史，可知患者禀赋薄弱，体质较差。处方用药，应该选择药性温和，临床常用，疗效可靠的方剂随证加减。

糖尿病多为阴虚燥热所致，感受外邪，以风热侵袭居多，即便是风寒外侵，也多从热化。由于肺脾气虚是感触外邪的常见内因，所以糖尿病气虚感冒者，运用玉屏风散随证加减尤为适宜。糖尿病并发周围神经病变，证属湿热下注者，组方合用四妙丸疗效甚好。糖尿病并发植物神经病变，或情志活动失调者，组方配伍百合知母汤，或百合地黄汤，能够取得一定疗效。糖尿病伴脾胃疾病，证属脾胃气虚，痰湿内生者，组方伍用香砂六君子汤疗效确切。糖尿病伴心血管疾病，证属肝血不足，心神失养者，组方配合酸枣仁汤可获显著疗效。

第八节　运动系统疾病

一、痹证治疗经验

【案例】杨某，男，71岁，退休工人。既往无特殊。因"两侧臀部、双下肢反复疼痛3年"于2020年1月12日就诊。

3年前，患者无明显诱因出现两侧臀部、双下肢疼痛，中西医治疗，症状反复发作。

初诊症见：两侧臀部、双下肢外侧疼痛，右侧尤甚，足掌麻木，易感外邪，饮食如常，二便调匀，舌暗红，苔薄白黄，脉沉缓。

查体：血压130/80mmHg，双肺呼吸音弱，心率78次/分，律齐，无杂音，腹软，双下肢无水肿。拉塞格征阳性。

患者拒绝血常规、血糖、X线腰椎摄片等理化检查。

西医诊断：继发性坐骨神经痛。

中医诊断：痹证。

辨证：痹证日久，邪郁化热，肝肾不足，气虚血瘀。

治法：疏风散寒，清热燥湿，养血活血，补益肝肾。

方药：独活寄生汤合三妙丸、玉屏风散加减。

处方：独活10g　白芍30g　黄柏10g　桑寄生15g

苍术 10g　黄芪 30g　防风 10g　川牛膝 15g

白术 15g　天麻 10g　延胡索 10g

上方 5 剂，一日 1 剂，以水煎煮，取汁 600mL，分早、中、晚 3 次温服。

二诊症见：两侧臀部、双下肢外侧疼痛好转，足掌麻木，易感外邪，饮食如常，二便调匀，舌暗红，苔薄白黄，脉沉缓。

处方：独活 10g　桑寄生 15g　白芍 30g　黄柏 10g

川牛膝 15g　黄芪 30g　防风 10g　白术 15g

天麻 10g　延胡索 10g　乌梢蛇 10g

上方 7 剂，一日 1 剂，以水煎煮，取汁 600mL，分早、中、晚 3 次温服。

三诊诸症悉减，舌暗红，苔薄白黄，脉沉缓。

续用二诊处方 5 剂以巩固疗效。

【按】痹证是肌肉、筋骨、关节等部位出现疼痛、麻木、重着、肿胀、屈伸不利，甚至关节僵硬、肿大变形的病证，多由正气不足，复因风、寒、湿、热等外邪侵袭机体，闭阻经络，妨碍气血运行导致。正如《济生方·痹》所说："皆因体虚，腠理空疏，受风寒湿气而成痹也。"

古往今来，众多医家对痹证进行了深入研究。《内经》专辟"痹论篇"，对痹证的病因、发病、证候分类以及演变过程展开讨论。《金匮要略》记载的湿痹、历节辨证论治，其桂枝附子汤、桂枝芍药知母汤、乌头汤等著名经方仍然沿用至今。《丹溪心法》的"风湿与痰饮流注经络而痛"观点，丰富了痹证的病机理论。《医宗必读》概括的痹证治则，在临床上具有实用价值，该书提出："治行痹者，散风为主，大抵参以补血之剂；治痛痹者，散寒为主，大抵参以补火之剂；治着痹者，利湿为主，大抵参以补脾补气之剂。"

痹证初期，邪正相争，病性属实，主要病机是邪气阻滞，以祛邪活络，缓急止痛为治疗大法。痹证日久入络，正气耗伤，病性虚实夹杂，多兼气血亏虚，肝肾不足，夹痰夹瘀，治疗应虚实兼顾，标本并治，辅以补益气血，调养肝肾，化痰祛瘀。

本例患者年迈体虚，腠理空疏，卫表不固，易感外邪。盖风、寒、湿、热之邪，常常相互为患，共同侵犯机体发生疾病。风为阳邪，其性升散；寒为阴邪，其性收引；湿邪为病，黏滞留连。风邪一旦袭入肌表，即可开泄腠理，致令寒、湿之邪乘机入侵。风寒外束，往往与湿邪相合，借湿邪粘着留连的特性，胶固于机体组织，留滞于经络关节，风寒湿邪久稽，不得祛除体外，即可郁而化热。

今风、寒、湿、热病邪流注肌肉、筋骨、关节，致使经络壅塞，气血运行不畅，肢体筋脉拘急，痹证之疾便因此而成，故患者症见两侧臀部、双下肢外侧疼痛。痹证日久入络，阳气虚弱，血脉瘀滞，津聚成痰，痰瘀互结，经络不通不荣，故患者症见足掌麻木。

独活寄生汤载于《备急千金要方》，功可祛风湿，止痹病，益肝肾，补气血；三妙丸载于《医学正传》，功可清热燥湿；玉屏风散载于《丹溪心法》，功可益气固表。所以初诊选用独活寄生汤合三妙丸、玉屏风散加减治疗。方中独活、防风祛风除湿，散寒止痛；川牛膝、桑寄生补肝肾，强筋骨；黄柏、苍术清热燥湿；黄芪益气固表；白术健脾益气；白芍补血止痛；延胡索活血祛瘀；天麻祛风通络。十一味药物配合运用，具有疏风散寒，清热燥湿，益气活血，补益肝肾之效。

二诊时患者两侧臀部、双下肢外侧疼痛好转。其足掌麻木症状不减者，考虑为久病入络，不通不荣所致。考诸乌梢蛇，功效擅长祛风、镇痛、止痉；《医林纂要》记载乌梢蛇能"滋阴明目"；现代药理研究表明乌梢蛇全体含蛋白质及脂肪。故仍予初诊处方去苍术，改用乌梢蛇祛风通络，补气养血。

三诊时患者诸症悉减，辨证论治恰当，因此续用二诊处方以巩固疗效。后经电话随访，患者五剂中药服毕，两侧臀部、双下肢外侧疼痛及足掌麻木症状均已消除，超过三月痹证未再复发。

二、痹证的辨证论治

【案例】雷某，男，48岁，工人。既往无特殊，否认腰椎病史，平素饮食喜咸喜酸。因"腰骶、两侧大腿反复疼痛5年，复发4天"于2017年12月21日就诊。

初诊症见：腰骶、两大腿疼痛，转侧、屈伸身体尤甚，饮食稍差，睡眠易醒，醒后难以再寐，精神如常，二便调匀，舌淡红，苔薄白黄，脉沉缓。

查体：血压130/86mmHg，双肺呼吸音清晰，心率72次/分，律齐，腹软，双下肢不浮肿。

建议X线腰椎、髋关节摄片检查，患者拒绝。

西医诊断：（1）腰椎病；（2）坐骨神经痛。

中医辨病：痹证。

辨证：痹证日久，邪郁化热，气血瘀滞。

治法：祛风散寒，清热利湿，理气活血。

方药：独活寄生汤合四妙丸加减。

处方：独活颗粒 10g　桑寄生颗粒 20g　苍术颗粒 10g

黄柏颗粒 10g　川牛膝颗粒 20g　延胡索粉 5g

防风颗粒 10g　豨莶草颗粒 20g　白芍颗粒 20g

天麻粉 5g　薏苡仁颗粒 20g

上方 4 剂，均为免煎颗粒，一日 1 剂，以 600mL 白开水冲调，分早、中、晚 3 次温服。嘱患者饮食清淡，少进过咸、过酸之物。

二诊症见：两侧大腿疼痛已止，腰骶隐痛，晨起口苦口干，渴而少饮，饮食稍差，睡眠易醒，醒后难以再寐，大便如常，小便调匀，舌淡红，苔薄白黄，脉沉缓。

予初诊药方 7 剂，一日 1 剂，服用方法、饮食禁忌同前。2 周后随访患者，诸症悉除。半年后随访患者，腰腿痛病未再复发。

【按】盖咸味入肾，酸味入肝，过咸则伤骨，过酸则伤肝。肾主骨，腰为肾之府，肝主筋，腰腿部位多筋。故过咸过酸饮食，皆非本病所宜。

《金匮要略·中风历节病脉证并治第五》曾说："味酸则伤筋，筋伤则缓，名曰泄。咸则伤骨，骨伤则痿，名曰枯。枯泄相搏，名为断泄。"用现代语言意译这段经文就是：食过酸之物会伤肝，肝主筋而藏血，肝伤能够导致筋伤血泄，筋脉弛缓，难以随意运动。筋伤弛缓不用就叫做"泄"。食过咸之物会伤肾，肾主骨而生髓，肾伤能够导致骨伤髓枯，骨骼痿弱，难以站立行走。骨伤痿弱不用就叫做"枯"。像这样恣食酸咸，损伤肝肾，精竭血虚，根消源断，就叫做"断泄"。

总之，"枯泄相搏，名为断泄。"是说适当的酸味补肝，过食酸味伤肝；适当的咸味补肾，过食咸味伤肾。五味养人，须恰当调和，恣食太过，则适得其反。

三、肩凝症治疗经验

【案例】陈某，男，55岁，工人。既往无特殊。因"左颈发胀，左上肢疼痛半月"于2020年10月22日就诊。

半月前，患者无明显诱因出现左颈发胀，左肩、左上肢疼痛，自服扑炎痛等药病情不减。

初诊症见：晨起口干，渴而少饮，左颈发胀，左肩、左上肢疼痛，抬举、后伸左上肢疼痛尤甚，精神未减，饮食如常，二便调匀，舌淡红，苔薄白黄，脉沉缓。

查体：血压120/70mmHg，双肺呼吸音清晰，心率84次/分，律齐，腹软，双下肢不浮肿。

外院DR颈椎片显示无异常，建议行左肩关节X线摄片检查，患者拒绝。

西医诊断：肩关节周围炎。

中医辨病：肩凝症。

辨证：风寒外袭，夹湿夹瘀，邪郁化热，痹阻筋脉。

治法：疏风散寒，祛湿通络，清泄郁热，舒缓筋脉。

方药：桂枝加葛根汤合羌活胜湿汤加减。

处方：桂枝 10g　白芍 30g　知母 10g　蔓荆子 10g

　　　独活 10g　防风 10g　羌活 10g　鸡血藤 30g

　　　葛根 15g　桑寄生 15g　炙甘草 3g

上方 4 剂，一日 1 剂，以水煎煮，取汁 600mL，分早、中、晚 3 次温服。

二诊症见：晨起口干减轻，左颈发胀消除，左肩、上肢疼痛大有好转，已能自由活动，饮食如常，二便调匀，舌淡红，苔薄白黄，脉沉缓。

患者要求原方不变，取药 7 剂。采纳患者意见，予初诊方药 7 剂，一日 1 剂，用法同前。药后病愈，随访至今，未再复发。

【按】肩凝症又称五十肩、冻结肩、漏肩风、肩痹，相当于西医的肩关节周围炎。多为年老体衰，肝肾不足，气血虚弱，筋脉失养，加之长期劳累，或肩部受凉，寒凝筋膜而成。

肩凝症的内因为气血两虚，筋脉失荣；外因为风寒湿邪，侵袭筋脉。《金匮要略·痉湿暍病脉证并治第二》说："风湿相搏，一身尽疼，法当汗出而解，……若治风湿者，发其汗，但微微似欲汗出者，风湿俱去也。"故本例肩凝症的治疗，既应想到少伤气血，又要考虑不致过汗，方选桂枝加葛根汤合羌活胜湿汤加减。

桂枝加葛根汤出自《伤寒论》，原为太阳中风兼太阳经气不舒之证而设。桂枝加葛根汤证，深究其理，是风寒外束，太阳经气不舒，津液难以敷布，导致太阳经脉失于濡养所致。该方具有解肌祛风，舒缓筋脉之效。羌活胜湿汤载于《内外伤辨惑论》，原为风湿在表，头痛身重，肩背、腰脊疼痛，难以转侧，苔白脉浮之症而设。该方具有祛风胜湿之效。由于本例肩凝症既存在气血两虚的发病内因，症状表现上又兼有晨起口干，苔薄白黄等渐次化热伤阴的病理变化，故仿《金匮要略》桂枝芍药知母汤意，加知母于其方以滋阴清热，并佐治诸药温燥，从而达到发汗不致太过，祛风散寒燥湿少伤气血的初衷。

现代药理研究表明，桂枝加葛根汤具有抗炎、镇痛、抗过敏以及保护神经元的作用。目前广泛用于证属风寒外束，经气不舒的血管神经性头痛、三叉神经痛、紧张性头痛、椎动脉型颈椎病、颈部筋膜炎、颈心综合征、病毒性痉挛性斜颈、肩周炎、落枕、眩晕、糖尿病周围神经病变、腰椎间盘突出症、皮疹、帕金森综合征等病的治疗。

四、当归四逆汤治疗痹证

【案例】杨某，男，55岁，工人。既往无特殊，否认有腰椎病史。因"静坐两侧足掌发冷1月"于2021年2月22日就诊。

患者1月前无明显诱因出现静坐两侧足掌发冷，久坐两侧足掌刺痛，前医诊断为肾阳虚，予人参、附子、大枣等药治疗，症状仍反复发作。

初诊症见：静坐两侧足掌发冷，久坐两侧足掌刺痛，活动时发冷、刺痛全无，平素易感外邪，饮食如常，二便调匀，舌淡红，苔薄白，脉细。

查体：血压 130/80mmHg，双肺呼吸音清晰，心率 84 次/分，律齐，腹软，双下肢无浮肿，活动自如。

建议行血常规、风湿组合、DR 腰椎摄片检查，患者拒绝。

西医诊断：神经根型腰椎病。

中医辨病：痹证。

辨证：气血两虚，寒湿下注，经脉痹阻。

治法：温经散寒，益气养血，通经活络。

方药：当归四逆汤合玉屏风散加减。

处方：当归 15g　桂枝 10g　白芍 30g　通草 6g
　　　防风 10g　黄芪 30g　白术 15g　细辛 3g
　　　牛膝 15g　大枣 15g　炙甘草 3g

上方 4 剂，一日 1 剂，以水煎煮，取汁 600mL，分早、中、晚 3 次温服。嘱患者注意足部保暖，预防感冒着凉。4 剂药尽，足冷、刺痛全愈。

【按】当归四逆汤载于《伤寒论》，由当归、桂枝、白芍、通草、细辛、炙甘草、大枣组成，原为血虚寒凝，手足厥寒之四逆而设。功可养血散寒，温经通脉。正如《伤寒论·辨厥阴病脉证并治》所说："手足厥寒，脉细欲绝者，当归四逆汤主之。"

本例患者主症为足掌寒冷、刺痛，静坐久坐乃发，平素易感外邪，舌淡红，苔薄白，脉细，无其他肾阳虚弱的症状表现，可知其证并非肾阳不足，实为气血两虚，寒湿下注，经脉痹阻，气不能温煦足掌，血不能营养足掌所致。故选用具有养血散寒，温通经脉的当归四逆汤，配合健脾益气，补肺实卫的玉屏风散,再加川牛膝活血通络,引诸药直达足掌。十一味药物相伍,有温经散寒,益气养血,通经活络之效,所以服药4剂,痹证能够迅速治愈。

现代药理研究表明,当归四逆汤具有抗炎,镇痛,免疫调节,改善神经末梢及全身血液循环等作用。目前已广泛运用于内、外、妇、皮肤科多种疾病的治疗。诸如老年慢性头痛、顽固性头痛、血管性头痛、老年性痴呆、脑血栓形成、病态窦房结综合征、房颤、房早、交界性早搏、交界性逸搏、癌性疼痛、胃及十二指肠溃疡、肠道易激综合征、虚人感冒、雷诺氏病、颈椎病、脊椎炎、肩关节周围炎、坐骨神经痛、梨状肌综合征、血栓闭塞性脉管炎、肢体末梢循环障碍、闭经、痛经、盆腔炎、子宫内膜异位症等病,凡属血虚寒凝,经脉痹阻者,均可予之随证加减治疗。

第九节　头及眼耳鼻咽喉疾病

一、鼻渊的辨证论治

鼻渊是以鼻流浊涕、鼻塞、头痛、嗅觉减退为特征的病证，又称脑漏，相当于西医的急、慢性鼻窦炎，是鼻窦黏膜的非特异性炎症，为耳鼻咽喉科的常见病、多发病。

两千多年前，《素问·气厥论》就有记载："鼻渊者，浊涕下不止也。"古往今来，众多医家在前人的基础上，对鼻渊的认识和治疗不断总结、归纳、提高，创制了许多行之有效的内服、外用方药。比如明代医家张景岳认为鼻渊"新病者多由于火热，久病者未必尽为热证"，指出了湿热是鼻渊发病因素之一。元代朱丹溪主张用加味通圣散及孩儿茶进行治疗。明清时期有医家提出外感风、火、寒，内伤脾、肺等均可导致鼻渊，鼻渊新病多为热证，久病即转为虚证。

根据鼻渊的病因病机，被大多数医家所认可的有以下几种证型：肺经风热、胆腑郁热、脾胃湿热、脾肺虚弱、肾阴不足。然而，中医中药非常强调个性化治疗，可根据患者的具体情况而辨证论治，随证遣方，以达到满意的疗效。

【案例】刘某，男，55岁，工人。平素不吸烟，喜饮酒，既往有咽喉炎、龋齿病史。因"反复鼻塞流涕，口苦口臭半年"于 2018 年 2 月 12 日就诊。

患者半年前无明显诱因反复出现鼻塞流涕，口苦口臭，未就医治疗。

初诊症见：晨起鼻塞流涕，口苦口臭，嗳气反酸，睡眠尚可，精神不减，饮食如常，二便调匀，舌偏暗，苔薄黄，脉沉缓。

查体：血压 100/70mmHg，双肺呼吸音弱，心率 78 次/分，律齐，腹软，双下肢无浮肿。

西医诊断：慢性鼻窦炎。

中医辨病：鼻渊。

辨证：肺脾气虚，痰饮内停，肝胆郁热，风邪外袭。

治法：祛风清热，燥湿化痰，疏泻肝胆，补益肺脾。

方药：银翘散合二陈汤、玉屏风散加减。

处方：连翘 15g　桔梗 10g　茯苓 15g　法半夏 10g

　　　陈皮 10g　黄芪 30g　白术 15g　金银花 15g

　　　防风 10g　僵蚕 10g　炒牛蒡子 10g

上方 7 剂，一日 1 剂，以水煎煮，金银花后下，取汁 600mL，分早、中、晚 3 次温服。

二诊症见：晨起鼻塞流涕已止，口苦口臭好转，嗳气反酸减轻，睡眠尚可，饮食如常，二便调匀，舌偏暗，苔薄黄，脉沉缓。

方药：银翘散合六君子汤、玉屏风散加减。

处方：党参 15g　茯苓 15g　陈皮 10g　法半夏 10g

　　　连翘 15g　桔梗 10g　黄芪 30g　金银花 15g

　　　白术 15g　防风 10g　炒牛蒡子 10g

上方 7 剂，一日 1 剂，以水煎煮，金银花后下，取汁 600mL，分早、中、晚 3 次温服。

【按】患者为中年男性，病程长，平素喜饮酒，主要表现为鼻塞流涕，属于中医"鼻渊"范畴。肺主气，主宣发肃降，开窍于鼻。肺卫不足，易感外邪。风热之邪外袭，首犯于鼻，邪毒滞留鼻窍，清肃不利，故见鼻塞流涕。盖脾主运化，与胃互为表里，喜燥恶湿，今脾虚失运，水湿内停，于是湿聚为痰，留滞于胃。肝为刚脏，主疏泄，性喜条达，今肝气郁结，胆失疏泄，气郁化火，循经上炎，故见口苦口臭。肝气横逆犯胃，与留滞于胃之痰浊搏结，故见嗳气反酸。舌偏暗，苔黄，脉沉缓，皆为肺脾气虚，肝胆郁热之征。

综上所述，本例鼻渊患者，虚实夹杂。虚者在于肺、脾胃气虚；实者在于风邪外袭，肝胆郁热。因此初诊选用银翘散合二陈汤、玉屏风散加减。方用金银花、连翘疏风清热；牛蒡、桔梗宣通肺气；黄芪、白术健脾补肺；防风疏泻肝胆；茯苓、法半夏、陈皮燥湿化痰；僵蚕祛风散热。十一味药物配合，共奏祛风清热，燥湿化痰，疏泻肝胆，补益肺脾之效。再诊时患者鼻塞流涕已止，口苦口臭好转，嗳气反酸减轻，故仍以银翘散辛凉透表，疏风清热；予玉屏风散疏泻肝胆，补益肺脾；更换二陈汤为六君子汤以加强健脾益气，燥湿化痰之力。因重视患者的个性化治疗，辨证论治有的放矢，所以疗效甚为满意。

二、鼻渊证治琐谈

鼻渊是临床常见病、多发病，以头痛、鼻塞、喷嚏、流涕为主症，患者往往以头痛就医，临床很多头痛皆因鼻渊而发，所以鼻渊一病，应予重视。

鼻渊之成，与肺脾气虚，反复感冒有关。因肺主气，司呼吸，主宣发肃降，外合皮毛，开窍于鼻；脾主运化，升清，主肌肉、四肢，开窍于口。《素问·太阴阳明论》说："伤于风者，上先受之。"《温热论·热论》说："温邪上受，首先犯肺。"所以，倘若肺脾气虚，外邪就会乘卫表空虚，腠理不密之时，从口鼻、肌肤之处侵入机体，上壅于鼻，导致伤风鼻塞、鼻鼽、鼻窒发生。最终使病证反复发作，或缠绵不愈，即成鼻渊之病。

中医认为，鼻渊是一种本虚标实病，虚者偏重于脾肺虚弱，实者偏重于邪气上壅。西医认为，鼻窦炎的发生与感染和变态反应有关，同时存在化脓性炎症及变应性炎症。感染包括中医的外邪入侵；变态反应和变应性炎症与中医的脾肺虚弱同理。

鼻渊多按肺经风热、胆腑郁热、脾胃湿热、脾肺虚弱、肾阴不足等进行辨证论治，在临床上以肺经风热合并肺脾气虚出现者最为常见。此种证型的鼻渊，其形成的病因病理已如上述，笔者常用银翘散合苍耳子散、玉屏风散加减治疗。基础方取金银花、连翘、牛蒡子、桔梗、苍耳子、辛夷、黄芪、白术、防风。九味药物配合，有辛凉透表，清热解毒，通利鼻窍，补益肺脾之效。鼻塞较甚者，加荆芥、薄荷以疏风利窍；浊涕不止者，加龙胆、黄芩以清泻肝胆；头昏头晕者，加天麻、蔓荆子以平肝熄风；喷嚏频多者，加蝉蜕、细辛以祛风脱敏；发热明显者，去黄芪、白术，加菊花、僵蚕、白花蛇舌草、蒲公英以辛凉透邪，清热解毒；头痛较重者，去黄芪、白术，加川芎、白芷、石膏、白芍以解肌清热，祛风止痛。

有关鼻渊的理论及临床研究，笔者曾在1989年4月撰写《急性鼻窦炎证治》论文，发表于《黑龙江中医药》杂志。《急性鼻窦炎证治》有别于其他论治鼻渊的文章，在于该文提出了按照鼻部的生理解剖特点，根据头痛出现的部位，运用循经辨证诊断和治疗鼻渊的学术思想。

三、再谈鼻渊证治

鼻渊有虚证与实证之分。实证鼻渊起病较急，病程较短，多因外邪侵袭，不得宣散清透，致使肺、脾、胃、胆发生病理变化，累及鼻窍而成。虚症鼻渊病程较长，病势缠绵难愈，多因肺、脾脏器虚损，邪气循经上壅清空，滞留鼻窍所致。历代医家对鼻渊的论述颇多，总括起来，大抵可分为以下五种证型：

（一）肺经风热证

此证多因起居不慎，冷暖失调，外感风热；或过度疲劳，卫气虚弱，复因风热袭表；或风寒外袭，郁而化热，内犯于肺，致使肺失宣降，邪热循经上壅鼻窍而成。

因肺经风热形成的鼻渊，以头胀头痛，鼻塞喷嚏，流涕黄稠，嗅觉不灵为主症，多兼微恶风寒，发热汗出，咳嗽咽痛等外感风热症状。宜予疏风清热，宣肺通窍。常用银翘散随证加减治疗。

（二）胆腑郁热证

此证多因情志不遂，胆失疏泄，气郁化火，胆火循经上炎，移热于脑，伤及鼻窍；或邪热犯胆，胆热上蒸鼻窍而成。

因胆腑郁热形成的鼻渊，以头晕头痛，鼻塞喷嚏，流涕黄稠，嗅觉减退为主症，多兼口苦咽干，耳鸣耳聋，心烦易怒，失眠不寐等胆火上炎症状。宜予清泻胆热，利湿通窍。常用龙胆泻肝汤随证加减治疗。

（三）脾胃湿热证

此证多因过食肥甘厚味，煎炒炙爆食物，恣意饮酒，酿生湿热，郁困脾胃，致使脾胃运化失常，升降功能紊乱，湿热邪毒循经熏蒸鼻窍而成。

因脾胃湿热形成的鼻渊，以头重头痛，鼻塞喷嚏，浊涕量多，嗅觉迟钝为主症，多兼倦怠乏力，口苦口腻，胸闷脘痞，大便不调等脾胃湿热症状。宜予清热利湿，化浊通窍。常用甘露消毒丹随证加减治疗。

（四）脾肺虚弱证

此证多因久病失养，伤及脾肺；或劳倦、思虑过度，损及脾胃，致使脾胃虚弱，运化失司，气血精微生化不足，鼻窍失养；或脾肺虚弱，不能升清降浊，导致湿浊循经上壅，最终凝聚鼻窍而成。

因脾肺虚弱形成的鼻渊，以头昏头痛，绵绵不休，鼻塞喷嚏，浊涕量多，嗅觉大减为主症，多兼精神不振，肢困乏力，纳呆少饥，脘腹胀满，大便溏薄等脾肺虚弱症状。宜健脾利湿，益气利窍。常用参苓白术散随证加减治疗。

（五）肺气虚寒证

此证多因久病体弱，病后失养，肺气虚冷，卫阳不固，致使外邪容易侵犯，正虚托邪无力，邪气滞留鼻窍而成。

肺气虚寒形成的鼻渊，以头重头痛，遇寒加重，鼻塞喷嚏，涕稀量多，不闻香臭为主症，多兼气短乏力，语声低微，面色苍白，自汗恶风，咳嗽痰多等肺气虚寒症状。宜温补肺气，疏散风寒。常用《疡医大全》中的温肺止流丹随证加减治疗。

笔者认为，鼻渊以鼻塞、流涕、喷嚏、头痛为主要表现，临床患者多因头痛就医。根据鼻窦解剖、头痛部位、经脉循行的相互关系，可以对鼻渊进行有效的辨证论治。

上颌窦炎患者，多表现为患侧头痛，鼻旁肿胀，舌红苔黄，脉浮弦数。此与胆胃二经病变相关，证属胆胃热盛，风毒入络。宜法取泻火解毒，祛风通络，可予黄连解毒汤合犀角升麻汤加减治疗。

额窦炎患者，多表现为上午定时性前额或眉区疼痛，压之更甚，畏寒发热，鼻塞涕稠，舌红苔黄，脉弦数。此与足阳明胃经病变相关，证属胃火上炎，风毒闭窍，宜法取清胃泻火，祛风通窍，可予清胃散合苍耳子散加减治疗。

蝶窦炎患者，多表现为枕后疼痛，痛连项背，鼻塞咳嗽，舌质红，苔白黄，脉浮数。此与膀胱经病变相关，证属风寒化热，阻络闭窍。宜法取祛风清热，舒筋利窍，可予柴葛解肌汤合菊花茶调散加减治疗。

筛窦炎患者，多表现为巅顶疼痛，痛连内眦，鼻塞涕绿，量多味臭，舌质红，苔黄腻，脉弦数。此与足厥阴肝经病变相关，证属肝经风火湿热，循经上扰鼻窍。宜法取清肝泻火，利湿降浊，可予龙胆泻肝汤合吴茱萸汤加减治疗。

临床在常规治疗鼻渊的同时，还可嘱患者间断服用玉屏风散，自我按摩印堂、太阳、迎香、合谷等处穴位。日常生活规律，预防感冒，饮食避免辛辣刺激，戒烟限酒。适当参加体育锻炼，增强体质，提高机体的自身免疫能力。

四、复发性口腔溃疡证治

复发性口腔溃疡属中医口疮范畴。《素问·气交变大论》"岁金不及，炎火乃行……民病口疮"，指出火热可以导致口疮。继《内经》之后，历代医家对口疮有进一步的认识，如巢元方在《诸病源候论》中提出，口疮因心脾热盛导致；王肯堂在《证治准绳》中认为，口疮病有两种，一种属于热，另一种属于寒；《圣济总录》指出，肾阴虚和肾阳虚皆可导致口疮的发生。

现代医学认为，口腔溃疡是发生于口腔黏膜的溃疡性损伤病症，多见于唇内侧、舌尖、舌腹、颊黏膜、前庭沟、软腭等部位。口腔溃疡发作时局部灼痛明显，严重者妨碍饮食、说话，对日常工作、生活造成影响。口腔溃疡的发生由多种因素引起，局部创伤、精神紧张、食物药物刺激、营养不良、激素水平改变、维生素或微量元素缺乏、细菌感染、遗传及自身免疫疾病等，均可导致口腔溃疡。

在前人研究的基础上，笔者结合自己的临床经验，对口疮病的治疗，常常收到较好的效果。

【案例】张某，男，57岁，工人。既往有口腔溃烂病史。因"口腔溃烂伴灼热涩痛半月"于 2019 年 5 月 15 日就诊。

患者半月前无明显诱因出现口腔溃烂，未就医治疗，外院体格检查，属湿热体质。

初诊症见：口腔溃烂，口苦咽干，渴喜饮水，胃脘灼辣，肛周潮湿，大便秘结，小便色黄，舌质红，苔薄白黄，脉沉缓。

查体：血压 130/80mmHg，双肺呼吸音清晰，心率 78 次/分，律齐，腹软，双下肢无浮肿。

西医诊断：复发性口腔溃疡。

中医辨病：口疮。

辨证：肺脾气虚，湿热壅盛，上蒸下注。

治法：清热利湿，解毒散肿，补益肺脾。

方药：清胃散合玉屏风散加减。

处方：当归 16g　升麻 10g　酒黄连 6g　生地黄 16g

　　　白术 16g　黄芪 30g　牡丹皮 10g　川防风 10g

　　　盐黄柏 10g　生甘草 3g　白花蛇舌草 30g

上方 4 剂，一日 1 剂，以水煎煮，取汁 600mL，分早、中、晚 3 次凉服。

二诊症见：口腔溃烂好转，口苦不渴，肛周潮湿，大便秘结，小便色黄。舌质红，苔薄少，脉沉缓。

辨证：肺脾气虚，湿热壅盛，上蒸下注，化燥伤阴。

治法：清热利湿，泻火坚阴，滋养肝肾，补益肺脾。

方药：知柏地黄丸合玉屏风散加减。

处方：茯苓 15g　盐知母 10g　盐黄柏 10g　生地黄 15g

黄芪 30g　　山药片 15g　　山茱萸 10g　　川防风 10g

白术 15g　　盐泽泻 10g　　牡丹皮 10g

上方 4 剂，一日 1 剂，以水煎煮，取汁 600mL，分早、中、晚 3 次凉服。

三诊症见：口腔溃烂已瘥，口苦、肛周潮湿减轻，大便微结，小便色黄，舌质红，苔薄少，脉沉缓。

再进二诊处方 4 剂以巩固疗效。

【按】本例既往有口腔溃烂病史，可知患者禀赋不足，机体免疫力低下。盖肺主宣发肃降，通调水道，具有下输水液于膀胱，布散水津至全身的功能。脾主运化升清，可对食物进行消化、吸收，可将精微物质转输、运送于全身。正如《素问·经脉别论》所说："饮入于胃，游溢精气，上输于脾，脾气散精，上归于肺，通调水道，下输膀胱，水津四布，五经并行。"今患者肺脾气虚，津液不布，湿邪内蕴，郁久化热；湿热交阻，循经上蒸，冲发于口，口疮之病即成。

由于湿热上蒸，薰灼口咽，故口腔溃烂，口苦咽干，渴喜饮水。湿热犯胃，胃失和降，故胃脘灼辣。湿热下注，蕴结肛肠，故肛周潮湿。胃肠湿热，腑气不通，故大便秘结。膀胱湿热，气化不利，故小便色黄。舌质红，苔薄白黄，脉沉缓，皆为湿热壅盛，肺脾气虚之象。

本例患者主症为口腔溃烂，兼症之中，口苦咽干，胃脘灼辣，大便秘结，肛周潮湿等胃肠湿热之象明显，故首诊选用清胃散合玉屏风散加减治疗。方中黄连清胃燥湿；生地黄、牡丹皮滋阴凉血；当归养血和血；升麻散火解毒，兼为阳明引经之药。黄芪益气利水；白术补脾燥湿；防风舒脾胜湿；白花蛇舌草清热解毒；黄柏清热燥湿；甘草解毒和药。十一味药物配合，共奏清热利湿，解毒散肿，补益肺脾之效。

二诊时患者口腔溃烂好转，口渴减轻，肛周仍潮湿，大便秘结，小便色黄，舌红苔少，此乃湿热下注，化燥伤阴之象。故予初诊处方去清胃散，改用知柏地黄丸合玉屏风散以清热利湿，泻火坚阴，滋养肝肾，补益肺脾。

三诊时患者口腔溃烂已瘥，诸症悉减，因此再服二诊处方4剂以巩固疗效。

综观本例口疮，湿热之邪先是热盛于湿，继而化燥伤阴，并且伤及三焦。邪犯上焦，则症见口腔溃烂，口苦咽干；邪犯中焦，则症见胃脘灼辣，大便秘结；邪犯下焦，则症见肛周潮湿，小便色黄。湿热之所以能够侵犯机体，伤及三焦，转化迅速，原因在于患者禀赋柔弱，肺脾气虚，肝肾不足，免疫功能低下。因此本例口疮在治疗时应益气扶正，而增强体质的玉屏风散每诊必投。

五、耳聋左慈丸治疗耳鸣

耳鸣，是患者自觉耳内或头颅内响鸣，而周围环境并无相应声源的一种疾病。正如《外科证治全书》所言："耳鸣者，耳中有声，或若蝉鸣，或若钟鸣，或若火熇熇然，或若流水声，或若簸米声，或睡着如打战鼓，如风入耳。"耳鸣为患者的自觉症状，既可单独成为一种疾病，也可以是其他疾病当中的一个症状。

《医学入门》说："耳鸣乃聋之渐也"。《杂病源流犀烛》亦称："耳鸣者，聋之渐也，惟气闭而聋者，则不鸣，其余诸般耳聋，未有不先鸣者。"由此可见，耳鸣会导致听力下降或丧失，不仅影响人们的日常生活、工作、学习、情绪、睡眠，还对身心健康、家庭和睦造成伤害，给患者带来极大的痛苦。中医对耳鸣的辨证论治有其独到之处，能弥补西医治疗上的不足。兹录笔者治疗耳鸣验案一则。

【案例】谭某，男，20岁，学生。既往有痔疮出血、多处体癣病史。因"反复两耳响鸣，睡眠短浅3月"于2017年5月8日就诊。

患者3个月前无明显诱因出现两耳响鸣，睡眠短浅，中西医治疗，症状反复发作。

初诊症见：两耳响鸣，晨起口干，渴喜饮水，睡眠短浅，精神不减，饮食如常，二便调匀，舌质红，苔薄黄，脉沉缓。

查体：血压110/80mmHg，听力正常，双肺呼吸音清晰，心率84次/分，律齐，腹软，双下肢无浮肿。

西医诊断：神经性耳鸣。

中医辨病：耳鸣。

辨证：肝肾不足，脾虚痰伏，髓海空虚，清窍失养。

治法：健脾益气，豁痰利窍，滋养肝肾，填精补髓。

方药：耳聋左慈丸加减。

处方：山药15g　茯苓15g　山茱萸10g　生地黄15g
　　　　泽泻10g　柴胡10g　制远志10g　牡丹皮10g
　　　　灵芝15g　磁石10g　石菖蒲10g

上方 7 剂，一日 1 剂，以水煎煮，磁石先煎，取汁 600mL，分早、中、晚 3 次温服。

二诊症见：两耳响鸣减轻，晨起口干好转，睡眠短浅改善，精神不减，饮食如常，二便调匀，舌质红，苔薄黄，脉沉缓。

处方：山药 15g   茯苓 15g   白芍 15g   生地黄 15g

      泽泻 10g   柴胡 10g   磁石 10g   牡丹皮 10g

      山茱萸 10g   制远志 10g   石菖蒲 10g

上方 7 剂，一日 1 剂，以水煎煮，磁石先煎，取汁 600mL，分早、中、晚 3 次温服。

【按】耳司听觉，为清阳之气上通之处。《灵枢·口问》曰："耳者宗脉之所聚。"全身各大脉络会聚于耳，使耳与全身各脏腑发生联系。耳位于头面部，虽是局部器官，但它的生理功能与病理变化，均与肾、心、肝、胆、脾等脏腑功能密不可分。

耳为肾之外窍，肾精充沛，髓海得濡，则听觉正常；若肾精耗损，髓海空虚，不能上濡清窍，即可导致耳鸣耳聋。

心气通于耳，心火、肾水相互调济，则"清净精明之气上走空窍，耳受之而听斯聪矣"。若忧思伤心，心虚血耗，清窍失养，必致耳鸣耳聋。

肝主疏泄，喜条达而恶抑郁；胆主决断，为中正之官。若肝气失于疏泄，郁而化火，或暴怒气逆，肝胆之火循经上扰，清窍被蒙，亦可造成耳鸣耳聋之病。

脾主运化水谷及输散精微，脾气健运，则耳得濡养。若脾不能化生气血上奉于耳，耳失濡养；或脾为湿困，清阳不升，浊阴不降，蒙蔽耳窍，则耳鸣耳聋即成。

就本例耳鸣而言，患者为青年男性，既往有痔疮出血、多处体癣病史，可知其人素体脾虚，气血不足。盖痔疮反复出血、多处体癣日久不愈，气血暗耗，伤及肝肾，髓海空虚，清窍失养，故两耳响鸣。肝肾阴虚，气血不足，魂无所藏，心神失养，故睡眠短浅。脾虚生痰，痰郁化热，痰热上扰，影响气血运行，妨碍脏腑气化，故两耳响鸣，晨起口干，渴喜饮水。舌质红，苔薄黄，脉沉缓，皆为肝肾不足，清窍失养之征。

本例患者的主要病机为肝肾不足，髓海空虚，主症是两耳响鸣，兼症为睡眠短浅，肝肾阴虚突出，热象不甚明显。考《小儿药症直诀》耳聋左慈丸，乃六味地黄丸加柴胡、磁石组成，故笔者初诊选用耳聋左慈丸加减治疗。方中生地黄滋肾填精；山茱萸滋肾益肝；山药滋肾补脾；泽泻泻肾降浊；牡丹皮清肝泻火；茯苓淡渗脾湿；柴胡平肝舒郁；磁石重镇潜阳；制远志、石菖蒲开窍豁痰；灵芝化痰安神。十一味药物配合，共奏健脾益气，豁痰利窍，填精补髓，滋养肝肾之效。

二诊时诸症悉减，效不变法更方，故予首诊处方去灵芝，加白芍以补血敛肝，防止柴胡升发太过。由于本病辨证准确，治法用药恰当，所以能够取得满意疗效。

耳鸣为临床常见病、多发病，65岁以上的老年人发病率较高，其中有单纯耳鸣者，有耳鸣耳聋并见者，病程长短、病情轻重不一，应及早就医。运用中西医结合，酌选中药、西药、针灸、穴位注射、高压氧等治疗，既发挥了西医西药的专长，又体现了中医中药的优势，有利耳鸣迅速康复。

六、耳鸣耳聋及耳聋左慈丸证治琐谈

耳聋左慈丸载于《小儿药证直诀》，原为肾阴不足，虚火上炎，头晕目眩，耳鸣耳聋而设，由生地黄、山茱萸、山药、茯苓、牡丹皮、泽泻、磁石、柴胡组成。方中生地黄滋肾填精，养阴补血；磁石补肾益精，平肝潜阳；山茱萸滋肾益肝；山药滋肾补脾；泽泻泻肾降浊；牡丹皮清肝泻火；茯苓淡渗脾湿；柴胡舒肝解郁。八味药物相互配合，滋补之中兼施舒郁镇潜，具有滋补肝肾，养阴潜阳之效。正如《饲鹤亭集方》所说："耳聋左慈丸治肾水不足，虚火上升，头眩目晕，耳聋耳鸣等症。"

耳鸣、耳聋属于听觉异常，以耳内鸣响，或听力减弱甚至丧失为主要表现。临床常按肝胆火盛、痰火郁结、风热上扰、肾精亏虚、清气不升五种证型进行辨证论治。

1.肝胆火盛证：此证是肝胆火盛，循经上扰，清窍失灵所致。以突发耳鸣，头痛面赤，口苦咽干，心烦易怒，舌红苔黄，脉弦数为辨证要点。宜清肝泻胆，常用龙胆泻肝汤加减治疗。

2.痰火郁结证：此证是素有痰火，壅阻清窍，气闭失聪所致。以耳如蝉鸣，或鸣如潮声，胸闷痰多，喜得太息，苔薄黄腻，脉象弦滑为辨证要点。宜化痰清火，和胃降浊，常用温胆汤加减治疗。

3.风热上扰证：此证是感受风热，外邪上扰，耳窍被遏所致。以耳鸣耳痒，畏寒发热，头痛身痛，苔薄黄，脉浮数为辨证要点。宜疏风清热，常用银翘散加减治疗。

4.肾精亏虚证：此证是精血不足，清窍失养，邪火上乘所致。以耳鸣耳聋，头晕目眩，手足心热，腰酸膝软，舌红苔少，脉细弱为辨证要点。宜滋肾降火，敛精潜阳，常用耳聋左慈丸加减治疗。

5.清气不升证：此证是脾气虚弱，阳气不能上奉，清窍失养所致。以耳鸣耳聋，时轻时重，四肢困倦，大便溏薄，苔薄白腻，脉细弱为辨证要点。宜益气升清，常用益气聪明汤加减治疗。

《灵枢·脉度》曰："肾气通于耳。"《灵枢·海论篇》云："髓海不足，则脑转耳鸣。"《素问·至真要大论》有言："少阳司天，客胜则……耳聋。"可见，耳鸣耳聋与肝肾关系最为密切。耳聋左慈丸治疗肝肾不足，虚火上炎的耳鸣耳聋有一定的疗效，但耳鸣耳聋是世界性疑难杂症，即使辨证准确，用药恰当，也不易速效，医患双方在治疗时应有耐心。

七、耳鸣的辨证论治

【案例】王某，女，57岁，退休教师。既往有头部车祸外伤、贫血、高脂血症、心脏早搏病史。因"反复左侧头昏头胀，左耳响鸣半年"于2021年1月2日就诊。

半年前，患者无明显诱因出现左侧头昏头胀，左耳响鸣，听力减退，中西医治疗，症状反复发作。

初诊症见：左侧头昏头胀，左耳响鸣，听力减退，口苦咽干，渴喜饮水，足软乏力，饮食如常，二便调匀，舌淡红，苔薄少，脉沉缓。

查体：血压 100/70mmHg，双肺呼吸音清晰，心率 84次/分，律齐，腹软，双下肢无浮肿。

建议患者血常规、心电图、颈椎 DR 片、颅脑 CT 平扫检查，患者拒绝。

西医诊断：（1）后循环缺血；（2）神经性耳鸣。

中医辨病：（1）眩晕；（2）耳鸣。

辨证：肝肾两亏，髓海空虚，风痰上扰，清窍不利。

治法：化痰熄风，滋养肝肾。

方药：半夏白术天麻汤合六味地黄丸加减。

处方：茯苓 15g　陈皮 10g　白术 15g　法半夏 10g
　　　天麻 10g　山药 30g　丹皮 10g　山茱萸 10g
　　　泽泻 10g　生地黄 15g　蔓荆子 10g

上方 6 剂，一日 1 剂，以水煎煮，取汁 600mL，分早、中、晚 3 次温服。忌生葱、生姜、花椒、胡椒等辛辣燥火之物；饮食不宜过咸、过甜、过酸、过于油腻。

二诊症见：左侧头昏头胀好转，左耳响鸣减轻，听力稍有提高，口苦咽干，渴喜饮水，足软乏力，饮食如常，二便调匀，舌淡红，苔薄少，脉沉缓。

药已取效，无须更换，予初诊处方 6 剂，用法同前。饮食禁忌同前。

三诊症见：左耳响鸣已止，听力显著提高，左侧头昏头胀亦瘥，口苦咽干，渴喜饮水，精神尚可，下肢有力，饮食如常，二便调匀，舌淡红，苔薄少，脉沉缓。

守二诊处方 6 剂，煎法服法同前。饮食禁忌同前。6 剂药尽，诸症悉除。

【按】本例患者的主症一是左侧头昏头胀，口苦咽干；二是左耳响鸣，听力减退。《丹溪心法·痰》曾说："痰之一物，随气升降，无处不到。"《素问·评热病论篇》记载："邪之所凑，其气必虚。"日本医家丹波元坚解释这段经文曾说："此非邪凑则气虚之谓，言气所虚之处，邪必凑之。"所以，患者左侧头部、左耳出现症状，表明左侧头部、左耳是风痰上扰受邪之处；左侧头部、左耳是肝肾两亏，经气虚弱不能抗御病邪之处。

本例患者的主要病机可概括为肝肾两亏，风痰上扰。其病虚实相兼，其证本虚标实。本虚者，在于肝肾阴虚，髓海不充，清窍失养。标实者，在于风痰上扰，干犯颅脑，清窍不利。故在治疗上，笔者选用六味地黄丸滋养肝肾，填精补髓治本虚；选用半夏白术天麻汤健脾运湿，化痰熄风治标实。由于辨证恰当，因此治疗效果甚好，仅就医 3 次，服药 18 剂，头昏头胀，耳鸣失聪均获治愈。

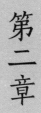

第二章

外科疾病

一、瘾疹的辨证论治

【案例】张某，男，14岁，初中二年级在校学生，既往无特殊，最近喜食烧烤之物。因"反复皮肤红斑，潮红瘙痒2月"于2021年2月22日就诊。

2月前，患者皮肤无明显诱因出现斑点，或如云片，时有时无，潮红瘙痒，西医予氯雷他定、维生素C、葡萄糖酸钙、糖皮质激素等治疗，症状仍反复发作。

初诊症见：晨起口臭，皮肤斑点，或如云片，此起彼伏，高出皮面，潮红瘙痒，活动汗出，睡眠盗汗，饮食如常，二便调匀，舌尖边红，苔薄黄，脉沉缓。

查体：血压100/70mmHg，双肺呼吸音清晰，心率84次/分，律齐，腹软，双下肢不浮肿。

西医诊断：急性荨麻疹。

中医辨病：瘾疹。

辨证：肺脾气虚，风夹湿热，郁于肌肤。

治法：疏风养血，清热除湿，补益肺脾。

方药：消风散合玉屏风散加减。

处方：当归12g　黄柏9g　白鲜皮9g　生地黄12g

　　　黄芪15g　蝉蜕5g　僵蚕9g　地肤子12g

　　　白术12g　防风6g　生甘草3g

上方7剂，一日1剂，以水煎煮，取汁600mL，分早、中、晚3次温服。忌虾、蟹等海产品，忌椿芽、鹅蛋、蚕蛹等发风之物；不宜食生姜、辣椒、胡椒、牛肉、羊肉、狗肉等助阳燥火之物。

二诊症见：晨起口臭好转，皮肤斑点、云片发作减轻，活动汗出、睡眠盗汗，饮食如常，二便调匀，舌尖边红，苔薄黄，脉沉缓。

处方：当归 12g　黄柏 9g　白术 12g　白鲜皮 9g
　　　　黄芪 15g　僵蚕 9g　蝉蜕 5g　地肤子 12g
　　　　防风 6g　蒺藜 9g　生地黄 12g

上方 10 剂，一日 1 剂，以水煎煮，取汁 600mL，分早、中、晚 3 次温服。饮食禁忌同前。10 剂中药服毕，诸症悉除。

【按】瘾疹与肺脾生理、病理关系甚为密切。盖脾主运化，主肌肉及四肢。若脾虚不运，湿邪内生，郁久化热；或饮食不节，过多摄入辛辣炙爆、肥甘厚味之物，酿生湿热，复感风邪，风夹湿热，侵淫肌肤，营卫失调，瘾疹之病即成。肺主气，主宣发肃降，外合皮毛。肺气虚弱，卫外不固，则易感外邪。若风寒、风湿、风热、湿热之邪外袭人体，郁于肌肤腠理，营卫失调，瘾疹之病亦成。

消风散的药理及临床研究表明，该方具有抗炎、抗过敏、止痒、抗变态反应和免疫调节作用。

玉屏风散的药理研究证实，该方对机体的免疫功能呈双向调节作用，是一种较好的免疫促进剂。对物理、化学等有害因素刺激有非特异性抵抗力，在过敏原中和、减少变态反应性疾病的复发方面疗效明显。

综上所述，瘾疹由肺脾气虚，湿热蕴结，郁阻肌肤者，可以选用清热除湿，养血祛风的消风散，配合健脾益肺，固表实卫的玉屏风散加减治疗。

本例瘾疹，初诊用防风祛风散寒；蝉蜕散风除热，使风去则痒止。因"治风先治血，血行风自灭"，故辅生地黄、当归养血活血；再增黄芪、白术健脾益气；伍白鲜皮、地肤子清热除湿；加僵蚕祛风止痒；施黄柏清热燥湿；予生甘草清热解毒。十一味药物相互配合，具有疏风养血，清热除湿，补益肺脾之效。

二诊时患者的瘾疹病情大减，故予初诊处方去生甘草，加蒺藜以活血祛风；重用黄芪以补益肺脾，防止瘾疹复发。

瘾疹与患者先天禀赋不足有关，相当于西医的荨麻疹，是一种常见的过敏性皮肤病，可由食物、药物、环境因素、物理因素以及肠道寄生虫等诱发。中医临床多按风寒、风热、湿热、气血不足、阴虚血燥进行辨证论治。瘾疹一般发生于体表肌肤，严重者可引起呼吸道、胃肠道出现相关症状。倘患者伴有喉头水肿、呼吸困难、血压下降、过敏性休克等病症时，应立即送入就近医院急诊。待患者上述并发症缓解后，仍然按照中医的理、法、方、药进行辨证论治。

二、粉刺的辨证论治

【案例】陶某，男，21岁，学生，既往无特殊。因"面部丘疹，其形如豆1年"于2017年6月28日就诊。

初诊症见：面部丘疹，其形如豆，或伴潮红，或伴瘙痒，挤之有白色脂栓溢出，散在囊肿、痘坑，反复发作，久治难愈，精神不减，饮食如常，二便调匀，舌尖红，苔白黄，脉沉缓。

查体：血压100/70mmHg，双肺呼吸音清晰，心率78

次/分，律齐，腹软，双下肢不浮肿。

西医诊断：颜面痤疮。

中医辨病：粉刺。

辨证：肺脾气虚，湿热夹痰，郁滞肌肤。

治法：健脾补肺，清热除湿，佐以祛痰。

方药：参苓白术散合玉屏风散加味。

处方：党参 15g　茯苓 15g　白术 15g　地肤子 15g

　　　防风 10g　黄芪 30g　僵蚕 10g　薏苡仁 30g

　　　山药 30g　砂仁 6g　蒲公英 30g

上方 6 剂，一日 1 剂，以水煎煮，砂仁后下，取汁600mL，分早、中、晚 3 次温服。忌酒，忌虾、蟹等海产品，忌鸡蛋、蚕蛹等发风之类食物；不宜食生姜、辣椒、胡椒、牛肉、羊肉、狗肉等生阳动风之物；少进过咸、过甜、过酸等助湿碍脾之物。

患者半个月后复诊，面部丘疹大减，疹不潮红，瘙痒已瘥，囊肿尽消，舌尖红，苔白黄，脉沉缓。

予初诊方药 6 剂告愈。

次年三月，患者面部丘疹复发，又予原方 6 剂，药后丘疹全愈。随访至今，面色红润，皮肤痘坑消失，粉刺未再复发。

【按】粉刺是毛囊、皮脂腺的一种慢性炎症性皮肤病，好发于年轻人，以面颈部、胸背部皮肤丘疹、脓疱、结节、囊肿为主要症状；多反复发作，缠绵难愈，在疾病过程中或皮损愈合后，常常伴有色素沉着、凹陷性或肥厚性瘢痕。

证之临床，粉刺多为肺脾气虚，湿热壅遏肌肤所致。治疗宜清热利湿，补益肺脾，可予参苓白术散合玉屏风散随证加减。笔者运用上方治疗此种粉刺，证属热邪偏盛，脓疱疼痛，周边潮红者，常加连翘以清热解毒；证属湿邪偏盛，疹破脂出，瘙痒流滋者，常加苍术以祛风燥湿；证兼痰浊积滞，囊肿如索，结节高耸者，常加白芥子以化痰散结；证兼瘀血阻络，色素沉着，瘢痕黯黑者，常加川芎以活血逐瘀。

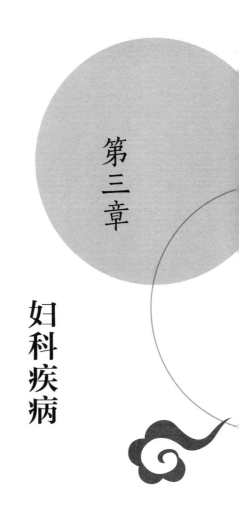

第三章

妇科疾病

一、月经先后无定期证治

月经先后无定期在临床很常见，多为肝气郁结，脾肾两虚，冲任失调所致。治以疏肝解郁，补益脾肾，调理冲任，方用大补元煎合归肾丸、定经汤加减治疗，可使月经尽快恢复正常，伴随症状迅速消除。

【案例】唐某，女，42岁，公务员，既往有少量饮酒史，12岁月经初潮。因"月经先后无定期，经量减少2年"于2018年4月2日就诊。

2年前，患者无明显诱因出现月经先后无定，经量减少，中西医多方治疗，病情如故。

初诊症见：睡眠多梦，大便或干或稀，经净三日，上次月经延后四十余日始潮，经水极少，状似将绝，平素月经来潮先后无定，色黯量少，经期三至十日，带下不多，舌偏暗，苔薄白微黄，脉沉缓。

查体：血压100/70mmHg，双肺呼吸音清晰，心率78次/分，律齐，腹软，双下肢不浮肿。

西医诊断：（1）月经不规则；（2）月经稀少。

中医辨病：（1）月经先后无定期；（2）月经过少。

辨证：肝郁肾虚，冲任失调。

治法：疏肝理脾，补肾调经。

方药：大补元煎合四物汤加减。

处方：人参10g　山药15g　杜仲15g　熟地黄15g

　　　　当归15g　白芍15g　川芎10g　枸杞子10g

　　　　灵芝15g　山茱萸10g　炙甘草3g

上方 7 剂，一日 1 剂，以水煎煮，取汁 600mL，分早、中、晚 3 次温服。

二诊症见：症状同前，舌偏暗，苔薄白微黄，脉沉缓。

再进初诊处方 7 剂，煎煮、服法同前。

三诊症见：睡眠多梦，月经适来，过期十四日始潮，舌偏暗，苔薄白微黄，脉沉缓。

方药：大补元煎合归肾丸加减。

处方：黄芪 30g　山药 15g　茯苓 15g　枸杞子 10g
　　　党参 15g　杜仲 15g　白芍 15g　熟地黄 15g
　　　灵芝 15g　山茱萸 10g

上方 4 剂，一日 1 剂，以水煎煮，取汁 600mL，分早、中、晚 3 次温服。

四诊症见：睡眠多梦，大便或干或稀，经净四日，经量不多，经行三日即止，舌偏暗，苔薄白微黄，脉沉缓。

治法：疏肝理气，健脾和营，补肾调经。

方药：定经汤合归肾丸加减。

处方：柴胡 10g　当归 15g　白芍 15g　熟地黄 15g
　　　山药 15g　党参 15g　黄芪 30g　枸杞子 10g
　　　杜仲 15g　茯苓 15g　山茱萸 10g

上方 7 剂，一日 1 剂，以水煎煮，取汁 600mL，分早、中、晚 3 次温服。

五诊症见：乳房胀痛，睡眠多梦，经净十七日，上次月经过期十四日始潮，经行三日即止，舌偏暗，苔薄白微黄，脉沉缓。

方药：定经汤合归肾丸、当归补血汤加减。

处方：柴胡 10g　当归 15g　白芍 15g　山茱萸 10g

　　　山药 15g　黄芪 30g　杜仲 15g　熟地黄 15g

　　　茯苓 15g　香附 10g　青皮 10g

上方 4 剂，一日 1 剂，以水煎煮，取汁 600mL，分早、中、晚 3 次温服。

六诊症见：乳房胀痛减轻，睡眠多梦好转，月经适来，如期而至，经量增加，平素月经来潮先后无定，色黯量少，经期三至十日，带下不多，舌偏暗，苔薄白微黄，脉沉缓。

予五诊处方去青皮，加灵芝 15g，取药 4 剂，一日 1 剂，煎煮、服法同前。

自此以后，每月门诊随访 1 次，每次予上方加减，取药 7 剂，连续治疗 3 个月，患者面色红润，乳房痛止，睡眠改善，饮食如常，二便调匀，月经正常。

【按】人体以脏腑、经络为本，以气血为用。女性在脏器上有胞宫，在生理上有月经、胎孕、产子和哺乳，这些与男性的区别便构成了女性的生理特点。女性的经、孕、产、乳等特殊功能，主要是脏腑、经络、气血乃至天癸的化生功能作用于胞宫的具体表现。

胞宫周期性出血，月月如期，经常不变，称为"月经"，又称"月事""月水""月信"等。正如明代李时珍说："女子，阴类也，以血为主，其血上应太阴，下应海潮。月有盈亏，潮有朝夕，月事一月行，与之相符，故谓之月水、月信、月经。"正常月经是女子发育成熟的标志之一。月经从初潮到绝经，中间除妊娠期、哺乳期外，都是有规律地按时来潮。由于年龄、体质、气候变迁、生活环境等影响，月经周期、经期、经量等有时也会有所改变。

不正常月经，是人体脏腑功能失常、气血失调、或致病因素直接损伤胞宫，影响冲任而引起的疾病。冲任损伤在妇科病机中占有核心地位。盖肾藏精，主生殖，胞络系于肾；若肾阴亏损，则精亏血少，冲任血虚，血海不按时满盈，可致月经后期、月经过少。肝藏血，主疏泄，性喜条达；若情志不畅，肝气郁结，则血为气滞，冲任不畅，血海蓄溢失常，可引起月经先后无定期。脾主运化，主升清，与胃同为气血生化之源；若脾虚血少，化源不足，冲任血虚，血海不按时满盈，可致月经后期、月经过少。所以脏腑功能失常，气血失调导致冲任损伤，由此产生的经、带、胎、产、杂病，常用补肾滋肾、疏肝养肝、健脾和胃、调理气血等法来调补冲任。

《黄帝内经·上古天真论》云："女子七岁，肾气盛，齿更发长。二七，而天癸至，任脉通，太冲脉盛，月事以时下，……七七，任脉虚，太冲脉衰少，天癸竭，地道不通，故形坏而无子也。"患者12岁月经初潮，提前2年天癸即至；年方42岁，尚未至"七七"之龄，即月经先后无定期，经量减少，可知素体先天不足，肾精亏虚。

今肾精亏虚，气血化生减少，冲任气血不足，故症见月经量少，经期延后。肾精亏虚，冲任失调，不能约束气血，故症见月经提前，经期延长。乳房属胃，乳头属肝，冲脉所司在肝而又隶于阳明。今肝气郁结，疏泄失常，气血不畅，壅阻乳络，"不通则痛"，故症见月经色黯，乳房胀痛。气血不足，肝不藏魂，心神失养，故症见睡眠多梦。原本肾虚，再兼肝气郁结，横逆乘脾，脾肾两虚，运化失司，故大便或干或稀。舌偏暗，苔薄白微黄，脉沉缓，皆为肝郁肾虚，冲任失调之征。

《傅青主女科》曾说"经本于肾""经水出诸肾"。《女科经论·月经门》有言："妇人经水与乳，俱由脾胃所生。"《景岳全书》明确表示："故调经之要，贵在补脾胃以资血之源，养肾气以安血之室，知斯二者，则尽善矣。"

综上所述，调经重在调治脾肾。补肾在于益先天之真阴，以填精养血为主。扶脾在于益气血之源，以健脾升阳为主。脾胃健运，气血充足，则源盛而流畅。故笔者首诊选用大补元煎合四物汤加减以疏肝理脾，滋肾益气，补血调经。方中人参、山药补益脾肾；山茱萸、枸杞子补肾填精；熟地黄养血益阴；白芍补血柔肝；灵芝健脾益气；杜仲补益肝肾；炙甘草调和诸药。然而用药不宜过用甘润或辛温之品，以免滞碍脾阳或耗伤胃阴。于是又在方中辅以当归养血活血；川芎活血疏肝。后期患者出现乳房胀痛，考虑四诊以前所投方药，补益脾肾有余，疏肝理气不足，故予五诊起加柴胡、香附、青皮以疏肝解郁，调畅气机，将治法、方药构成攻补兼施，以补为主，补中寓攻之势。如此辨证论治，终使患者月经正常，诸症悉除。

二、月经先后无定期证治琐谈

月经先后无定期也称经乱、月经愆期，是临床常见的一种妇科疾病，以月经不按正常周期来潮为主症。中医妇科学教材及一般妇科书籍，对本病均按肝郁、脾虚、肾虚辨证论治。由于本病兼症很少，临床辨证较难；女子以肝为先天，每有情志失调；脾病日久，穷必及肾。所以笔者在二十九年前就写了《月经愆期调治三步法》，发表于《黑龙江中医药》杂志，后收入拙著《夏斌医论集》。该文对临床辨证施治具有一定的指导意义，现简述该文要点如下：

第一步：法取疏肝补肾—方用定经汤—月经前期服用。

月经先后无定期，首先应该疏肝解郁，补益肾精，笔者推荐以定经汤加减治疗。此法用于月经来潮前，通常在经前一周开始服药。《傅青主女科·调经》曾说："妇人有经来断续，或前或后无定期，人以为气血之虚也，谁知是肝气之郁结乎……肝郁则肾亦郁矣……方用定经汤。"

定经汤之所以能够治疗月经先后无定期，并且在月经前使用最好，《傅青主女科·调经》说得明白："此方疏肝肾之气，非通经之药也；补肾之精，非利水之品也。肝肾之气舒而精通，肝肾之精旺而水利，不治之治，正妙于治也。"从傅氏定经汤的方解可以看出，月经先后无定期的病因病机，主要在于肝郁肾虚，气血不畅。所以治疗法则，第一步应该疏肝理气，补益肾精，用定经汤随证加减较为恰当。

第二步：法取健脾养心—方用归脾汤—月经期间服用。

月经先后无定期，其次应该健脾益气，养血补心，笔者推荐以归脾汤加减治疗。此法用于月经来潮期，通常在经期第一日至月经干净日服药。月经是子宫流出的血液，月经来潮期间，体内血液较平时相对减少。《女科经论·月经门》有言："妇人经水与乳，俱由脾胃所生。"说明人体气血，与脾胃功能关系密切。《灵枢·客邪》记载："心者，五脏六腑之大主。"《素问·评热病论》还说："胞脉者，属心而络于胞中。"两者皆指出子宫脉络血液的生成和运行，与心的功能密切相关。

盖心主血脉，心的气血充足，则血液化生、运行正常；心又主神志，若情志不调，疏泄失常，内分泌紊乱，冲任气血盈亏无度，月经或前或后，则月经先后无定期之病即成。综上所述，月经先后无定期在经水来潮期间，其生理功能和病理变化都与心脾关系密切。所以月经先后无定期的治疗法则，第二步应该健脾益气，养血补心，用归脾汤随证加减较为恰当。若平素月经过多，或经期延长者，归脾汤应去当归，随证加减药物，也不能使用活血之品。

第三步：法取调补冲任—方用大补元煎合左归丸—月经后期服用。

月经先后无定期，最后应该补益肾精，调理冲任，笔者推荐以大补元煎合左归丸加减治疗。此法用于经净以后时期，通常在月经干净后第一至第七日服药。月经是冲脉、任脉血液下注子宫，再由子宫按时流出而成。冲脉总领诸经气血，为十二经之海；任脉总揽全身阴经，为阴脉之海；冲为血海，任主胞胎。冲任同起胞中，源出于肾。《临证指南医案·调经》批注曰："经带之疾，全属冲任。"《傅青主女科》曾说："经本于肾""经水出诸肾"。足见调补冲任，就是调补肾脏。所以月经先后无定期的治疗法则，应该补肾填精，调理冲任，用大补元煎合左归丸加减治疗较为恰当。

总之，月经先后无定期的病因病机是肝郁肾虚，气血不畅，最好的调治方法，第一步应该疏肝理气，补益肾精，宜予定经汤加减治疗。因月经期间的生理病理与心脾关系密切，第二步应该健脾益气，养血补心，宜予归脾汤加减治疗。由于"经带之疾，全属冲任""经水出诸肾"，第三步应该补肾填精，调理冲任，宜予大补元煎合左归丸加减治疗。

三、定经汤治疗月经后期

定经汤出自《傅青主女科》，由熟地黄、山药、菟丝子、柴胡、白茯苓、白芍、当归、荆芥穗组成，具有疏肝补肾，养血调经的功效，主治肝郁肾虚所致的月经不调、月经提前、月经延后、月经先后无定期等证。

《傅青主女科》说："妇人有经来断续，或前或后无定期，人以为气血之虚也，谁知是肝气之郁结乎！"傅氏告诉后之医者，月经紊乱，不仅是气血虚弱的缘故，肝气郁结也会造成月经不规则。《傅青主女科》又说："夫经水出诸肾，而肝为肾之子，肝郁则肾亦郁矣。肾郁而气必不宣，前后之或断或续，正肾之或通或闭耳。"傅氏对肝气郁结影响月经应时而下解释道：月经来源于肾，肝为肾之子，肝气一旦郁结，肾气也会随之郁结。肾气郁结以后，必定不能宣通经血，这样月经的差前错后，或者来潮或者不来潮，实际上就是肾气宣通经血与不宣通经血的问题了。所以针对肝气郁结，肾气不宣的月经不调，《傅青主女科》指出："治法宜舒肝之郁，即开肾之郁也，肝肾之郁既开，而经水自有一定之期矣。"

对于月经不调，历代医家多从肝郁、脾虚、肾虚论治。笔者认为，现代社会生活节奏加快，工作压力增大，精神负担过重，常常引起妇女肝气郁结，化火伤阴，肾精亏虚，冲任失调，从而导致月经紊乱、月经稀少，甚或闭经等证。月经不调的主要病机为冲任气血不调，经血蓄溢失常，故辨证论治多从肝郁肾虚入手，在疏肝补肾，调理冲任的基础上，或兼补益脾气，或兼燥湿化痰，或兼滋阴养血，可获得满意的临床疗效。

【案例】徐某，女，34岁，医务人员，既往无特殊。因"反复月经延后，色黯量少3年"于2018年8月16日就诊。

患者3年前无明显诱因出现月经不调，中西医多方治疗，症状仍反复发作。

初诊症见：形体肥胖，月经不潮，过期三十八日，平素月经延后，色黯量少，杂有血块，经期七至八日，经前腰骶发胀，小腹隐痛，白带色白，清稀量多，舌偏暗，苔薄少，脉细。

查体：血压120/80mmHg，双肺呼吸音弱，心率78次/分，律齐，腹丰满，双下肢无浮肿。

西医诊断：月经不规则。

中医辨病：月经后期。

辨证：肝郁肾虚，冲任不足。

治法：疏肝理脾，养血活血，补肾调经。

方药：定经汤合四物汤加减。

处方：山药15g　白芍20g　当归15g　熟地黄15g
　　　柴胡10g　茯苓15g　黄芪20g　益母草30g
　　　川芎10g　路路通10g　川牛膝15g

上方7剂，一日1剂，以水煎煮，取汁600mL，分早、中、晚 3 次温服。

二诊症见：腰脊胀痛，月经过期四十五日不潮，舌偏暗，苔薄少，脉细。

治法：疏肝理脾，燥湿化痰，养血活血，补肾调经。

方药：定经汤合四物汤、二陈汤加减。

处方：柴胡 10g　当归 15g　白芍 15g　生地黄 15g

山药 15g　茯苓 15g　陈皮 10g　菟丝子 15g

半夏 10g　川芎 10g　川牛膝 15g

上方 7 剂，一日 1 剂，以水煎煮，取汁 600mL，分早、中、晚 3 次温服。

三诊症见：腰脊胀痛，月经过期五十三日不潮，舌偏暗，苔薄少，脉细。

考虑辨证无误，本病已及 3 年，点滴之药难愈，仍予前方 7 剂，用法同前。

四诊症见：月经适来，已行一日，延后两月始至，经量偏少，经色黯红，杂有血块，舌偏暗，苔薄少，脉细。

治法：燥湿化痰，滋阴补肾，养血调经。

方药：大补元煎合左归饮、二陈汤加减。

处方：党参 15g　山药 15g　生地黄 15g　枸杞子 10g

白芍 15g　黄芪 30g　山茱萸 10g　茯苓 15g

半夏 10g　陈皮 10g　炙甘草 3g

上方 5 剂，一日 1 剂，以水煎煮，取汁 600mL，分早、中、晚 3 次温服。

五诊症见：经行六日，舌偏暗，苔薄少，脉细。

继续予前方 5 剂治疗。8 个月以后，患者因痛经就诊，诉月经每月按时而至，经色黯红，经量偏少。

【按】肝藏血，主疏泄，易被情志所伤而出现肝气郁结。肾藏精，主生殖，经水出之于肾。肝属木，肾属水，互为母子关系。

患者为中年女性，长期工作压力大，加之胎产房劳，导致肝气郁结，肾精亏虚，冲任不足，血海蓄溢失常，最终病发月经后期，故症见月经不潮，平素月经延后。肾精亏虚，生化不及，故经量偏少。肝气郁滞，血行受阻，瘀血内停，故经色黯红，杂有血块。肝郁不舒，气血呆滞，经脉瘀阻，故腰骶发胀，小腹隐痛。肝郁及肾，肾失气化，故白带色白，清稀量多。舌偏暗，苔薄少，脉细，均为肝郁肾虚之征。

本例病机在于肝郁肾虚，冲任不足，故首诊方予定经汤合四物汤加减以疏肝理脾，养血活血，补肾调经。方中柴胡疏肝解郁；当归、白芍养血柔肝；茯苓、山药健脾益气；熟地黄补肾填精；川牛膝补益肝肾；川芎行气活血；益母草、路路通行血通经。

二诊时患者腰脊发胀，月经过期四十五日不至，结合其形体肥胖的痰湿体质，考虑患者月经延后除肝郁肾虚外，尚兼有痰阻冲任，影响气血流畅。故去熟地黄、路路通、益母草、黄芪，加半夏、陈皮燥湿化痰；增菟丝子补益肾精；伍生地黄滋养肝肾。

三诊时患者月经过期五十三日不至，考虑本病已及三年，应是治疗不易，药证相符，治法方药无须变更，故守方再进。

四诊时患者月经来潮，故予大补元煎合左归饮、二陈汤加减以燥湿化痰，滋阴补肾，养血调经。药用生地黄、山茱萸、枸杞子滋补肝肾；党参、茯苓、山药健脾益气；半夏、陈皮燥湿化痰；黄芪补益肾气；白芍缓急止痛；炙甘草补中和药。十一味药物配合，共奏疏肝理脾，燥湿化痰，滋阴补肾，养血调经之效。五诊时患者仍处经期，此次经水即将干净，舌脉不变，辨证论治同前，故予四诊方药5剂续服。

本病治疗从肝肾入手，兼以健脾补气，燥湿化痰，养血益阴，使肝气能疏，肾精得充，经水有源，冲任痰浊祛除，气血疏泄有度，所以患者至此月经通调，能够按照规则应时而下。

四、大补元煎的临证应用

大补元煎出自《景岳全书》，由人参、熟地黄、当归、枸杞子、山茱萸、杜仲、山药、炙甘草组成。原为男妇气血大坏，精神失守之危剧病证而设。功可回天赞化，救本培元，大补气血，故张景岳称之为"救本培元第一要方"。《千家妙方》以本方去炙甘草，加升麻、鹿角胶，治疗年老体虚，中气不足所致的重度子宫脱垂。《验方新编·卷十》，则以本方的人参易党参，去当归，加肉桂、附子、白术、故纸，治疗痘疹误服凉药，呕吐泄泻，痘不起发，危在旦夕之症。

现代药理研究表明，大补元煎具有调节肝脏能量代谢、调节甲状腺组织化学成分；促进机体核酸、蛋白质代谢；保护下丘脑的神经分泌和垂体前叶细胞分泌；延缓卵巢、子宫、睾丸衰老等作用。临床之中，笔者多用此方加减治疗久病体虚、亚健康状态、头发早白、脱发、月经过少、月经后期、月经先后无定期、闭经、缺乳、小儿发育不良、小儿肾炎、阳痿、遗精、早泄、男子精癃症等肝肾两虚、气血不足所致疾病，举月经病案例如下。

【案例】邓某，女，45岁，教师，既往无特殊。因"月经量少4月"于2019年5月16日就诊。

4月前，患者无明显诱因出现月经量少，未就医治疗。

初诊症见：午后思睡，易感外邪，月经适来，已行四日，平素月经如期，色淡暗量少，经行六至七日干净，经前外阴瘙痒，舌质淡，苔薄白黄，脉沉缓。

查体：血压110/70mmHg，双肺呼吸音清晰，心率84次/分，律齐，腹软，双下肢无浮肿。

西医诊断：继发性月经稀少。

中医辨病：月经过少。

辨证：肝郁肾虚，冲任不足，腠理空疏。

治法：疏肝理脾，养血调经，补益肺肾。

方药：大补元煎合玉屏风散加减。

处方：人参15g　山药15g　白术15g　山茱萸10g
　　　　杜仲15g　黄芪30g　防风10g　熟地黄15g
　　　　麦冬15g　知母10g　白芍15g

上方7剂，一日1剂，以水煎煮，取汁600mL，分早、中、晚3次温服。嘱患者忌食萝卜，以免影响人参药效。

二诊症见：患者经净五日，面部丘疹，口苦咽干，午后思睡，易感外邪，舌质淡，苔薄白黄，脉沉缓。

处方：人参15g　山药15g　杜仲15g　熟地黄15g

黄芪 30g　白术 15g　防风 10g　山茱萸 10g

茯苓 15g　僵蚕 10g　白芍 15g

上方 10 剂，一日 1 剂，以水煎煮，取汁 600mL，分早、中、晚 3 次温服。嘱患者忌食萝卜，以免影响人参药效。

药后患者月经如期而至，经量增多，经色淡暗，经行六日干净，经前无外阴瘙痒，未再继续服药治疗。

三诊症见：患者头发脱落，口苦咽干，渴喜饮水，手足心热，腰骶隐痛，睡眠多梦，经净十日，此次月经提前，色淡黯量少，经行七日干净，舌尖边红，苔薄黄，脉沉缓。

西医诊断：继发性月经稀少。

中医辨病：月经过少。

辨证：肝郁肾亏，冲任不足，虚热内扰。

治法：疏肝理脾，滋阴清热，益气养血，补肾调经。

方药：大补元煎合百合知母汤、百合地黄汤加减。

处方：人参 15g　山药 15g　知母 10g　山茱萸 10g

杜仲 15g　白芍 15g　灵芝 15g　枸杞子 10g

百合 15g　生地黄 15g　地骨皮 15g

上方 10 剂，一日 1 剂，以水煎煮，取汁 600mL，分早、中、晚 3 次温服。嘱患者忌食萝卜，以免影响人参药效。

四诊症见：头发脱落，其余诸症悉减，月经适来，如期而至，已行五日，经色淡红，经量增多，舌尖边红，苔薄黄，脉沉缓。

续予三诊方药 10 剂，煎法服法同前。饮食禁忌同前。

【按】月经过少，即月经周期正常，经量减少，或经行时间缩短 1~2 天，月经血量亦少，甚至点滴即止。月经过少有虚实之分，虚者多因肝气郁结，肾精亏损，冲任气血不盛所致。该患者易感外邪，午后思睡，可知平素体质不佳，肺气虚弱，加之后天胎产房劳，肾精亏损，难以化生气血，冲任不盛，血海不盈，故而经量减少，经色淡黯。盖女子以肝为先天，以血为本，性温和而喜思虑，情志所伤较男子相对为多。今肝郁肾虚，肝郁则脾失健运，肾虚则精不化气，终致气血生成减少，神失气血濡养，故午后思睡。前阴为肝经循行所过之处，肝肾亏虚，气血不足，阴部肌肤失养，故症见外阴瘙痒。舌质淡，苔薄白黄，脉沉缓，皆为肝郁肾虚，冲任气血不足之征。

综上所述，本例患者月经过少，虚实夹杂，虚多实少，治疗重在滋肾养血调经，疏肝理脾补肺，故首诊选用大补元煎合玉屏风散加减。方中人参大补元气为君，气生则血长；山药补脾益气，助人参以资生化之源；熟地黄、山茱萸生精血，滋肾阴；杜仲补肝肾，调冲任；黄芪、白术、防风合为玉屏风散，补益肺脾之气，防风还能散肝郁，舒脾气。因患者正值经期，故去补血活血之当归，避免经期延长；加知母滋阴清热，兼制防风之温；伍麦冬养阴润肺；配白芍养肝柔肝。诸药合用，共奏疏肝理脾，养血调经，补益肺肾之效。

二诊时患者出现面部丘疹，故去滋阴润燥之知母、麦冬，加僵蚕祛风止痒，增茯苓健脾补中。二诊以后患者病情好转，月经如期而至，经量增多，经前外阴瘙痒消除，但患者近五十日未继续服药巩固治疗，因此三诊时月经提前，色黯量少，兼见头发脱落，渴喜饮水，手足心热，腰骶隐痛，睡眠多梦。此乃肝肾亏损，阴血不足，虚热内扰，消烁津液之候。故继续予大补元煎调补肝肾，益气养血；加百合知母汤、百合地黄汤养阴舒郁；增地骨皮清退虚热；伍灵芝健脾养肺，补心安神。四诊时患者诸症悉减，疗效明显，故续用前法，待下次就诊再酌情调整方药。

大补元煎为张景岳所创名方，临床应用广泛，如病毒性心肌炎、恶性肿瘤放化疗后毒副反应、不孕、肾病综合征、哮喘、慢性病毒性乙型肝炎、肺结核、紫癜、癫痫缓解期等属于肝肾阴虚，气血不足者，随证选用也有较好疗效。

五、月经病的辨证论治

【案例】张某，女，28岁，工人，既往无特殊，13岁月经初潮。因"反复月经色黯量少，经前小腹胀痛1年"于2019年5月20日就诊。

1年前，患者无明显诱因出现月经色黯量少，近期计划怀孕，故前来就医。

初诊症见：月经不潮，过期一日，平素月经延后，色黯量少，偶杂血块，经行二日即止，经前小腹胀痛，舌淡红，苔薄白黄，脉沉缓。

查体：血压120/80mmHg，双肺呼吸音清晰，心率78次/分，律齐，腹软，无压痛，双下肢不浮肿。

西医诊断：（1）月经稀少；（2）痛经。

中医辨病：（1）月经过少；（2）痛经。

辨证：肝郁肾虚，冲任不足，胞宫失养。

治法：疏肝理脾，养血活血，补肾调经。

方药：定经汤合当归补血汤加减。

处方：柴胡 10g　茯苓 15g　白芍 15g　熟地黄 15g

山药 15g　黄芪 15g　党参 15g　炙甘草 3g

当归 15g　砂仁 6g

上方 7 剂，一日 1 剂，以水煎煮，砂仁后下，取汁 600mL，分早、中、晚 3 次温服。

二诊症见（2019 年 5 月 28 日）：经净一日，此次月经推迟十日始至，色黯量少，经行三日，经前小腹胀痛减轻，舌淡红，苔薄白黄，脉沉缓。

治法：疏肝理脾，益气生血，补肾调经。

方药：大补元煎加减。

处方：党参 15g　茯苓 15g　山药 15g　熟地黄 15g

杜仲 15g　白芍 15g　黄芪 15g　山茱萸 10g

砂仁 6g　炙甘草 3g　枸杞子 10g

上方 14 剂，一日 1 剂，以水煎煮，砂仁后下，取汁 600mL，分早、中、晚 3 次温服。

三诊症见（2019 年 6 月 25 日）：经净四日，此次月经如期而至，经量增加，经色转红，经行五日，经前小腹隐痛轻微，舌淡红，苔薄白黄，脉沉缓。

治法：疏肝理脾，益气养血，补肾调经。

方药：定经汤合大补元煎加减。

处方：党参 15g　茯苓 15g　山药 15g　熟地黄 15g

杜仲 15g　白术 15g　白芍 15g　枸杞子 10g

砂仁 6g　山茱萸 10g　炙甘草 3g

上方 14 剂，一日 1 剂，以水煎煮，砂仁后下，取汁 600mL，分早、中、晚 3 次温服。

【按】月经之名首见晋代的《脉经》，明代张景岳在《妇人规·经脉类》中说："月以三旬而一虚，经以三旬而一至，月月如期，经常不变，故谓之月经，又称之月信。"月经是女子发育到成熟阶段，由脏腑、天癸、气血、经络共同协调作用于胞宫的生理现象。肾藏精，肝藏血，脾统血，心主血，肺主气，气帅血。五脏之中，月经的产生与肾、肝、脾三脏关系最为密切。肾精旺盛，天癸泌至，则经水应时而下；肝血充足，气机调畅，则月经标准正常；脾胃健运，化源不竭，则冲任气血充盈。

《素问·上古天真论》有言："女子七岁，肾气盛，齿更发长；二七而天癸至，任脉通，太冲脉盛，月事以时下，故有子。"本例患者为育龄期女性，计划近期怀孕，平素月经色黯，量少延后，偶杂血块，经前小腹胀痛。盖肝郁肾虚，精血亏虚，冲任不足，故经量稀少。冲任不足，血海不能按时满溢，故月经延后。肝失条达，气血郁滞，胞宫失养，不通则痛，不荣亦痛，故经前小腹胀痛。气血郁滞，经行不畅，故经色黯红，偶杂血块。舌淡红，苔薄白黄，脉沉缓，皆为肝郁肾虚，冲任不足之征。

本例月经病的机理，总在肝郁肾虚，冲任不足，胞宫失养。只有肝气条达，肾气充足，冲任经血通畅，胞宫藏泻有度，患者的月经才能正常来潮，患者胞宫才能及时受孕。首诊时患者的月经未至，已延期一日，病机侧重肝郁肾虚，冲任不足，因此选用定经汤合当归补血汤加减。方中柴胡疏肝解郁；当归、白芍养血活血；黄芪、党参益气生血；山药、茯苓健脾益肾；熟地黄滋阴补血；砂仁理气醒脾；炙甘草调药和中。十味药物配合，有疏肝理脾，养血活血，滋补冲任，益肾调经之效。

二诊时患者经净一日，此时血海正处于由满盈而泄溢之时，气血从盛实转至骤虚，病机侧重气血两虚，冲任不足，因此选用大补元煎加减。方中党参、黄芪、茯苓益气健脾；山药、熟地黄、山茱萸、枸杞子滋补肝肾；杜仲温补肾阳；砂仁理气温胃；白芍补血止痛；炙甘草调药和中。十一味药物配伍，有疏肝理脾，益气生血，滋养冲任，补肾调经之效。

三诊时患者经净四日，虽然月经如期而至，经量增加，颜色转红，经前腹痛大减，但肝郁肾虚，冲任失调病情未彻底消除，下次月经来潮之时，可能月经周期、经量、经质又会出现异常，经前小腹胀痛还会复发，故续用定经汤合大补元煎随证加减以巩固疗效。

从本例医案可以看出，顺应月经周期阴阳消长、气血盈亏的变化规律，采用"经前疏肝补肾，经后调补冲任"，是治疗月经病时应该遵循的重要法则。

六、参苓白术散合四妙丸治疗带下

【案例】肖某，女，48岁，工人，既往无特殊。因"神倦思睡，白带增多6天"于2018年12月4日就诊。

6天前，患者无明显诱因出现白带增多，未就医治疗。

初诊症见：形体肥胖，神倦思睡，易感外邪，白带透明，清稀量多，月经半年未潮，平素经水延后，或一月二潮，色黯量少，经期五至六日，经前失眠，小腹隐痛，舌偏暗，苔薄白黄，脉沉缓。

查体：血压146/100mmHg，双肺呼吸音清晰，心率78次/分，律齐，腹软，无压痛及肌紧张，双下肢不浮肿。

西医诊断：（1）阴道炎；（2）月经不规则；（3）痛经；（4）高血压Ⅰ级低危。

中医辨病：（1）带下；（2）月经先后无定期；（3）痛经。

辨证：脾肾两虚，湿热下注。

治法：清热利湿，补益脾肾。

方药：参苓白术散合四妙丸加减。

处方：党参15g　茯苓15g　白术15g　薏苡仁30g

　　　　山药15g　黄柏10g　苍术10g　怀牛膝15g

　　　　黄芪30g　白果10g　砂仁6g

上方5剂，一日1剂，以水煎煮，砂仁后下，取汁600mL，分早、中、晚3次温服。忌牛肉、羊肉、狗肉等生阳动风之类食物；少进过咸、过甜、过于油腻等助湿碍脾之类食物。

患者五日后复诊，白带明显减少，舌偏暗，苔薄白黄，脉沉缓。

予原方6剂，用法同前。嘱患者注意饮食，调畅情志。6剂中药服毕，带下治愈，随访至今，未见复发。

【按】正常白带是妇女阴道分泌的黏液性白色液体，由肾精化生，为肾精下润之液，习称生理性白带。白带数量增多，色质气味异常，伴全身或局部症状，即病理性白带，中医称为带下病。带下的病机是任脉不固，带脉失约。任脉总司一身之阴，带下为阴精所化，由任脉所主。带脉起于季肋，回身一周，与任脉交会，总束诸经。故任带二脉受损，即可导致带下疾病发生。

湿邪是带下的主要病因。本例患者48岁，将至"七七任脉虚，太冲脉衰少"之年。盖冲为血海，任主胞胎。任脉主一身之阴，冲脉隶于阳明。阳明属胃，脾胃同为中州，互为表里，故知患者病前即存在脾、胃、肾二脏一腑虚弱。

脾主运化升清，胃主受纳腐熟，肾主蒸腾气化。今脾胃肾虚，水谷之精微不能化生气血，反聚而成湿，湿邪久稽，郁而化热，湿热流注下焦，伤及任带，致使任脉不固，带脉失约，于是发为带下。

患者禀赋不足，骨弱肌肤盛，故形体肥胖。脾肾两虚，阳气不振，故神倦思睡。任脉不固，带脉失约，精液滑脱而下，故带下增多。卫气虚弱，腠理空疏，故易感外邪。肾精亏虚，冲任枯竭，故月经半年不潮。肾气虚弱，冲任不足，故月经量少，经水延后。肾气虚弱，冲任不固，因此月经或一月二潮，或差前错后。湿热内扰，心神不宁，故经前心烦。湿热蕴结，胞宫缺乏濡养，故经前小腹隐痛。舌偏暗，苔薄白黄，脉沉缓，皆为脾肾两虚，湿郁化热之象。

宋金时期的张元素在《珍珠囊》说："黄芪甘温纯阳，其用有五：补诸虚不足，一也；益元气，二也；壮脾胃，三也；……"所以本病的治疗，选用黄芪大补元气；山药补益脾肾；党参健脾益气；白术补中燥湿；茯苓健脾利湿；薏苡仁补脾渗湿；砂仁醒脾和胃；白果止带化浊，怀牛膝补益肝肾；黄柏苦寒燥湿；苍术燥湿健脾。诸药合用，有清热利湿，补益脾肾，固精止带之效，故疗效甚佳。

本例带下，病机重在脾肾两虚，因此带下色白，清稀量多。从舌苔薄、白黄相兼上分析，又夹湿热下注。带下是临床上的一种常见病、多发病，证候有虚实之别，治疗以健固任带为主要原则。在辨证论治的同时，需要重视预防和调护，避免饥饱无度，过食肥甘辛辣，以免损伤脾胃。妇女特别要保持外阴清洁干燥，注意经期卫生，防止外阴局部感染及细菌经泌尿道、生殖道上行感染尤为重要。

七、乳癖的辨证论治

乳癖，中医病名之一，最早见于华佗的《中藏经》，古代医家认为，乳癖是乳房有结核肿块，坠痛或不痛，大小可随喜怒消长的乳房病证。正如《疡科心得集·辨乳癖乳痰乳岩论》记载："有乳中结核，形如丸卵，不疼痛，不发寒热，皮色不变，其核随喜怒消长，此名乳癖。"现代中医认为，乳癖是乳房疼痛，伴有大小不一结节肿块，与月经周期相关的乳腺疾病。乳癖相当于西医的乳腺增生性疾病或乳腺结构不良症，好发于 30~50 岁的中年女性，有一定的癌变风险。

"女子以肝为先天"，肝藏血，主疏泄。冲任二脉同起胞中，在腹部与足厥阴肝经相会。冲为血海，任主胞胎，女子经、带、胎、产与肝息息相关。肝主升发，喜条达而恶抑郁，《医碥》曾说："因郁而不疏，则皆肝木之病也。"《医碥》还说："百病皆生于郁，人若气血流通，病安从作？"足厥阴肝经之脉循行乳房，若情志不遂，日久伤肝，致令肝气郁结，气血不畅，有形之邪积聚乳房，乳癖之病就会形成。由此可见，乳房疾病与肝郁气滞、血行不畅、痰凝血瘀、冲任失调有关。笔者常常采用疏肝理气、消痰软坚、调理冲任的法则治疗乳癖，效果甚好。

【案例】唐某，女，38岁，教师，既往有乳腺增生、腰椎骨质增生、慢性胃炎、慢性结肠炎病史。因"反复乳房包块，脘腹胀满10年"于2018年4月22日就诊。

10年前，患者无明显诱因出现乳房包块，脘腹胀满，大便稀溏，排出不爽，中西医治疗，症状反复发作。

初诊症见：面色少华，乳房包块，阵阵隐痛，心情不好时加重，脘腹胀满，频频嗳气，矢气秽臭，大便稀溏，偶杂少量黏液，一日1~2次，自觉排出未尽，小便频数，外阴瘙痒，月经提前，色黯杂块，经期一周，舌偏暗，苔薄白黄，脉沉缓。

查体：血压108/70mmHg，双肺呼吸音清晰，心率72次/分，律齐，腹软，双下肢无浮肿。

辅助检查：血常规、空腹血糖正常；肝功正常；乙肝两对半定量分析乙肝表面抗体、核心抗体、E抗体阳性；彩超探查肝实质回声稍增粗，胆、胰、脾、肾未见明显异常，右乳低回声，左乳低回声结节。

西医诊断：（1）乳腺增生；（2）慢性胃炎；（3）慢性肠炎。

中医辨病：（1）乳癖——肝郁脾虚，痰阻乳络；（2）胃痞——脾胃虚弱，痰饮内停；（3）泄泻——脾肾两虚，肠道湿热。

治法：疏肝理脾，化痰散结，清热利湿，调和胃肠。

方药：六君子汤合消瘰丸加减。

处方：党参 15g　茯苓 15g　白术 15g　法半夏 10g

　　　牡蛎 30g　玄参 15g　陈皮 10g　浙贝母 10g

　　　白芷 10g　郁金 10g　白花蛇舌草 30g

上方 10 剂，一日 1 剂，以水煎煮，牡蛎先煎，取汁 600mL，分早、中、晚 3 次温服。

二诊症见：面色少华，乳房包块，阵阵隐痛，脘腹胀满好转，频频嗳气减少，矢气秽臭，大便稀软，一日 1~2 次，自觉排出未尽，小便频数，外阴瘙痒，月经提前，色黯杂块，经期一周，舌偏暗，苔薄白黄，脉沉缓。

方药：六君子汤合当归芍药散加减。

处方：党参 15g　茯苓 15g　陈皮 10g　醋郁金 10g

　　　白芍 15g　当归 15g　法半夏 10g　半枝莲 30g

　　　麸炒青皮 10g　盐炙香附 10g　麸炒白术 15g

上方 10 剂，一日 1 剂，以水煎煮，取汁 600mL，分早、中、晚 3 次温服。

【按】患者为中年女性，教师，反复出现乳房包块 10 年，伴有气机郁滞的胃肠病、月经失调病，可知平素存在情志不遂。今情志不遂，脾胃虚弱，化源不足，气血亏损，肌肤失养，故面色少华。情志不遂，日久伤肝，肝失疏泄，精微不布，气血瘀滞，酿痰生瘀，痰瘀搏结，阻于乳络，故乳房出现肿块、疼痛，心情不好时加重。脾胃虚弱，运化不及，肝失疏泄，痰饮内停，升降失常，胃气上逆，故脘腹胀满，频频嗳气。痰饮内停，水津不布，蕴而生热，湿与热结，湿热下注，故外阴瘙痒，小便频数，大便稀溏，偶杂黏液，日下数次，自觉排出未净。冲脉为五脏六腑之海，调节十二经气血，任脉为阴脉之海，总任一身阴经。二脉同起胞中，隶属于肝肾，肝郁肾虚，冲任失调，上病则乳房痰瘀凝聚，故乳房肿块伴见隐痛；下病则月信周期逆乱，故经水提前，色黯杂块。舌偏暗，苔薄白黄，脉沉缓，皆为肝郁脾虚，痰阻乳络，湿热下注之征。

本病由脾胃虚弱，肝郁气滞，痰瘀互结，痹阻乳络，湿热下注，冲任不调形成。病机侧重肝郁脾虚，痰阻乳络。所以首诊方用六君子汤合消瘰丸加减治疗。方中党参、白术、茯苓益气健脾；陈皮、法半夏燥湿化痰；玄参清泄郁热；牡蛎软坚散结，浙贝母清热化痰；白芷消痈散肿；郁金疏肝开郁，行气活血；白花蛇舌草清热解毒，消肿散结。十一味药物配伍，共奏疏肝理脾，化痰散结，清热利湿，调和胃肠之效。

二诊时患者脘腹胀满好转，频频嗳气减少，考虑到乳房包块日久，服药数剂自是难以为功，辨证准确，治法恰当，只可换方，不宜变法，故续予六君子汤健脾和胃，运湿化痰；伍当归、白芍养血调肝，活血止痛；施半枝莲清热解毒，活血祛瘀；增盐炙香附疏肝解郁，理血中之气；添麸炒青皮破气消痰，引药直入肝经。十一味药物配伍，重在疏肝理脾，化痰散结，兼顾清热利湿，调和胃肠。

八、下腹癥瘕证治

【案例】胡某，女，49岁，退休职工，既往有乳腺增生、剖宫产史。因"发现下腹包块1月"于2016年12月9日就诊。

患者1个月前体格检查发现下腹包块，到某医科大学附属医院复查，诊断为腹部包块，子宫肌瘤，宫颈息肉，双侧乳腺增生。因服西药胃中难受，故前来我院进行中医治疗。

初诊症见：口舌干燥，渴不欲饮，两侧乳房、腋下胀痛，失眠少寐，睡眠多梦，容易苏醒，醒后难以再寐，月经延后，色红量少，杂有血块，经期五日，经前便秘，带下色白，状如蛋清，量多味臭，舌偏暗，苔薄白黄，脉细。

查体：血压 120/80mmHg，双肺呼吸音清晰，心率 84 次/分，律齐，腹软，全腹无压痛及反跳痛，双下肢不浮肿。

西医诊断：（1）腹部包块：子宫肌瘤；（2）宫颈息肉；（3）双侧乳腺增生。

中医辨病：（1）癥瘕；（2）乳癖；（3）不寐。

辨证：肝胃郁热，气机不畅，痰瘀互结，聚积成癥。

治法：清泄肝胃，行气开郁，涤痰散结，消癖化癥。

方药：桂枝茯苓丸合瓜蒌牛蒡汤、消瘰丸加减。

处方：桂枝 10g　茯苓 15g　白芍 30g　牡丹皮 10g

桃仁 10g　玄参 15g　牡蛎 30g　浙贝母 10g

瓜蒌 10g　连翘 15g　黄芪 30g　牛蒡子 10g

上方 4 剂，一日 1 剂，以水煎煮，牡蛎先煎，取汁 600mL，分早、中、晚 3 次温服。忌食葱、薤、姜、辣椒、羊肉、狗肉等生阳燥火之物；不宜食过咸、过甜、过于油腻等助湿碍脾之物。

二诊症见：口舌干燥，渴不欲饮，两侧乳房、腋下胀痛减轻，失眠少寐，睡眠多梦，容易苏醒，醒后难以再寐，月经延后，色红量少，杂有血块，经期五日，经前便秘，带下色白，状如蛋清，量多味臭，舌偏暗，苔薄白黄，脉细。

守上方 4 剂，用法同前。饮食禁忌同前。

【按】癥瘕是女性盆腔内生殖系统发生肿块的一种疾病，发于胞宫者，古人谓之"石瘕"；发于胞脉者，古人谓之"肠覃"。癥瘕多见血瘀癥瘕、痰湿癥瘕、湿热癥瘕、气滞癥瘕四种证型。除表现为下腹部包块外，可兼疼痛、胀满、月经紊乱、痛经、不孕、带下增多等症。本例之癥瘕，既有痰湿为患，又有瘀血作祟，乃痰湿与瘀血相互搏结，凝聚于胞宫之癥瘕病证。

癥瘕是腹中结块的中医病名，从病因病理上讨论，癥和瘕还是存在一定的区别，癥瘕的区别在于：癥者，有形可征，坚硬不移，痛有定处；瘕者，聚散无常，推之可移，痛无定处。癥瘕多由脏腑失调，气血不畅，瘀血内结，气聚为瘕，血瘀为癥。正如《医宗金鉴·妇科心法要诀》说："癥者，征也，言有形可征也；瘕者，假也，言假物成形也。"

癥瘕的治疗，《医宗金鉴·妇科心法要诀·癥痞积疝癖疝诸症》说："凡治诸癥积，宜先审身形之壮弱，病势之缓急而治之。……若形证俱实，宜先攻其病也。"《金匮要略·妇人妊娠病脉证并治第二十》说："妇人宿有癥病，……所以下血不止者，其癥不去故也，当下其癥，桂枝茯苓丸主之。"本例患者形证俱实，病情癥瘕势急，乳癖势缓，故首诊予活血化瘀的桂枝茯苓丸，清泄肝胃的瓜蒌牛蒡汤，软坚散结的消瘰丸加减治疗，诸药相伍，共奏清泄肝胃，行气开郁，涤痰散结，消癖化癥之效。

九、断奶后乳汁自出

【案例】李某，女，32 岁，工人，既往有多囊卵巢综合征、甲状腺癌手术史。因"断奶后乳汁自出 8 月"于 2019 年 8 月 26 日就诊。

8 个月前，患者断奶后乳汁仍自出，乳量时多时少，西医间断治疗，症状反复发作。

初诊症见：乳汁自出，乳量或多或少，不稀不稠，偶有神倦，饮食如常，二便调匀。月经适净，平素经水色黯，杂有血块，经期七至九日，带下不多，舌淡红，苔薄少，脉沉缓。

查体：血压 110/70mmHg，双肺呼吸音清晰，心率 78 次/分，律齐，腹软，双下肢无浮肿。

西医诊断：高泌乳素血症。

中医诊断：（1）乳汁自出（脾胃气虚，乳汁失摄）；（2）经期延长（肝郁肾虚，冲任不固）。

治法：补中益气，涩乳止遗，滋养肝肾，固摄冲任。

方药：补中益气汤合左归饮、二至丸加减。

处方：党参 15g　黄芪 30g　白术 15g　生地黄 15g
　　　山药 15g　柴胡 6g　山茱萸 10g　五味子 6g
　　　芡实 15g　墨旱莲 15g　女贞子 15g

上方 4 剂，一日 1 剂，以水煎煮，取汁 600mL，分早、中、晚 3 次温服。

二诊症见：乳汁自出好转，神倦肢软明显，舌淡红，苔薄少，脉沉缓。

方药：举元煎合左归饮、二至丸加减。

处方：人参 10g　白术 15g　黄芪 30g　生地黄 15g

　　　　芡实 15g　山药 15g　白芍 15g　山茱萸 10g

　　　　五味子 6g　女贞子 15g　墨旱莲 15g

上方 4 剂，一日 1 剂，以水煎煮，取汁 600mL，分早、中、晚 3 次温服。嘱患者忌食萝卜，以免影响人参疗效。

三诊症见：精神较前好转，乳汁自出明显减少，舌淡红，苔薄少，脉沉缓。

继续予二诊处方以巩固疗效。饮食禁忌同前。

【按】产后乳汁不经婴儿吮吸，自然涌出者称为"产后乳汁自出"，俗称"漏乳"。其主要病因有二：一为产后气血虚弱，胃气不固，摄纳无权所致。盖乳汁为气血所化生，气血来源于脾胃，乳房属阳明。气血虚弱，阳明胃气不固，故乳汁随化随出。正如《妇人大全良方》云："产后乳汁自出乃胃气虚也。"二为肝经郁热，疏泄太过，乳汁妄行所致。肝藏血，主疏泄，性喜条达，乳头属厥阴。若机体肝阳偏亢，热扰乳汁，或大怒伤肝，肝火亢盛，厥阴疏泄太过，乳汁分泌加快，则乳房发胀而乳汁自溢，正如《胎宝心法》所说："肝经怒火上冲，故乳胀而自溢。"

产后乳汁自出的治疗，根据"虚则补之，热则清之"的原则，气血虚弱证，应该补气益血佐以固摄；肝经郁热证，应该疏肝解郁清热佐以固摄。

本例患者既往有多囊卵巢综合征、甲状腺癌手术病史，可知患者素有肝气郁结，气郁化火，横逆犯胃，导致脾胃虚弱，气血生化乏源的病理因素。加之"乳为血化"，常规断奶后乳汁仍自出8月，失血耗气，中气亏损，固摄无权，故证见偶有神倦，乳汁自出。脾胃主运化水谷精微，脾胃气虚，摄纳无力，乳汁随化随出，故溢出乳量时多时少，不稀不稠。肝肾同源，肝气郁结日久，气郁化火，导致肾阴亏虚，冲任失调，轻度血瘀，故证兼经水色黯，杂有血块，经行七至九日干净。舌淡红，苔薄少，脉沉缓，皆为脾胃气虚，肝郁肾虚之征。

由于本例病机重在脾胃气虚，肝郁肾虚，因此治疗以益气固摄为主，平肝补肾为辅，初诊用补中益气汤合左归饮、二至丸加减。方中黄芪益气升阳；党参、白术补气健脾；山药、山茱萸、生地黄补脾养肝滋肾；柴胡疏肝解郁；五味子收涩止遗；芡实补肾固精；墨旱莲、女贞子滋补肝肾。十一味药物配合，共奏补中益气，固涩止遗，滋养肝肾，调理冲任之效。

二诊时患者乳汁自出好转，但神倦肢软明显。考虑为气虚血弱，阴阳协调失衡所致，故以举元煎合左归饮、二至丸加减。予初诊处方去党参，改用人参大补元气；去柴胡，增加白芍柔肝养血。人参、白芍入药，意在充实化源，滋养肝肾，调和气血，平衡阴阳。其余药物不变，照初诊处方施与。

三诊时患者精神转好，乳汁明显减少，因此继续予二诊处方巩固疗效。

十、乳汁自出琐谈

产后乳汁自出，是产妇在哺乳期间，乳头不经婴儿吸吮，乳汁自然流出的一种疾病。

产后乳汁自出又称漏乳、乳汁自涌，与产前乳汁自出相对而言。产前乳汁自出叫做"乳泣"，如《妇人良方大全》所说："亦有未产前乳汁自出者，谓之乳泣。"在临床，产后乳汁自出较为多见，产前乳汁自出较为少见。

产后乳汁自出以固摄敛乳为治疗大法，虚者补之，兼以固摄；热者清之，兼以固摄。产后乳汁自出常见气血虚弱和肝经郁热两种证候。

（一）气血虚弱证

本病证多由禀赋薄弱，劳倦内伤等因素导致脾胃气虚，化源不足，气血生成减少，气失摄纳；或脾胃气虚，清阳不升，中气下陷形成。以乳房柔软，乳汁自出，清稀不稠，时多时少为辨证要点。常兼神倦思睡，肢软乏力，饮食减少，舌淡苔薄，脉细弱或沉缓等症。应予补益气血，固摄止遗。方选八珍汤去川芎，加黄芪、芡实、五味子治疗。中气下陷者，方选补中益气汤加芡实、五味子治疗；脾胃虚弱明显者，应予健脾和胃，益气固摄。方选参苓白术散加黄芪、芡实、五味子治疗。

（二）肝经郁热证

本病证多由五志过极，扰动阳气，五志郁久化热；或素体肝阳偏亢，疏泄太过，肝热循经上扰所致。以乳房胀硬，乳汁自出，黏稠量多为辨证要点。常兼情志不畅，心烦易怒，失眠不寐，口苦咽干，舌红苔黄，脉弦数或弦涩等症。应予舒肝解郁，清热泻火，方选丹栀逍遥散去煨姜，加生地黄、夏枯草、生牡蛎治疗。肝经风热者，应予平肝清热，方选柴胡清肝散去川芎，加生地黄、夏枯草、生牡蛎治疗。肝经怒火上冲者，应予滋阴降火，方选加减一阴煎加栀子、夏枯草、生牡蛎治疗。

停止哺乳半年以上，仍然可以从乳头中挤出乳汁，或乳房经常有较多的乳汁自动溢出者，西医称为溢乳症。溢乳、闭经、血清催产素增高同时存在者，西医称为闭经—溢乳综合征。所以，断奶后乳汁自出久治不愈的患者，应作相关检查，找出溢乳原因，弄清患者是否患有高催产素血症、垂体或下丘脑疾病、甲状腺功能减退、肾功能不全、乳房囊性增生、乳管内乳头状瘤、骨质疏松症等疾病，以便进行及时的、有针对性的治疗。

第四章

儿科疾病

一、小儿感冒证治

感冒，俗称伤风，是患者感受触冒风邪导致的常见外感疾病。临床表现以鼻塞、流涕、喷嚏、咳嗽、头痛、恶寒、发热、全身不适等为特征。病程约一周，根据感邪轻重、正气强弱情况，病程长短会有差别，症状表现也有微甚之异。

小儿感冒发生的病因以感受风邪为主，常兼夹寒、热、暑、湿、燥等邪，亦有感受时邪疫毒所致者。在气候变化、冷热失常、沐浴着凉、调护不当时容易发生本病。当小儿正气不足，机体免疫力低下之际，外邪易于乘虚侵入而成感冒，如《幼科释谜·感冒》云："感冒之原，由卫气虚，元府不闭，腠理常疏，虚邪贼风，卫阳受掳。"说明小儿感冒的病因与小儿卫气不足有密切关系。

感冒的病变部位主要在肺，可累及肝脾，病机的关键在肺卫失宣。小儿为稚阴稚阳之体，肺脏娇嫩，肝常有余，脾常不足，神气怯弱，感邪之后易出现夹痰、夹滞、夹惊等兼证。

笔者认为，小儿为纯阳之体，患病以热证居多。小儿发病之后易于传变，外感风寒，正邪相争，寒易化热。或表寒未解，痰热内郁；或表寒未尽，食郁化热，也可形成寒热错杂之证。外邪侵犯人体是否发病，关键在于正气的强弱，所以《素问·遗篇刺法论》说："正气存内，邪不可干。"《素问·评热病论》也说："邪之所凑，其气必虚。"考虑到小儿之体稚阴稚阳，易虚易实，故临床多用不大寒大热，疗效可靠的银翘散合玉屏风散加减治疗，收效甚佳。

【案例】吕某，女，8 个月，足月顺产。因"咳嗽阵作，鼻塞流涕半月"于 2018 年 5 月 6 日就诊。

患儿半月前因受凉出现发热咳嗽，鼻塞流涕，经西医输液、服用西药治疗，发热消退，其余症状仍反复发作。

初诊症见：鼻塞涕稠，频频喷嚏，咳嗽阵作，入夜明显，乳食减少，睡眠易动，大便干燥，一日 1 次，小便色黄，舌尖边红，苔薄白黄，指纹浮紫，风关。

查体：体温 37.6℃，扁桃体肿大，双肺呼吸音粗，未闻及干湿啰音，心率 136 次/分，律齐，无病理性杂音，腹软，肠鸣音正常，四肢活动自如。

西医诊断：普通感冒。

中医辨病：感冒。

辨证：肺脾气虚，风寒外袭，痰湿内郁，邪郁化热。

治法：疏风散寒，清泄郁热，化痰止咳，补益肺脾。

方药：银翘散合玉屏风散加减。

处方：连翘 6g　紫菀 3g　桔梗 3g　金银花 6g
　　　黄芪 6g　防风 3g　白术 6g　款冬花 3g
　　　甘草 1g　牛蒡子 3g

上方 2 剂，一日 1 剂，以水煎煮，金银花后下，取汁 150mL，分早、中、晚、夜半 4 次温服。嘱家属以母乳喂养，倘加辅食，宜清淡、易于消化，勿再受寒着凉。

二诊症见：咳嗽减轻，饮食增进，大便转软，仍鼻塞，喷嚏，睡眠易动，舌尖边红，苔薄白黄，指纹浮紫，风关。

查体：体温 36.9℃，扁桃体肿大，双肺呼吸音粗，未闻及干湿啰音，心率 126 次/分，律齐，无病理性杂音，腹软，肠鸣音正常，四肢活动自如。

处方：连翘 6g　桔梗 3g　黄芪 6g　金银花 6g

防风 3g　白术 6g　荆芥 3g　牛蒡子 3g

辛夷 3g　甘草 1g

上方 2 剂，一日 1 剂，以水煎煮，金银花、荆芥后下，辛夷包煎，取汁 150mL，分早、中、晚、夜半 4 次温服。饮食禁忌同前。

三诊症见：诸症悉减，舌尖边红，苔薄黄，指纹浮紫，风关。

查体：体温 36.7℃，双肺呼吸音粗，心率 126 次/分，律齐，腹软，肠鸣音正常，四肢活动自如。

予二诊处方去荆芥，加僵蚕 3g。取药 2 剂，一日 1 剂，煎服法同前。2 剂中药服毕，感冒全愈。

【按】风为六淫之首，百病之长，当机体防御功能减弱，卫外调节疏懈，风邪最易侵袭人体导致疾病发生。风性轻扬，多犯上焦，正如《素问·太阴阳明论篇》所云："伤于风者，上先受之。"肺处胸中，位于上焦，主呼吸，气道为呼吸之气出入通路，喉为其系，开窍于鼻，外合皮毛。故外邪从口鼻、皮毛入侵，客于肺卫，致令表卫调节失司，卫阳受遏，肺气失宣，就会出现上焦、肺卫病变的症状。

本例小儿脏腑娇嫩，形气未充，腠理疏松，表卫不固，感受风寒之邪，束于肺卫，肺气失宣，因而鼻塞流涕，频频喷嚏，咳嗽阵作。肺失宣肃，气机不利，津液不得敷布，内生痰湿阴邪，故咳嗽入夜明显。表邪未解，入里化热，故鼻涕黏稠，大便干燥，小便色黄。脏腑之气未盛，热扰心肝，故睡卧不实。小儿脾常不足，感邪之后，脾失健运，故乳食减少。舌尖边红，苔薄白黄，指纹浮紫，风关，皆为肺脾气虚，痰热内郁之征。

如上所述，本例感冒先因患儿脏腑娇嫩，肺脾气虚，然后风寒外袭，痰热内郁，因此首诊选用银翘散合玉屏风散加减治疗。方中金银花疏散风热；连翘清热解毒；牛蒡子清利咽喉；桔梗宣肺止咳；黄芪益气固表；白术健脾益气；防风祛风散寒；紫菀化痰降气；款冬花化痰止咳；甘草调和诸药。十味药物配合，共奏疏风散寒，清泄郁热，化痰止咳，补益肺脾之效。

二诊时患者咳嗽减轻，鼻塞明显，故去紫菀、款冬花，加辛夷、荆芥发散风寒，通利鼻窍。

三诊时患者诸证悉减，病将全愈，为协调寒热，佐制防风、辛夷之温，故以僵蚕易荆芥以清热解毒，兼以化痰。

本病治疗以辛凉解表为主，化痰止咳为辅，同时顾护正气，着重调理肺、脾、胃。处方用药无大寒大热、峻烈之品。饮食调摄以母乳喂养、辅食清淡易于消化为原则，旨在治养结合，避免戕伐脏腑娇嫩，形气未充之体。

二、小儿感冒与银翘散

感冒是感受风邪或时行疫毒，导致肺卫失和的外感疾病。以畏寒发热、鼻塞流涕、咳嗽喷嚏、头痛身痛，或全身不适、舌红、苔薄白或薄黄、脉浮为主症。感冒在临床上极为常见，一般按照风寒感冒、风热感冒、暑湿感冒、体虚感冒进行辨证论治。

小儿与成人不同，有脏腑娇嫩，形气未充，生机蓬勃，发育迅速的生理特点，也有发病容易，传变迅速，脏气清灵，易趋康复的病理特点。所以当临床接诊小儿感冒时，除应掌握感冒的一般辨证论治外，还须注意以下三个方面兼夹证的诊断与治疗。

（一）感冒夹痰证

小儿脏腑娇嫩，卫外不固。就像《小儿药证直诀·变蒸》说："五脏六腑，成而未全，……全而未壮。"一旦外邪犯表，侵袭入里，肺失宣肃，津液凝聚为痰，即出现咳嗽咳痰，病甚时多并发肺炎。

（二）感冒夹滞证

小儿脾常不足，消化吸收功能较差，正如《幼科发挥》所说："小儿脾常不足，非大人可比，幼小无知，口腹是贪。"一旦外邪入侵，影响脾胃运化，饮食积滞，或湿浊化热，即出现发热呕吐，腹痛腹泻，病甚时易致脱水、电解质紊乱。

（三）感冒夹惊证

小儿肝常有余，神气怯弱，发病传变迅速。因此《小儿药证直诀·原序》说："脏腑柔弱，易虚易实，易寒易热。"一旦风邪外袭，入里化热，热扰肝经，热极生风，会出现热甚动风的高热惊厥。

银翘散出自《温病条辨》，原为温邪袭肺而设。由银花、连翘、牛蒡子、桔梗、荆芥、薄荷、淡豆豉、竹叶、芦根、甘草组成。方中金银花、连翘辛凉透邪清热，芳香辟秽解毒；薄荷、牛蒡子疏风散热，清利头目；荆芥、淡豆豉辛温发散，透热外出；桔梗宣肺利咽；竹叶清泄上焦；芦根清热生津；甘草清热和药。十味药物配合，共奏辛凉解表，清热解毒之效。主治温病初起，但恶热，不恶寒，头痛口渴，咳嗽咽痛，舌尖红，苔薄黄，脉浮数等症。正如《温病条辨·上焦篇》所说："太阴风温、温热、温疫、冬温，初起恶风寒者，桂枝汤主之。但恶热，不恶寒而渴者，辛凉平剂银翘散主之。"

银翘散所治之温病，乃温热袭肺，邪在太阴卫分。因热渐入里，病情甚于桑菊饮证，用药不轻不重，解表清热功效大于桑菊饮，所以称为辛凉平剂。银翘散有两个配伍特点，其一，芳香辟秽，清热解毒。选用金银花、连翘为君，二药既具有辛凉透表清热的作用，又具有芳香辟秽解毒的作用。其二，辛凉之中配伍小量辛温之品。反佐荆芥、淡豆豉辛温于辛凉，促使毛窍开启，助邪外出，增强了解表发散之力。正因银翘散组合精当，疗效确切，后世医家即以之作为治疗风热感冒的代表方剂。

笔者经验，小儿感冒夹滞证，病重者可住院中西医结合治疗。风热感冒兼呕吐嗳腐，大便稀薄，此为小儿感冒夹有饮食积滞，可予银翘散合保和丸加减以辛凉透表，消食导滞，调和胃肠治之。风热感冒兼脘腹疼痛，大便稀薄，杂有黏液，排出不爽，肛周潮红，此为小儿感冒夹有湿热蕴结，可予银翘散合香连丸加减以辛凉透表，清热利湿，调和胃肠治之。

小儿感冒夹痰证，病重者可住院中西医结合治疗。风热感冒兼咳嗽较甚，喉间痰鸣，此为小儿感冒夹有痰饮内停，可予银翘散合止嗽散加减以疏风清热，宣肺降逆，化痰止咳治之。风热感冒兼咳嗽不已，痰黄黏稠，此为小儿感冒夹有痰饮化热，可予银翘散合二母散加减以辛凉透表，清热化痰，肃肺止咳治之。风热感冒兼汗出渴饮，咳嗽气喘，咯痰黄稠，此为小儿感冒夹有痰热郁肺，可予银翘散合麻黄杏仁甘草石膏汤加减以辛凉宣泄，化痰止咳，清肺平喘治之。

小儿感冒夹惊证，病重者可住院中西医结合治疗。风热感冒兼发热甚高，双眼直视，四肢抽搐，反复发作者，此为小儿感冒夹有热极生风，可予银翘散合羚羊钩藤汤加减以辛凉透表，清热解毒，平肝熄风治之。风热感冒兼身热烦躁，心惊胆怯，睡卧不安，此为小儿感冒夹有触受惊吓，可先予银翘散合钩藤琥珀汤加减，然后以银翘散合柴胡温胆汤加减以辛凉透表，清热解毒，止惊宁神治之。

三、儿童夜间遗尿治验

【案例】徐某，男，9 岁，小学在校学生，既往无特殊。因"反复夜间遗尿，尿液色黄味臭 8 年"于 2016 年 8 月 2 日就诊。

初诊症见：形体消瘦，牙齿不换，饮食尚可，大便成形，一日 1 次，夜间睡眠遗尿，或每夜遗尿，或间隔一至二夜遗尿，尿味异臭，排出色黄，舌淡红，苔薄白黄，脉沉缓。

查体：一般情况可，扁桃体 II°肿大，双肺呼吸音清晰，心率 96 次/分，律齐，腹软，双下肢无浮肿，活动自如。

西医诊断：遗尿。

中医辨病：遗尿。

辨证：肝肾不足，脾气虚弱，膀胱失约。

治法：健脾益气，滋补肝肾，固脬止遗。

方药：大补元煎合桑螵蛸散加减。

处方：龙骨 15g　当归 10g　山茱萸 6g　熟地黄 10g

　　　茯苓 10g　人参 5g　桑螵蛸 6g　醋龟甲 10g

　　　石菖蒲 6g　制远志 6g　炙甘草 2g

上方 6 剂，一日 1 剂，以水煎煮，醋龟甲、龙骨先煎，取汁 450mL，分早、中、晚 3 次温服。忌食萝卜，以免影响人参疗效。嘱其家长夜间定时呼唤患者起床小便。

二诊症见：初诊后夜间睡眠遗尿一次，舌淡红，苔薄白黄，脉沉缓。

处方：山药 15g　当归 10g　山茱萸 6g　熟地黄 10g

　　　茯苓 10g　龙骨 15g　桑螵蛸 6g　醋龟甲 10g

　　　人参 5g　石菖蒲 6g　制远志 6g　炙甘草 2g

上方 6 剂，一日 1 剂，以水煎煮，醋龟甲、龙骨先煎，取汁 450mL，分早、中、晚 3 次温服。饮食禁忌、护理同前。

三诊症见：二诊后夜间睡眠未再遗尿，舌淡红，苔薄白黄，脉沉缓。

守二诊处方 6 剂，用法同前。饮食禁忌、护理同前。随访半年，未再遗尿。

【按】桑螵蛸散出自《本草衍义》，原为心肾两虚，水火不相交济之证而设，由桑螵蛸、石菖蒲、制远志、人参、茯苓、当归、醋龟甲、龙骨组成，具有调补心肾，涩精止遗之效，主治小便频数，或色如米泔，心神恍惚，健忘食少，遗精滑精等症。大补元煎出自《景岳全书》，原为男妇气血大坏，精神失守危剧之证而设，由人参、熟地黄、山药、杜仲、当归、枸杞子、山茱萸、炙甘草组成，具有救本培元，大补气血之效，主治气血大虚，精神失守等危剧病证。

本例遗尿，患者年仅 9 岁，但病程却长达 8 年，形体消瘦，牙齿不换。其主要病机为元气大虚，肝肾不足。故用大补元煎合桑螵蛸散加减以健脾益气，滋补肝肾，固肾止遗治疗。

四、从肺脾论治小儿疾病

小儿在生长发育时期，无论是形体、生理、病理均与成人不同。就形体而言，小儿不能单纯地被看做是成人的缩小版，有禀赋及机体构造的差异。就生理而言，小儿有生机蓬勃，发育迅速，脏腑娇嫩，形气未充的特点。就病理而言，小儿发病容易，传变迅速，脏气清灵，易趋康复。

小儿属稚阴稚阳之体，五脏六腑皆有不足，以肺、脾、肾三脏不足尤为突出。肺主气，司呼吸，小儿肺脏娇嫩，生长发育迅速，必须提高呼吸频率才能完成气体的交换，因此肺虚突出。脾为后天之本，主运化，小儿脾禀未充，胃气未动，运化力弱，所以脾虚突出。肾为先天之本，主藏精，肾中元阴元阳，为人体阴阳之根本，是生长发育的原始动力和物质基础，故而肾虚突出。

临床上重视小儿生理病理特点，从肺脾肾三脏论治小儿疾病，常常会收到满意的效果，兹举从肺脾论治小儿疾病二则案例如下。

【案例】周某，女，3岁，幼儿园小班学生，既往有过敏性鼻炎史。因"鼻塞喷嚏，咳嗽汗出1天"于2020年4月10日就诊。

患儿1天前因受凉出现鼻塞喷嚏，咳嗽声嘶，尚未就医治疗。

初诊症见：鼻塞喷嚏，咳嗽声嘶，痰稀稠夹杂，难以咳出，晨起口臭，自汗盗汗，饮食减少，二便调匀，舌尖边红，苔薄白黄，脉浮数。

查体：一般情况可，咽红，双肺呼吸音粗，心率120次/分，律齐，腹软，双下肢活动自如。

西医诊断：（1）急性上呼吸道感染。

中医辨病：（1）咳嗽；（2）鼻鼽。

辨证：风寒外袭，邪郁化热，肺失宣肃。

治法：疏风散寒，清泄郁热，宣肺止咳。

方药：桑菊饮合二母散、防风汤加减。

处方：桑叶4g 菊花7g 连翘7g 浙贝母4g

　　　桔梗4g 知母4g 厚朴4g 苦杏仁4g

　　　防风4g 甘草2g

上方4剂，一日1剂，以水煎煮，桑叶、菊花后下，取汁400mL，分早、中、晚、夜半4次温服。

二诊症见：咳嗽声嘶减轻，稀稠夹杂之痰已能咳出，晨起口臭，鼻塞多眵，流涕色黄，自汗盗汗，饮食不多，二便调匀，舌尖边红，苔薄白黄，脉浮数。查体同前。

治法：疏风散寒，清泄郁热，宣肺止咳，通利鼻窍。

方药：银翘散合二母散、苍耳子散加减。

处方：连翘 7g 炒牛蒡子 4g 桔梗 4g 金银花 7g

　　　知母 4g 黄芩 4g 防风 4g 浙贝母 4g

　　　辛夷 4g 甘草 2g 苍耳子 4g

上方 3 剂，一日 1 剂，以水煎煮，金银花后下，辛夷包煎，取汁 400mL，分早、中、晚、夜半 4 次温服。

三诊症见：咳嗽声嘶已愈，自汗盗汗，头皮瘙痒，鼻塞流涕，晨起口臭，饮食尚可，二便调匀，舌尖边红，苔薄黄，脉浮。

查体：一般情况可，双肺呼吸音粗，心率 102 次/分，律齐，腹软，四肢活动自如。

治法：疏风散邪，清泄郁热，化痰利窍，补益肺脾。

方药：银翘散合二母散、玉屏风散加减。

处方：连翘 7g 桔梗 4g 黄芪 10g 金银花 7g

　　　知母 4g 黄芩 4g 防风 4g 浙贝母 4g

　　　白术 7g 甘草 2g 炒牛蒡子 4g

上方 3 剂，一日 1 剂，以水煎煮，金银花后下，取汁 400mL，分早、中、晚、夜半 4 次温服。

四诊症见：诸症悉减，舌尖边红，苔薄黄，脉浮。查体同前。

续用三诊处方 5 剂，煎煮、服法同前。药后病愈。

【按】患儿年幼，冷暖不知自调，外感风寒，首犯肺卫。肺主气，司呼吸，风寒化热，壅阻肺络，肺气不宣，肃降失司，故咳嗽声嘶，痰稀稠夹杂，难以咳出。肺开窍于鼻，风寒上壅，邪郁化热，肺失宣肃，故鼻塞喷嚏，流涕色黄。肺主皮毛，风邪袭表，卫表不固，腠理疏松，故自汗盗汗。外邪犯肺，郁而化热，伤及脾胃，故晨起口臭，饮食减少。舌尖边红，苔薄白黄，脉浮数，皆为风寒外袭，邪郁化热之象。

初诊方用防风祛除肌表风寒；桑叶清透肺络之热；菊花清散上焦风热；连翘清透膈上之热；知母、浙贝母清热化痰；苦杏仁、厚朴降气化痰；桔梗宣肺止咳；甘草补中和药。十味药物配合，共奏疏风散寒，清泄郁热，宣肺止咳之效。

二诊时患者咳嗽声嘶减轻，稀稠夹杂之痰能够咳出，仍鼻塞多眵，流涕色黄，晨起口臭，自汗盗汗，考虑患者肺胃郁热，循经上炎，故改用银翘散合二母散、苍耳子散加减以辛凉透表，宣通鼻窍，清肺泻胃。

三诊时患者咳嗽声嘶已愈，稀稠之痰消除，鼻塞流涕好转，仍自汗盗汗，新增头皮瘙痒。其证外邪祛除大半，肺脾气虚明显，治疗宜攻补兼施，寓补于攻。攻以攻治肺经风热，胃腑郁热为主；补以补益肺卫表虚，脾气不足为主。方取银翘散合二母散、玉屏风散加减，十一味药物配合，共奏疏风散邪，清泄郁热，化痰利窍，补益肺脾之效。

【案例】余某，女，6岁，幼儿园大班学生，自小胆怯易惊，否认遗传病史。因"只吃稀糊，不吃其他饮食2月"于2020年2月20日就诊。

患儿2个月前听同学说莫吃学校旁边小贩所卖某物以后，随即出现不欲饮食，经西医消化内科、心理医生治疗，仍只吃稀糊，不吃其他饮食。

初诊症见：形体消瘦，只吃稀糊，不吃其他饮食，自述其他食物不能下咽，精神尚可，大便干燥，或一日1次，或二至三日始下，小便调匀，舌淡红，苔薄黄，脉沉缓。

个人史：足月顺产，出生原籍，有乙肝疫苗、麻疹疫苗等预防接种史，未发现食物、药物过敏史。

查体：一般情况可，双肺呼吸音清晰，心率84次/分，律齐，腹软，双下肢活动自如。

西医诊断：（1）神经性厌食？（2）便秘。

中医辨病：（1）厌食；（2）便秘。

辨证：肝气郁结，脾胃虚弱，肠燥津伤。

治法：疏肝解郁，健脾和胃，增液润燥。

方药：参苓白术散合越鞠丸、百合地黄汤加减。

处方：党参9g　白术9g　茯苓9g　焦山楂9g
　　　砂仁3g　香附6g　栀子6g　生地黄9g
　　　百合9g　山药9g　建曲9g

上方4剂，一日1剂，以水煎煮，砂仁后下，取汁450mL，分早、中、晚3次温服。

二诊症见：形体消瘦，精神未减，已能吃少量鸡蛋，喜食稀糊，不愿多进其他食物，大便干燥，或一日1次，或间日一行，小便调匀，舌淡红，苔薄黄，脉沉缓。查体同前。

处方：党参9g　白术9g　茯苓9g　焦山楂9g
　　　砂仁3g　香附6g　建曲9g　生地黄9g
　　　山药9g　百合9g　甘草3g

上方4剂，一日1剂，以水煎煮，砂仁后下，取汁450mL，分早、中、晚3次温服。药后饮食如常，二便调匀。

【按】小儿时期，肝常有余，脾常不足，加之自理能力较差，饮食不知调节，抑或挑食、偏食，饥饱不匀，喂养不当，突受惊恐等因素，均易损伤脾胃，形成厌食。厌食病位在脾胃，发病机理为脾运胃纳功能失常。脾主运化，胃司受纳，脾胃调和，则有饥饿进食的欲望，口能知五谷之味。

　　该患儿形体消瘦，自小胆怯易惊，可知禀赋不足，神气怯弱。今脾虚运化无力，胃纳不开，故不欲饮食，食量减少。脾胃虚弱，气血生化不足，机体内外失于营养，故形体消瘦，胆怯易惊。脾为阴土，喜燥而恶湿，得阳则运；胃为阳土，喜湿而恶燥，以阴为用。脾胃阴虚，津液不足，故喜食稀糊，大便干燥，或一日1次，或数日一行。舌淡红，苔薄黄，脉沉缓，皆为脾胃虚弱，肝气郁结，气郁化火，肠燥津枯之征。

　　初诊选用参苓白术散合越鞠丸、百合地黄汤加减。方中党参、白术、茯苓健脾益气；山药健脾益肺补肾；砂仁醒脾和胃；香附疏肝理气；栀子清肝泻热；建曲消食导滞；百合养阴舒郁；生地黄滋阴清热；山楂消食化积。十一味药物合用，有疏肝解郁，健脾补气，调和胃肠，增液润燥之效。

　　二诊时患儿病情好转，舌脉同前。本例虚多实少，虚者以脾胃虚弱，气阴两伤，运化无力为主；实者以肝气郁结，气郁化火，肠燥津伤为主。二诊郁热已去大半，应当着重健脾和胃，补益肺心气阴，故以初诊处方去栀子以防清泄太过，加甘草补中和药，兼以清热，给药4剂续服，药后病愈。

　　【结语】人在小儿时期，具有机体柔嫩、气血不足、脾胃脆薄、肾气虚弱、神气怯弱、腠理疏松，筋骨未坚等生理特点，也具有发病容易、传变迅速，脏气清灵、易趋康复等

  临证指导医案医话

病理特点。笔者认为，小儿一旦患病，须及时诊断，正确治疗，选药恰当，用量适中。倘若失治、误治，小儿极易轻病转重，重病转危。在具体遣方用药时，要知晓疾病的发展变化规律，时刻谨记小儿"稚阳未充，稚阴未长"的体质特点，以肺脾论治为本，祛邪而不伤正，扶正而不滞邪，着重固益肺气，调养脾胃，维护生机。小儿不宜用大苦、大辛、大寒、大热、大下、大毒药物，必须使用时，应当中病即止。与成人相比，小儿发病，多肺、脾受邪，儿科治疗用药，更强调及时、精准、平和、谨慎，总须巩固和充实先天之本，维护和健全后天肺脾之气。

五、张景岳的儿科学术思想

张景岳为明代杰出医家，学识渊博，临床经验丰富，对小儿病的研究和诊治有独到之处。笔者曾写《从〈景岳全书·小儿则·总论〉看张景岳的儿科学术思想》论文一篇，从四个方面总结了张氏的儿科学术思想，这些儿科学术思想，至今仍然可以指导儿科临床。兹录其要点如下：

（一）重视小儿病——藐视小儿病

笔者在该文第一节说：疾病是各种致病因素作用于机体所产生的病态反应，成人疾病如此，小儿疾病亦如此。然小儿不能陈述自己的病情，病态反应难以问得，于是一般认为小儿病很难辨治，正如《景岳全书·小儿则·总论》所说："小儿之病，古人谓之哑科，以其言语不能通，病情不易辨，故曰：宁治十男子，莫治一妇人；宁治十妇人，莫治一小儿。"在张氏看来，小儿脏气清灵，随拨随应。纯阳之体，易趋康复，少情志致病因素，发病不外乳食所伤的消化系统疾患，六淫侵袭的呼吸系统疾患两大类。相对而言，幼科疾病实际上要比成年男子病和成年妇人病更容易诊治。医者应该精通医理，勤于实践，既须重视小儿疾病，又须藐视小儿疾病，不要畏惧艰难，望儿科而却步。所以张氏在《景岳全书·小儿则·总论》中深有体会地说："此甚言小儿之难也。然以余较之，则三者之中，又为小儿为最易。"

（二）辨证查六纲——虚实最紧要

笔者在该文第二节说：辨证是中医诊断疾病的特殊手段，要想规范而有效地治病，必须准确无误地辨证。张氏称小儿病"为最易"，其实是讲治疗容易，不是讲辨证容易。用张氏的话来说："设或辨之不真，则诚然难矣。"小儿病的辨证，主要应该辨表里、辨寒热、辨虚实。《景岳全书·小儿则·总论》说："然辨之之法，亦不过辨其表里、寒热、虚实，六者洞然，又何难治之有？"表与里辨明，则病位清楚，治疗大方向不会错；寒与热辨明，则病情清楚，温清治法不会错；虚与实辨明，则正邪盛衰、禀赋强弱清楚，攻补原则不会错。在表里、寒热、虚实六纲之中，又以分辨虚实二纲为首务。盖小儿稚阳未充，稚阴未长，血少、气弱、肉脆、五脏六腑成而未全，全而未壮，肺脾常不足而肾常虚。所以张氏在《景岳全书·小儿则·总论》告诫医者："表里、寒热之证极易辨也，然于六者之中，尤以虚实二字最为紧要。"

（三）先辨症状——再辨证候

笔者在该文第三节说：症是症状，候是证候，症状与证候，都有表里、寒热、虚实之别。医者首先要明确症状，然后才能辨清证候，最后才可以治疗疾病。这种观点在《景岳全书·小儿则·总论》得到充分体现。张氏声称，病位在表的证候，临床上总有属于表证的症状，其"发热、头痛、拘急、无汗"等表现，都应无里证之征；病位在里的证候，临床上总有属于里证的症状，其"吐泻、腹痛、胀满、惊搐、积聚"等表现，都应无表证之征；病性属热的证候，临床上总有属于热证的症状，其"热渴、躁烦、便结、痈疡"等表现，都应无寒证之征；病情属寒的证候，临床上总有属于寒证的症状，其"清冷吐泻，无热无烦、恶心喜热"等表现，都应无热证之征。由此可见，倘若没有单一的症状，也就没有代表疾病本质的证候，如果不首先弄清症状的性质，进而辨析证候的情况，也就无法对疾病进行治疗。

（四）有是病，用是药——顾正气，强根本

笔者在该文第四节说：张氏认为，小儿病的治疗原则，第一为有是病，用是药；第二为顾正气，强根本。由于药物存在性味功用、升降浮沉的区别，在治疗某经某病方面有一定的针对性，故有某种疾病的发生，就应该给予能够医治某种疾病的药物。具体地讲，亦即有是病，用是药，总以药能中病，有效愈疾为原则。所以张氏在《景岳全书·小儿则·总论》中说："但能确得其本而摄取之，则一药而愈。"

张氏根据小儿生理病理特性研究小儿病，在谨慎用药方面，《景岳全书·小儿则·总论》举例说："必其果有实邪，果有火证，则不得不为治标。然治标之法，宜精简轻锐，适当其可。"在顾护正气根本方面，《景岳全书·小儿则·总论》曾说："其可及病则已，毫无犯其正气，斯为高手……矧以方生之气，不思培植，而但知剥削，近则为目下之害，远则遗终身之羸，良可叹也！"由此可见，张氏治疗小儿疾病，处处着眼一个"虚"字，主张用药但能祛病即可，反对使用大毒力峻之品，以免损伤正气，戕伐先天之本和后天之本。

　　笔者在该文的结语中说：《景岳全书·小儿则·总论》文字虽然不多，但篇中所论内容非凡，是张氏阐述小儿疾病较全面、较客观的提纲挈领性概论。张氏从小儿生理病理特点着眼，既重视小儿病，又藐视小儿病。在辨析小儿病证方面，主张诊查表里、寒热、虚实六纲，并以辨析虚实二纲为首务。在具体辨病时，认为应首先辨症状，然后辨证候。对小儿病的治疗，总以有是病，用是药，顾正气，强根本为原则。张氏的这些儿科学术思想，于临床很有实用价值，拓宽了后世儿科医生的思路，对中医儿科学的发展，具有一定的借鉴作用。

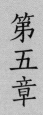

第五章

医论医话

第一节　经典研究

一、《黄帝内经》的养生原则

《黄帝内经》是我国现存最早的医学著作，书中所载的养生学说，一直指导着历代医家对养生进行深入研究，即便在预防医学、中医养生保健专业已经较为先进的今天，该学说在养生方面，仍然具有付诸实践与启迪后人的作用。

《黄帝内经》把顺应自然作为养生的重要法则；把保养正气作为养生的主导思想；把调畅情志作为养生的具体措施。《黄帝内经》的养生方法，大致可以归纳为法于阴阳、和于术数、饮食有节、起居有常、不妄作劳、精神内守、外避伤害等 7 项。正如《黄帝内经·素问·上古天真论》所说："知其道者，法于阴阳，和于术数，饮食有节，起居有常，不妄作劳，故能形与神俱，而尽终其天年，度百岁乃去。"

《黄帝内经·素问·上古天真论》还阐述了人体生长、发育、繁殖、衰老的生理规律。例如"女子七岁，肾气盛，……二七而天癸至，……七七天癸竭，……丈夫八岁，肾气实，……二八，肾气盛，天癸至，……八八天癸竭"。该书指出这一生理规律，与肾气的盛衰相关，突出了肾脏精气在整个生命活动过程中的重要作用，提出养生保健应当注意顾护肾气。

《黄帝内经·素问·上古天真论》还论述了真人、至人、圣人、贤人达到的养生境界。例如"余闻上古有真人者，提挈天地，把握阴阳""有至人者，淳德全道，和于阴阳，调于四时""有圣人者，处天地之和，从八风之理""有贤人者，法则天地，象似日月"。此类论述，旨在提倡效法古代四种养生，形神统一，清净愉悦，顺从阴阳消长，根据四时气候来保养生命，维护身体健康，从而做到益寿延年。

除《黄帝内经·素问·上古天真论》外，《黄帝内经·素问·四气调神大论》《黄帝内经·素问·金匮真言论》等都有记载养生。上述养生方法，毫无疑问都相当正确，可以说是《黄帝内经》的养生原则。

二、《黄帝内经》的阴阳天人相应

《黄帝内经·素问·金匮真言论》是阐发"四时五脏阴阳"的重要篇章，因其内容非凡，言语精辟，贵重如金，值得珍藏，所以取篇名为《金匮真言论》。

《素问·金匮真言论》讨论了"阴阳天人相应"。"阴阳天人相应"是阴阳学说应用于人体最基本的内容之一，它较为具体地分析了人体形态结构的阴阳属性，指出了人体阴阳的可分性和相对性，这对研究人体脏腑的生理、病理、辨证，都具有重要意义。

中医药学的形成离不开阴阳，阴阳学说是中医药学最重要的基础理论，天地、人体、疾病、药物、治疗，都包罗在阴阳学说的理论之中。《素问·阴阳离合论》有"余闻天为阳，地为阴"，说的是天地可以用阴阳来概括；《素问·阴阳应象大论》有"阴阳者，万物之能始也"，是讲自然界一切事物都与阴阳运动变化相关；《素问·生气通天论》有"生之本，本于阴阳"，指出人体生命的根本是阴阳二气；《素问·宝命全形论》说得更为直白，"人生有形，不离阴阳"；《素问·阴阳应象大论》的"阴胜则阳病，阳胜则阴病。阳胜则热，阴胜则寒"，表明疾病的发病机理可以归结为阴阳失调；同篇"阴味出下窍，阳气出上窍，味厚者为阴，薄为阴之阳；气厚者为阳，薄为阳之阴……气味辛甘发散为阳，酸苦涌泄为阴"，谈到药物的性味功用，皆在阴阳范畴之中；同篇"故善用针者，从阴引阳，从阳引阴……阳病治阴，阴病治阳"，提出治疗法则不外协调阴阳。以上所述，仅属举隅而已，《黄帝内经》论及阴阳之处甚多，阴阳在中医药学中运用极其广泛。

阴阳是矛盾的两个侧面，是对立的统一，二者相互依存，相互制约，相互为用，相互消长，相互转化。在诊断疾病时，阴阳的区分很重要。"阳中有阴，阳中有阳；阴中有阳，阴中有阴。"有病阳热者，病阴寒者；有先阳后阴者，先阴后阳者；有阴阳互见者，阴阳转化者。所以必须仔细辨析，才能分清阴阳。《素问·阴阳应象大论》说："善诊者，察色按脉，先别阴阳。"《素问·阴阳别论》说："别于阳者，知病处也，别于阴者，知生死之期……谨熟阴阳，无与众谋。"在治疗疾病时，阴阳的属性也不能不辨，"阴胜则阳病，阳胜则阴病。阳胜则热，阴胜则寒"。有病发于阳者，病发于阴者；有病传阳经者，病传阴经者；有阳病兼阴者，阴病兼阳者。必得分清阴阳，始有愈疾之治。所以《素问·阴阳应象大论》说："阴阳者……生杀之本始……治病必求于本。"

中医药学最注重阴阳的相互平衡，认为阴和阳既不能单独存在，也不能偏胜偏衰。偏胜之极的阳，在一定条件下，可以转化为阴，所谓"重阳必阴"，就是这个意思；偏胜之极的阴，在一定条件下，可以转化为阳，所谓"重阴必阳"，亦是如此。举疾病为例，如阳热病者，当其热势至极，正气衰败，孤阳暴绝，阴寒内生，肢厥下利时，原先的阳热病，便转化为阴寒病。阴阳转化了，治疗也要随之变更，不能再予寒凉药，而应治以温热药。

又如阴寒水饮病者，当其阳气来复，饮邪化热，痰热内蕴，身热痰脓时，原先的阴寒水饮病，便转化为阳热痰饮病。阴阳转化了，治疗亦须变更，不能再予温热药，而应治以寒凉药。临床中医从业者，要熟读中医经典，了解阴阳天人相应理论，知道物极必反的道理，对相互转化的阴阳病证，不要束手无策，惊慌失措，而应根据阴阳的转化情况随证治之。

三、《黄帝内经》的情志活动调控

《黄帝内经·素问·灵兰秘典论》着重讨论了十二脏腑的生理功能及其相互联系。该篇"肝者，将军之官，谋虑出焉"，指出肝在人的精神神志活动方面，有出谋划策和深思熟虑的作用。"脾胃者，仓廪之官，五味出焉"，指出脾胃在人的饮食营养方面，有受纳水谷和消化食物的作用。"凡此十二官者，不得相失也"，指出十二脏腑相互为用，彼此不能失去正常的协调关系。

《黄帝内经·素问·灵兰秘典论》谈到了肝的"谋虑"情志活动。情志活动虽然分属五脏，但与十二脏腑生理功能一样，也绝对不能失去情志之间的彼此协调关系。

情志是人的感情变化标志，是精神意识活动对外界事物的不同反应。《素问·天元纪大论》说："人有五志化五气，以生喜、怒、悲、忧、恐。"忧伤太过则成悲，恐惧突发即是惊。《医学真传·七情内伤》说："七情通于五脏：喜通心，怒通肝，忧通肺，思通脾，恐通肾。"忧与悲同属，恐与惊类似，所以人的精神意识活动，具体地说就是喜、怒、忧、思、悲、恐、惊七种情志变化，中医将其称为七情。

七情的变化，既有利于人体健康，又有害于人体健康。正如《素问·阴阳应象大论》所说："怒伤肝，悲胜怒……喜伤心，恐胜喜……思伤脾，怒胜思……忧伤肺，喜胜忧……恐伤肾，思胜恐。"所谓有利于人体健康，是指根据五行学说理论，运用七情的相互抑制，相互制约来调适人的情志或治疗某些疾病；所谓有害于人体健康，是指超越生理限度，或过极过久的情志刺激，会扰乱人的情绪，导致与之相关的某些疾病。

怒是人们最容易发生的情志失调现象。怒为肝之志；喜为心之志；思为脾之志。肝在五行属木，既有促进、助长、滋生心及心之志"喜"的作用，又有抑制、制约脾及脾之志"思"的作用。肝具升发之性，主疏泄。大凡精神情志、气血运行、胆汁排泄、三焦水道、脾胃气机，都有赖肝的疏泄。适度之怒，对肝有益，能激发肝减退的升发和疏泄功能。所以《素问·五运行大论》说："气有余，则制己所胜而侮所不胜。"但怒则气上，"大怒气逆则伤肝"，过度之怒，可使肝的阳气升发太过，疏泄功能激进，导致肝胆之气横逆犯脾。所以《素问·举痛论》说："怒则气逆，甚则呕血及飧泄。"大怒气逆，还会引起肝阳暴亢，心肾阴虚，血随气逆，所以《素问·生气通天论》说："大怒则形气绝，而血菀于上，使人薄厥"。

怒最能改变气机状态，而人体气机调畅与否，跟怒作用于肝的疏泄功能密切相关。《素问·举痛论》中的"百病皆生于气"，说的就是这个意思。证之社会，善怒者，多心浮气躁，情绪冲动失控，难以与他人相处。证之临床，善怒者，多气逆冲胸，面红目赤，心烦不眠，呕吐泄泻，惊跳昏仆，或者使原发之病加重，或者致旧病未除，又添新疾。怒的常见后果，往往是伤害脾胃之气。

四、《黄帝内经》的天癸

天癸，是肾中精气充盛到一定程度所产生的一种精微物质，对男子产生精子和维持生殖能力，对女子发生月经和维持胎孕能力，有着不可取代的特殊作用。

《黄帝内经·素问·上古天真论》记载："女子……二七而天癸至，任脉通，太冲脉盛，月事以时下，故有子。"此段经文指出，女子到十四岁，天癸发育成熟，任脉通畅，太冲脉旺盛，月经按时来潮，于是能够孕育子女。

《黄帝内经·素问·上古天真论》还记载："丈夫……二

八，肾气盛，天癸至，精气溢泻，阴阳和，故能有子。"此段经文指出，男子到十六岁，肾气旺盛，天癸发育成熟，男女交合，有充足的生殖之精泻出，因此能够生育子女。

天癸的主要作用是促进人体性器官发育成熟，维持人体的生殖功能。女子天癸，由"至"到"竭"，持续约35年，故女子"七七……天癸竭"。男子天癸，由"至"到"竭"，持续约48年，故丈夫"八八，天癸竭"。天癸的盛衰，不仅与肾气、任脉、太冲脉、女子胞的生理病理密切相关，还与其他脏腑精气的盛衰，特别是后天脾胃的水谷精微盛衰密切相关。正如《素问·上古天真论》所记载："肾者主水，受五脏六腑之精而藏之，故五脏盛乃能泻。"盖五脏六腑之精，需要不断充养肾精，只有肾精满盈，才能保证丈夫"精气溢泻"，女子"月事以时下"。综上所述，临床男妇生殖系统诸般杂证，治疗法则多取补益脾肾，其道理就在这里。

总之，天癸是肾精之中具有促进生殖机能的物质，其他脏腑的精气需要持续给予补养。肾精充足，天癸旺盛则有子，肾精匮乏，天癸枯竭则无子。正如《黄帝内经·素问·上古天真论》记载："今五脏皆衰，筋骨解堕，天癸尽矣，故发鬓白，身体重，步行不正，而无子耳。"

五、《黄帝内经》的六腑咳证治

咳嗽是临床常见病、多发病，发病原因、发病机理极其复杂。《素问·咳论》有肺咳、心咳、肝咳、脾咳、肾咳等记载。该篇还说："五脏六腑皆令人咳嗽，非独肺也。"足见咳嗽一病，临床比比皆是！

正因为咳嗽是一种常见病、多发病，所以历代医家对咳嗽的论述才屡见不鲜。笔者和其他医家一样，对咳嗽也做过研究。拙著《夏斌医论集》收录了很多自己研究咳嗽的文章，包括《〈内经〉六腑咳证治刍议》一文在内。

《内经·素问·咳论》根据六腑各自的生理特点，六腑病变各自的关键症，客观、清晰地反映了六腑咳的脏腑表里转变规律。六腑咳有特异的诊断要点，以三焦咳病证为最重。六腑咳的病机在于脏病传腑，病情不外虚实夹杂。治疗六腑咳，宜师法《医学心悟》，用止嗽散为主方，随证兼施补虚泻实，宣发通降的方药。

六、《黄帝内经》与《脾胃论》

《黄帝内经》对脾胃的论述，分脾胃合述者和脾胃分述者。无论合述分述，都揭示出脾胃生理功能和病理变化，以及脾胃病辨证论治方面的重要性。

《黄帝内经》对脾胃的生理功能、疾病发生、病理变化、辨证论治的详细描述，为后世医家发展脾胃气机升降学说、研究脾胃病的产生和辨证论治，提供了重要而坚实的理论依据。

李东垣的《脾胃论》就是在《黄帝内经》"人以胃气为本""人以水谷为本"等论述的启迪下编撰而成。该书有较为系统的脾胃内伤病辨证论治理论体系，提出了"内伤脾胃，百病由生"的发病观点；倡导了培补脾土，甘温除热，甘寒泻火的治疗法则；创立了补中益气汤、升阳益胃汤、调中益气汤等补益脾胃的著名方剂。

《脾胃论》是高级中医药人才广泛涉猎的书籍之一，临床疑难杂症也经常将其作为参考文献。从医者若适当选读，对提升中医学基本理论知识，对脾胃病临床辨证论治，应该大有裨益。

七、《伤寒论》的桂枝汤与营卫不和

桂枝汤是《伤寒论》中最为著名的一首经方，原为伤寒太阳中风表虚证而设。由桂枝、芍药、炙甘草、生姜、大枣组成。方中桂枝解肌发表，祛散风寒；芍药益阴敛营；桂芍合用，能调和营卫。生姜辛温解肌，暖胃止呕；大枣益气补中，滋脾生津；姜枣合用，可调和营卫。炙甘草益气补中，调和诸药。五味药物配合，有解肌祛风，调和营卫之效。

《伤寒论·辨太阳病脉证并治》说："太阳中风，阳浮而阴弱，阳浮者，热自发，阴弱者，汗自出，啬啬恶寒，淅淅恶风，翕翕发热，鼻鸣干呕者，桂枝汤主之。"此条原文论述伤寒太阳中风表虚证。"太阳中风"，表明此条还有头项强痛，脉浮脉缓等临床表现。"阳浮而阴弱"一句，既指脉象浮缓，又指卫强营弱。阳浮、发热的症状，是因为卫阳浮盛，外邪犯表，强盛的卫阳浮出与之抗争，于是症见脉浮和翕翕发热。阴弱、汗出的症状，是因为营阴虚弱，外邪犯表，虚弱的营阴不得内守，于是症见脉缓和啬啬恶寒，淅淅恶风。肺合皮毛，外邪犯表，肺气不利，故症见鼻塞。外邪干胃，胃气上逆，故症见干呕。

对原文进行分析可以看出，营卫不和是伤寒太阳中风表虚证形成的主要原因。营卫不和的实质，就是人体在致病因

素的作用下，或卫强营弱，或卫弱营强，营卫出现了不和谐的病理变化。正如《伤寒论·辨太阳病脉证并治》所说："病常自汗出者，此为荣气和，荣气和者，外不谐，以卫气不共荣气谐和故尔。"

荣气，即营气。在正常的生理状态下，荣气行于脉中，为卫阳之守，有营养作用。《素问·痹论》说："营者，水谷之精气也。和调于五脏，洒陈于六腑，乃能入于脉也。故循脉上下，贯五脏，络六腑也。"卫气行于脉外，为营阴之护，有卫外作用。《灵枢·本藏》说："卫气者，所以温分肉、充皮肤、肥腠理、司开合者也。"在疾病的病理状态下，既有"荣气不共卫气谐和"的病变，又有"卫气不共荣气谐和"的病变。假如荣不助卫，卫不护外，荣气卫气不能谐和御邪抗邪，那么，荣卫不和的病变机理就会因此而形成。

就汗证而言，营卫不和之中的"卫强营弱"者，由于阳气郁于肌表，与病邪交争，营阴不得内守，汗液被迫外出，临床表现即为时发热而自汗，不发热而无汗。营卫不和之中的"卫弱营强"者，由于阳气虚弱，卫外不固，阴不谐阳，汗液自行溢出，临床表现即为不发热而时自汗出。

桂枝汤的功用，一是解表祛风，二是调和营卫。伤寒太阳中风表虚证用桂枝汤治疗，可以祛邪扶正，解表调里，消除营卫不和的病理状态。所以《伤寒论·辨太阳病脉证并治》还说："以荣行脉中，卫行脉外，复发其汗，荣卫和则愈，宜桂枝汤。"

八、《伤寒论》的小柴胡汤证治

小柴胡汤是《伤寒杂病论》中最为著名的经方，原为伤寒邪在少阳；妇人伤寒热入血室；疟疾；黄疸等病而设。由柴胡、黄芩、党参、半夏、炙甘草、生姜、大枣组成。方中柴胡疏少阳郁滞；黄芩清胸腹蕴热；半夏和胃降逆，散结消痞；党参、甘草益胃气，生津液；生姜、大枣调和营卫。七味药物配伍，具有和解少阳的功效。

少阳，指足少阳胆，手少阳三焦，二者居身之半表半里，是三阳的枢纽，出即为太阳，入即为阳明。由于太阳居身之表，邪在太阳，临床以表实证多见，治疗需要发汗解表；阳明居身之里，邪在阳明，临床以里热证、里实证多见，治疗需要清热泻下；少阳居半表半里，邪在少阳，临床以半表半里证多见，所以治疗就需要和解少阳。

和解少阳，并非糜粥自养，或不用药物治疗，坐等少阳之病自愈。和解少阳既有别于太阳表实证的发汗解表，又有别于阳明里热证和里实证的清热泻下，而是运用攻补兼施，扶正祛邪，使病邪解除，疾病全愈，最终达到让患者机体恢复调和状态的一种治疗方法。

如《伤寒论·辨少阳病脉证并治》说："伤寒五六日，中风，往来寒热，胸胁苦满，嘿嘿不欲饮食，心烦喜呕，或胸中烦而不呕，或渴，或腹中痛，或胁下痞硬，或心下悸，小便不利，或不渴，身有微热，或咳者，小柴胡汤主之。"其往来寒热症状，是因为病邪在半表半里，枢机不利，正邪分争，邪胜则寒，正胜则热，寒热交替出现，所以往来寒热；其胸胁苦满症状，是因为少阳之脉循胸络胁，邪犯少阳，经气不利，所以胸胁苦满；其嘿嘿不欲饮食症状，是因为邪犯少阳，胆火内郁，影响脾胃运化升清，所以神情嘿嘿，不欲饮食；其心烦喜呕症状，是因为邪犯少阳，胆火内郁，扰动心神，所以心烦；胆火内郁，干犯于胃，胃失和降，所以喜呕。总括上述四症，皆由邪犯少阳，正邪分争造成，所以用小柴胡汤和解少阳治疗之。

小柴胡汤用柴胡配合黄芩，清解肝胆邪热；用半夏配合生姜，和胃止呕；用人参配合炙甘草、大枣，益气补血。七味药物相互协同，有和解少阳，补虚扶正之效，所以能够医治邪犯少阳的疾病。

少阳病有很多或然症，或然症是可有可无的症状，与疾病、证候、主症有一定的联系。正如《伤寒论》原文记载的九种或然症，都是邪犯少阳，导致少阳统辖的胆和三焦受病，进而引起少阳自身或相关脏腑功能失调出现的症状。因为或然症也是少阳证、少阳病的一部分，所以也适用和解少阳法的治疗，只不过应当根据病情，随证增减药物罢了。

九、《伤寒论》的小青龙汤证治

小青龙汤是《伤寒论》中的著名经方之一，原为伤寒表不解，心下有水气而设，由麻黄、桂枝、干姜、细辛、半夏、五味子、白芍、炙甘草组成。方中麻黄发汗解表，宣肺平喘；桂枝解表散寒，通阳化饮；干姜、细辛温肺化饮；五味子敛肺止咳；白芍养血调营；半夏祛痰散结；炙甘草益气和中。八味药物配伍，有解表化饮，止咳平喘之效。

在《伤寒论》，小青龙汤就证治而言，以《伤寒论·辨太阳病脉证并治》中的相关论述最有代表性。原文说："伤寒表不解，以下有水气，干呕，发热而咳，或渴、或利、或噎、或小便不利，少腹满，或喘者，小青龙汤主之。"原文总结出了小青龙汤的病因是伤寒表不解，心下有水气；证候属于外寒内饮；病机为风寒外袭，水饮内停；主要治疗方剂应该选用小青龙汤。

此条原文的主症为干呕，发热而咳。因风寒外袭，水饮蓄积胃脘，外寒引动内饮，寒饮扰胃，胃气上逆，故症见干呕。外寒内饮，水寒相搏，卫阳被遏，水寒迫肺，肺失宣降，肺气上逆，故发热而咳。其所列以下五种或然症，有必要简析一下。

（一）或渴

渴指口燥咽干，口腔涎液缺乏。外寒内饮的口渴，似乎不应出现，然阳热伤津，自当口渴，若阴寒水饮妨碍阳气温化，阴津不能上承口咽，口渴症状也会发生。

（二）或利

利指腹泻清稀，大便次数增多。外寒内饮的下利，是外邪入里，伤及中阳，脾胃运化失司，水饮下趋肠道，清浊不分，就近外出，所以发生下利。

（三）或噎

噎指咽喉梗阻不畅。咽喉是肺胃共用器官，水饮内停，阻碍气机，上壅肺胃通道，于是咽喉有噎阻不畅之感。

（四）或小便不利，少腹满

小便不利指小便不多，"少"通"小"，少腹满指脐下小腹部胀满。水饮内停，肺失宣降，膀胱气化失职，水饮下蓄，小便不利，故下腹部胀满。

（五）或喘

喘指呼吸困难，气息急促。外寒内饮的气喘，是外寒入里，水寒搏结，干犯于肺，导致肺脏壅塞，宣降失常，肺气不能肃降，被迫就近上逆而成。

总之，虽然小青龙汤目前常用于证属外寒内饮的支气管炎、支气管哮喘、肺炎、肺心病、百日咳、过敏性鼻炎、卡他性眼炎、卡他性中耳炎等证，治疗作用广泛，但仍以呼吸系统疾病最为常用。恶寒发热，无汗，咳嗽气喘，痰多而稀，舌苔白滑，脉浮是辨证要点。风寒束表，水饮内停是小青龙汤证的主要病机；既有外寒束表的现象，又有寒饮内停的现象是小青龙汤证的症状特征；水寒相搏，上犯迫肺是使用本方的唯一依据。本方在治疗喘证方面，只要把握外寒内饮病机，随证遣用，酌情加减，均有较好疗效。

十、《伤寒论》的五泻心汤证治

《伤寒论》中的半夏泻心汤、生姜泻心汤、甘草泻心汤、大黄黄连泻心汤、附子泻心汤，习惯上被称为五泻心汤，是东汉医家张仲景创立的五个著名经方，原为伤寒表证误下，里虚邪陷的痞证而设。"痞"是一种症状，指心下满闷不舒，自觉有气堵塞，按之柔软，不硬不痛。"痞证"是以症状命名的一种疾病。"痞证"与"结胸"都有心下满闷，自觉有气堵塞症状，然痞证是心下满而不痛，结胸是心下满而硬痛。

痞证的病位在脾胃，病机主要为脾胃气机壅滞，升降失常，治疗以调理脾胃气机升降为原则。

（一）半夏泻心汤

半夏泻心汤所治之证，是少阳柴胡证误下，中气受损，外邪乘虚而入，寒热错杂，干犯中焦，脾胃升降失常，气机壅滞而出现的痞证。病机可以概括为寒热错杂，气机痞塞。半夏泻心汤由半夏、黄芩、黄连、干姜、人参、大枣、炙甘草组成，具有和中降逆，开结消痞的功效，因此以之治疗寒热互结的痞证。正如《伤寒论·辨太阳病脉证并治》所说："伤寒五六日，呕而发热者，柴胡汤证具，而以他药下之，柴胡汤证仍在者，复与柴胡汤。此虽已下之，不为逆，必蒸蒸而振，却发热汗出而解。若心下满而鞕痛者，此为结胸也，大陷胸汤主之；但满而不痛者，此为痞，柴胡不中与之，宜半夏泻心汤。"

（二）生姜泻心汤

生姜泻心汤所治之证，是伤寒汗出表证解后，脾胃气虚，邪气乘机内陷，寒热错杂，阻于中焦，致使脾胃升降失常，气机痞塞而出现的痞证。病机可以概括为脾胃气虚，不化水气。生姜泻心汤即半夏泻心汤减干姜用量加生姜组成，具有和胃降逆，散水消痞的功效，因此以之治疗胃气虚弱，不化水气的痞证。正如《伤寒论·辨太阳病脉证并治》所说："伤寒汗出，解之后，胃中不和，心下痞鞕，干噫食臭，胁下有水气，腹中雷鸣下利者，生姜泻心汤主之。"

（三）甘草泻心汤

甘草泻心汤所治之证，是伤寒中风再次误下，脾胃气虚，外邪内陷，寒热错杂，干犯中焦，升降失常，气机痞塞，胃中寒气上逆而出现的痞证。病机可以概括为脾胃气虚，虚气上逆。甘草泻心汤即半夏泻心汤加重炙甘草用量组成，具有和胃补中，消痞止利的功效，因此以之治疗脾胃气虚，虚气上逆的痞证。正如《伤寒论·辨太阳病脉证并治》所说"伤寒中风，医反下之，其人下利日数十行，谷不化，腹中雷鸣，心下痞鞕而满，干呕，心烦不得安。医见心下痞，谓病不尽，复下之，其痞益甚。此非热结，但以胃中虚，客气上逆，故使鞕也，甘草泻心汤主之。"

（四）大黄黄连泻心汤

大黄黄连泻心汤所治之证，是热壅中焦，脾胃升降失常，气机阻滞而出现的痞证。病机可以概括为热壅中焦，气机痞塞。大黄黄连泻心汤由大黄、黄芩、黄连组成，具有泻热消痞的功效，因此以之治疗热壅中焦，气机痞塞的痞证。正如《伤寒论·辨太阳病脉证并治》所说："心下痞，按之濡，其脉关上浮者，大黄黄连泻心汤主之。"

（五）附子泻心汤

附子泻心汤所治之证，是热壅中焦，脾胃升降失常，气机阻滞，阳气虚弱，卫外不固而出现的痞证。病机可以概括为阳虚胃热，气机痞塞。此种病机，有谓之"邪热有余而正阳不足"者；有谓之"上热下寒"者；有谓之"阳虚于外，热结于内"者。附子泻心汤由大黄黄连泻心汤加附子组成，具有泻热消痞，扶阳固表的功效，因此以之治疗阳虚胃热，气机痞塞的痞证。正如《伤寒论·辨太阳病脉证并治》所说："心下痞，而复恶寒汗出者，附子泻心汤主之。"

十一、《金匮要略》治未病

治未病是中医养生学的内容之一，通常分未病先防，既病防变，瘥后防复三个层面。

未病先防，就是采取多种措施，不让机体发生疾病。正如《金匮要略·脏腑经络先后病脉症并治第一》所说："若人能养慎，不令邪风干忤经络，……更能无犯王法，禽兽灾伤；房室无令竭乏，服食节其冷、热、苦、酸、辛、甘，不遗形体有衰，病则无由入其腠理。"邪风不从外面来侵犯机体经络，自己又不触犯刑律；避免禽兽伤害；注意饮食节制；保持身体健康，病邪当然就没有机会入侵人体。

既病防变，就是疾病发生时，要及时治疗，先期治疗，提前顾护。正如《金匮要略·脏腑经络先后病脉症并治第一》所说："夫治未病者，见肝之病，知肝传脾，当先实脾。"肝在发生病变时，因肝为刚脏，属木，木能克土；脾为后天之本，属土，土受木克。所以肝有疾病，常常会影响脾的功能，在治疗肝病时，应该顾护脾脏。

瘥后防复，就是当疾病初愈，或大邪已去，余邪未尽时，根据原发病邪、受邪部位、病机证候、证情变化、遗留症状、又发症状、体质情况等，给予适当的病后调理。《金匮要略》的姊妹篇《伤寒论》记载了很多瘥后防复的防复病证及治疗方法。

例如，大病瘥后喜唾，缠绵不愈证，因其病后肺脾虚寒，水津不化，凝聚成饮，上溢于口，于是出现瘥后喜唾。所以运用温肺健脾，祛寒化饮的理中丸进行调理。

再如，大病瘥后，日暮微烦证，因其大病初愈，脾胃尚弱，强与饮食，不易消化，积食生热，于是出现日暮微烦。所以运用适当节制饮食，等待微烦自行全愈的办法进行调理。

十二、《金匮要略》首篇研读

《金匮要略》又叫《金匮要略方论》，简称《金匮》，是《伤寒杂病论》中的杂病部分，后由宋代王洙、林亿等编撰而成。

《金匮要略》是我国现存最早的一部医学杂病专著，全书原文398条，载方205首，包括40多种内、外、妇科疾病。该书分篇归类简明，辨证施治扼要，引例类推，圆机活法，因病制方，以药测症，具有较高的临床实用价值，为后世医学发展奠定了坚实的理论基础。不仅历代医家对《金匮要略》推崇备至，将其誉为"万世法""群方之祖"，即便在现今，《金匮要略》仍不失为切合实用，疗效著称的"活人书"。

《金匮要略》首篇《脏腑经络先后病脉症并治第一》，是全书的引言，它概括性地介绍了杂病的预防、发病、病因、病理、诊断、治疗、调养、护理等内容。《脏腑经络先后病脉症并治第一》集中表现了张仲景的杂病证治学术思想，在全书中具有提纲挈领的指导作用。因此，学好《金匮要略》首篇《脏腑经络先后病脉症并治第一》，对学好《金匮要略》全书的医学知识，掌握张仲景的杂病证治学术思想，以及探索自己的杂病证治思路，都有较大的帮助。

十三、《金匮要略》的湿病证治

湿邪是导致疾病发病的常见病因，湿病是临床常见疾病。《金匮要略》一书，明确提出湿邪的原文有 15 条，列出治湿的方剂有 7 首，所论疾病与风湿、湿痹、痉病、下利、黄疸、肾着等相关，是继《内经》之后论述湿邪湿病最多最详的医学著作。

《金匮要略》中的湿病，笔者已研究 30 多年，所写的《〈金匮要略〉湿病证治探》论文，结语着重指出《金匮要略》认为：第一，湿邪的发病规律，外湿先中太阳，进而累及筋脉关节；内湿先伤脏腑气血，然后蕴内犯外；外湿致病多由外而内，内湿致病常自内而外。湿病的辨证，以关键症为纲，关键症既是湿病本质的依据，也是湿病证候的依据。第二，湿病的治疗，应按照外湿内湿何者为主，所伤之处何者为重立法用药。第三，具体治疗时，外湿多用麻黄、桂枝，内湿多用白术、附子，发汗必须微汗，尿畅当予巩固。无论解表治里，都要先安未受邪之地。

十四、《金匮要略》的疟病证治

疟病是感受疟邪所引发的一种疾病，以寒战壮热，休作有时为表现特点，多发生于夏秋季节。

疟邪舍于营气，伏藏于半表半里，与卫气相搏则发病，与卫气相离则病休。疟邪与卫气相搏时，入与阴争，阴盛阳虚，阳气被遏，所以呵欠乏力，畏寒战栗；出与阳争，阳盛阴虚，内外皆热，所以壮热汗出，头痛口渴。疟邪与卫气相离，则遍体汗出，热退身凉，发作停止。疟邪再次与卫气相搏，正邪交争，便再次引起疟病发作。

疟病从发病时间上进行区别，有日发、间日发、数日一发之分，疟病从证候上进行区别，有正疟、寒疟、温疟、疫疟、劳疟、疟母之分。疟病寒热往来，休作有时，症状典型者为正疟；素体阳盛，病变以阳热偏盛者为温疟；素体阳虚，病变以阴寒偏盛者为寒疟；疟病由瘴毒疟邪引起，阴阳极度偏盛，寒热显著，心神蒙蔽者，称为瘴疟；因疟邪传染，病及一方，同期发病者，称为疫疟；疟邪久留，正气不足，遇劳即发者，称为劳疟；疟病日久，气机郁结，津凝成痰，血行不畅，瘀血内停，痰瘀交阻，聚于胁下，则形成疟母。

《金匮要略·疟病脉证并治第四》记载有温疟。"温疟者，其脉如平，身无寒但热，骨节疼烦，时呕，白虎加桂枝汤主之。"此条经文所述温疟，由热盛伤胃，表邪未解造成，故用白虎汤清热生津止呕，加桂枝外解表邪治疗。

《金匮要略·疟病脉证并治第四》还记载有牡疟。"疟多寒者，名曰牡疟，蜀漆散主之。"牡疟是恶寒较多，发热较少的疟病。由于机体阳虚，阳气难以外达；或痰饮素盛，阳气被饮邪阻遏，疟邪留于阴分者多，出于阳分者少，故疟病发作起来，寒多而热少。此条经文所述牡疟，由阳气虚弱，痰饮素盛造成，故用蜀漆散祛痰截疟，助阳扶正治疗。

此外，《金匮要略·疟病脉证并治第四》还记载有阴液不足，阳热过盛，但热不寒的瘅疟。记载有疟母及其治疗方药鳖甲煎丸。对医治牡疟的牡蛎汤；医治劳疟及疟病发渴者的柴胡去半夏加栝蒌根汤；医治疟寒多微有热，或但寒不热的柴胡桂姜汤等方都有阐述。若能针对它们的证候病机、组方意义进行仔细研究，这对疟病的辨证论治，应该大有裨益。

十五、《金匮要略》的胸痹心痛证治

胸痹是以胸部闷痛，甚者胸痛彻背，喘息不得卧为主要临床表现的一种疾病。胸痹之病有轻有重，轻者仅为短暂的胸闷不适，重者心胸绞痛，阵阵发作，疼痛剧烈，憋闷欲死，难以救治。正如《灵枢·厥病》所说："真心痛，手足青至节，心痛甚，旦发夕死，夕发旦死。"

《金匮要略·胸痹心痛短气病脉证并治第九》论述的胸痹，是根据病位和病机来命名的疾病。胸指胸中、痹指闭塞，由于病邪堵塞胸中，气血阻滞不通，所以该病就被称之为胸痹。

"心痛"最早见于湖南长沙马王堆三号汉墓出土的西汉帛书《五十二病方》。"真心痛""厥心痛""胸痹"在《黄帝内经》中就有记载。《金匮要略》是继《黄帝内经》后设立专篇阐述胸痹心痛的第一部著作，该书相关学说至今仍然指导着胸痹心痛的辨证论治。

《金匮要略·胸痹心痛短气病脉证并治第九》论述的心痛，是根据病位和症状来命名的疾病。心指心下，痛指疼痛，由于病邪侵犯心下，心下出现了疼痛，所以该病就被称之为心痛。心痛通常指心下痛，心下即膈下、胃之上脘。本篇所论心痛，是正当心窝部位的疼痛，其证有因胃病而痛者，有因心病而痛者，疼痛的病情较为复杂。

《金匮要略·胸痹心痛短气病脉证并治第九》论述的短

气，是根据症状来命名的病证。短气指呼吸短促，不相连续，类似气喘，可出现在多种疾病的过程中。本篇所述短气，是胸痹病的一种症状。

《金匮要略·胸痹心痛短气病脉证并治第九》将胸痹作为讨论重点。胸痹心痛的病机，该篇记载"师曰：夫脉当取太过不及，阳微阴弦，即胸痹而痛，所以然者，责其阴弦也。今阳虚知在上焦，所以胸痹心痛者，以其阴弦故也。"此条经文从脉象上讨论了胸痹心痛的病变机理。认为疾病是正邪相争的反应，虚实之要，莫逃于脉，脉诊首先应当切取脉象是太过或者不及，太过表示强盛，不及表示虚弱。倘切得寸脉微，因寸脉候上焦，属阳，说明其病是上焦阳虚，胸阳不振；倘切得尺脉弦，因尺脉候下焦，属阴，说明其病是阴寒太盛，水饮内停。上焦阳虚，阴邪上乘，就会发生胸痹心痛。患者之所以出现胸痹心痛，就是因为患者之病有阴寒太盛，水饮上乘的缘故。

《金匮要略·胸痹心痛短气病脉证并治第九》根据阴寒、痰饮、气滞、阳虚在胸痹心痛发病中的主导作用，把胸痹心痛病归纳为上焦阳虚，痰饮上乘，胸阳不振，心脉阻滞四种病机。按照病机证候，总结出通阳宣痹，行气化痰，温阳散寒，益气温阳四种治疗法则，并且创制了瓜蒌薤白白酒汤、瓜蒌薤白半夏汤、枳实薤白桂枝汤、人参汤、茯苓杏仁甘草汤、橘枳姜汤、薏苡附子散等方予以治疗，在胸痹心痛的理论和临床研究方面，取得了突破性的进展。

十六、再谈《金匮要略》的胸痹心痛

胸痹是以"喘息咳唾，胸背痛，短气"为主要表现的一种疾病。《金匮要略·胸痹心痛短气病脉证并治第九》根据阴寒、痰饮、气滞、阳虚在胸痹发病中的主导作用，总结出了通阳宣痹、行气化痰、温阳散寒、益气温阳四种法则予以治疗。

瓜蒌薤白白酒汤证，临床主要表现为"喘息咳唾，胸背痛，短气"。病因病理在于胸阳不振，痰饮上乘，胸中闭塞；治疗法则是通阳宣痹，行气祛痰。

枳实薤白桂枝汤证，临床主要表现为"胸痹心中痞，留气结在胸，胸满，胁下逆抢心"。常兼腹胀，大便不畅，苔厚腻，脉弦紧等症，已经形成胸胃合并证候。病因病理在于胸阳不振，痰饮中阻，气结胸中。治疗法则是通阳散结，开胸豁痰，泄满降逆。

人参汤证，临床主要表现与枳实薤白桂枝汤的主要表现相同，常兼倦怠少气，语声低微，四肢不温，大便溏薄，舌淡脉弱而迟等症，亦已形成胸胃合并证候。病因病理在于上焦阳虚阴盛，中焦阳气衰减。治疗法则是补益中气，助阳逐阴。

心痛是以"诸逆心悬痛"，或"心痛彻背，背痛彻心"为主要表现的一种疾病。心痛成因复杂，有上焦阳虚，阴邪上乘，邪正相搏出现胸痹、心痛；有胸痹影响及胃，心胃合病出现心痛；有阴寒痼结，寒气攻冲病及内外、腑脏、经络出现心痛。

《金匮要略》论述的心痛，主要由阳虚阴胜，寒饮侵袭心胃所致。概言之，《金匮要略·胸痹心痛短气病脉证并治第九》记载的"胸痹缓急者，薏苡附子散主之"是胸痹急证引起的心痛，其证应有喘息咳唾，胸背疼痛，筋脉拘急，舌淡苔白而滑，脉沉伏而迟等症。所以治疗用薏苡附子散温里祛寒，通阳止痛。

《金匮要略·胸痹心痛短气病脉证并治第九》记载的"心痛彻背，背痛彻心，乌头赤石脂丸主之"是阴寒痼结，寒气攻冲，病及心胃、胸背、经络的心痛。其证应有四肢厥冷，舌质淡，苔白滑，脉沉紧等症。所以治疗用乌头赤石脂丸温阳散寒，峻逐阴邪。

除此之外，瓜蒌薤白白酒汤、瓜蒌薤白半夏汤、枳实薤白桂枝汤、人参汤、桂枝生姜枳实汤、茯苓杏仁甘草汤、橘枳姜汤等多数方证，都是属于胸痹与心痛并见的心痛病证。

《金匮要略》是从整体观念出发，根据腑脏经络学说，以"病脉证治"为纲，运用初具规模的"辨证论治"，对内、外、妇科疾病进行研究的杂病专著。由于胸痹和心痛两种疾病，症状表现均有疼痛，病因病理也有相同之处，两种病证可以相互影响，合并发生，所以放在一个篇章讨论。近年出版的某些《中医内科学》，或称胸痹为"心痛"，或称胸痹为"胸痹心痛"，这些书籍对胸痹病名的改称，旨在强调胸痹之中包含心痛，心痛之中包含胸痹，并非质疑《金匮要略》胸痹、心痛的相关论述。

其实，《金匮要略》中胸痹、心痛的病因病理皆为阳虚阴乘。阴邪闭于胸者，主要表现为胸痹；寒饮乘于心者，主要表现为心痛。痹和痛同属病因刺激、病理信息、临床表现。胸痹的一般病证，在临床上主要表现为"痹"，正如《金匮要略·胸痹心痛短气病脉证并治第九》所说："胸痹，胸中气塞，短气，茯苓杏仁甘草汤主之，橘枳姜汤亦主之。"此条经文，论述了胸痹轻证的治疗。胸痹之重证和危重证，临床主要表现为"痛"，正如《金匮要略·胸痹心痛短气病脉证并治第九》所说："胸痹不得卧，心痛彻痛者，栝蒌薤白半夏汤主之。"此条经文，论述了胸痹重证的治疗。再如《金匮要略·胸痹心痛短气病脉证并治第九》又说："心痛彻背，背痛彻心，乌头赤石脂丸主之"，"胸痹缓急者，薏苡附子散主之"。此两条经文，分别论述了胸痹危重证的治疗。

十七、《金匮要略》的消渴证治

消渴是以多饮、多食、多尿、消瘦、乏力为主要临床表现的一种疾病。常因患者禀赋不足、脏腑虚弱、过食肥甘厚味、情志失调、劳欲无度等导致机体燥热偏盛，阴津亏损而成。

消渴病首见于《内经》，如《灵枢·五变》说："五脏皆柔弱者，善病消瘅。"《素问·奇论》还说："肥者令人内热，甘者令人中满，故其气上溢转为消渴。"

《金匮要略》是最早用专篇立论消渴的医学著作。针对消渴的病变机理，《金匮要略·消渴小便不利淋病脉证并治第十三》说："寸口脉浮而迟，浮即为虚，迟即为劳，虚则卫气不足，劳则营气竭。"盖寸口脉候心肺，今寸口脉浮而迟，因为此处的浮脉是阳虚气浮，卫气不足，所以说浮即为虚；因为此处的迟脉是血脉不充，营气虚少，所以说迟即为劳。这段经文意在表明，营气不足，虚热内生，就会发生消渴病。此即后世所谓上消证。

该条经文又说："趺阳脉浮而数，浮即为气，数即消谷而大坚，气盛则溲数，溲数即坚，坚数相搏，即为消渴。"盖趺阳脉候脾胃，今趺阳脉浮而数，因为此处的浮脉是胃气有余，气有余便是火，水为火迫渗于膀胱，所以说气盛即溲数；因为此处的数脉是胃热亢盛，热则消谷善饥，耗伤津液，大便坚硬，所以说溲数即坚。胃热便坚，气盛溲数，二者相互影响，就会发生消渴病。此即后世所谓中消证。

上述两段经文，从脉象变化上解释了消渴的病变机理。消渴出现的上消证候，主要是营气不足，虚热内生；临床表现以渴欲饮水，口干舌燥为主症。消渴出现的中消证候，主要是胃热炽盛，耗伤津液。临床表现以消谷善饥，小便频数，大便坚硬为主症。

《金匮要略·消渴小便不利淋病脉证并治第十三》还说："男子消渴，小便反多，以饮一斗，小便一斗，肾气丸主之。"此条经文所论消渴，是肾阳虚弱造成。盖肾为水火之脏，内寓元阴元阳。今肾中阳气虚衰，既不能蒸腾津液，又不能化气摄水，所以出现口渴喜饮，饮水一斗，小便一斗的症状。由于形成消渴病的病机是肾阳虚弱，气化不利，因此用温补肾阳，蒸津化气的肾气丸治疗。此即后世所谓下消证。

《金匮要略·消渴小便不利淋病脉证并治第十三》指出，消渴病的病机证候有肺热壅盛、胃热炽盛、肾阳虚弱。临床表现以口干舌燥、多饮、多食、多尿、大便坚为主症。在治疗上，肺胃热盛的消渴病，应该以白虎加人参汤清热益气，生津止渴；肾阳虚弱的消渴病，应该以肾气丸温补肾阳，蒸津化气。这些宝贵的医疗实践和研究成果，为后世医家对"三消"的辨证论治奠定了坚实的理论基础。

十八、《金匮要略》的肺胀证治

肺胀是以喘息气促，咳嗽咯痰，胸部膨满，憋闷如塞，或唇甲紫绀，浮肿心悸为主要临床表现的一种病证。

肺胀最早见于《内经》，《灵枢·胀论》曾经简要地描述："肺胀者，虚满而喘咳。"继《内经》之后，《金匮要略》首设专篇立论，对肺胀进行辨证论治。

《金匮要略》所论肺胀，主要是外邪内饮，邪实气闭的肺胀。所谓外邪，指六淫风寒或风热；内饮，指体内的痰饮，多指清稀性寒的水饮；邪实，指外邪和内饮力强势盛；气闭，指肺气被病邪阻遏，不能宣通下降。外邪内饮的肺胀，临床以寒饮郁肺证、外寒内饮证、外寒内饮挟热证、外寒内饮里热证较为多见。

《金匮要略·肺痿肺痈咳嗽上气病脉证并治第七》说："咳而上气，喉中水鸡声，射干麻黄汤主之。"此条经文所述证候病机是寒饮郁肺。盖寒饮郁肺，肺气不宣，水寒射肺，故上气喘咳；痰阻气道，气触其痰，发出响鸣之音，故喉中水鸡声。射干麻黄汤具有散寒宣肺，降逆化痰的功效，因此以之治疗寒饮郁肺的肺胀病证。

《金匮要略·肺痿肺痈咳嗽上气病脉证并治第七》说："咳而上气，此为肺胀，其人喘，目如脱状，脉浮大者，越婢加半夏汤主之。"此条经文所述证候病机是饮热郁肺。盖水饮内停，外感风热，饮热相合，上逆犯肺，导致肺气胀满，不能肃降，故咳嗽上气，喘息严重时，目睛胀突，状如脱出。因浮脉主表主上，大脉主实主热，风热之邪挟饮邪上逆，故症见脉象浮大。越婢加半夏汤具有宣肺透热，降逆平喘的功效，因此以之治疗饮热郁肺的肺胀病证。

《金匮要略·肺痿肺痈咳嗽上气病脉证并治第七》说："肺胀，咳而上气，烦躁而喘，脉浮者，心下有水，小青龙加石膏汤主之。"此条经文所述证候的病机是寒饮挟热。盖浮脉主表，风寒束表，故其人脉浮。水饮渍肺，肺气壅滞，宣降失常，肺气上逆，故咳而上气。外寒内饮不除，郁久化热，故烦躁而喘。上述症状的出现，都是由于心下有水饮留伏，水饮郁久化热，体表有风寒邪气外束，肺失宣发肃降的缘故，因此用小青龙加石膏汤解表化饮，清热除烦。

小青龙汤即小青龙加石膏汤去石膏组成，小青龙加石膏汤是治疗风寒外袭，水饮内停，兼有里热的肺胀病证，由此可知，小青龙汤的证候病机，就是风寒外袭，水饮内停，不兼里热，为单纯的外寒内饮肺胀病证。

总之，《金匮要略》中论述的肺胀，多因痰饮伏肺，外邪侵袭入里引触痰饮诱发。肺胀的治疗，《金匮要略》创立射干麻黄汤、厚朴麻黄汤、越婢加半夏汤、小青龙加石膏汤、皂荚丸、葶苈大枣泻肺汤等方治疗，或表里双解，或寒温并用，或攻补兼施，或宣敛结合，立法严谨，颇具特色，为后世医家探索肺胀奠定了理论基础。

十九、《金匮要略》的痰饮证治

《金匮要略》首创痰饮病名，所论痰饮，实指淡饮、流饮、水饮。由于水饮为阴邪，遇寒冷即凝聚，得温热即行走。而温药具有振奋阳气，通行水道，开发腠理的作用。因此，《金匮要略·痰饮咳嗽病脉证并治第十二》强调："病痰饮者，当以温药和之。""温药和之"可以说是水饮的治疗大法，也是痰饮治病求本的治疗原则。

痰饮之成，与肺脾肾生理、病理密切相关。肺居上焦，主宣发肃降，通调水道，乃贮痰之器；脾居中焦，主运化水湿，输布精微，乃生痰之源；肾居下焦，藏精，主水，内寓元阳，乃蒸腾气化之脏。故从根本上治疗痰饮，确实应当以温药和之。温上可以通调水道；温中可以运化水湿；温下可以化气行水。三焦气化井然有序，水液运化输布正常进行，痰饮自当祛除。

痰饮治本之法，除治肺以外，还有治脾、治肾之分。《金匮要略·痰饮咳嗽病脉证并治第十二》说："心下有痰饮，胸胁支满，目眩，苓桂术甘汤主之。"又说："夫短气有微饮，当从小便去之，苓桂术甘汤主之；肾气丸亦主之。"以上经文，都是从脾、肾二脏治疗痰饮之本的典型论述。

苓桂术甘汤证是中阳不运，水饮内停所致，其本在脾。盖胃有停饮，故胸胁支撑胀满；水饮中阻，清阳不升，故头目眩晕；水饮停留，妨碍升降之气运行，故短气；水饮内停，阳不化气，故小便不利。苓桂术甘汤由茯苓、桂枝、白术、甘草组成，方中茯苓淡渗利水；桂枝辛温通阳；白术健脾燥湿；甘草和中益气。四味药物配合，具有辛温通阳，健脾利水的功效，因此以之治疗脾阳不运，水饮内停的痰饮最为恰当。

肾气丸证是下焦阳虚，不能化气行水，水泛心下所致，其本在肾。临床常见畏寒足冷，短气，小腹拘急等症。盖肾阳不足，阳气不能温养下焦，故畏寒足冷；水饮内停，妨碍升降之气，故短气；肾阳不足，膀胱气化不利，故少腹拘急，小便不利。肾气丸由生地黄、山药、山茱萸、泽泻、牡丹皮、茯苓、桂枝、附子组成，八味药物配合，助阳之弱以化水，滋阴之虚以生气，具有温补肾阳，化气行水的功效，因此以之治疗肾阳不足，不能化气行水的痰饮最为恰当。

总之，《金匮要略》所论痰饮，是肺失通调，脾阳不运，肾虚不能主水等体内水液运化失常，导致水停为饮，随处留积的一类病证，分痰饮、悬饮、溢饮、支饮四种。狭义的痰饮，由脾阳虚弱，饮停肠胃造成。《金匮要略》说："病痰饮者，当以温药和之。"溢饮由肺脾失调，水饮内停，泛流肢体造成。对其治疗，《金匮要略》说："病溢饮者，当发其汗。"悬饮由饮停胸胁，脉络受阻，肺气郁滞造成。对其治疗，应予泻肺逐饮。支饮由寒饮伏肺，肺失宣降；或脾肾阳虚，饮凌心肺造成。寒饮伏肺者，治疗宜温肺化饮。脾肾阳虚者，治疗宜补益脾肾，温化水饮。

二十、《金匮要略》的关键症与辨证论治

《金匮要略》是现存最早的中医杂病学专著，该书奠定了中医的杂病理论基础，规范了中医杂病辨证论治，对后世中医药学的发展影响深远，特别是该书的辨证论治，至今仍

然指导着中医临床的诊断与治疗，有着不可替代的实用价值。

中医认识和治疗疾病，历来从证候入手，讲究辨证论治。就辨证而言，《金匮要略》的辨证特点，是以脏腑经络病机为根据，率先辨病，而后辨证。《金匮要略》认为证是疾病发展过程中某一阶段的病理信息，这些信息是病因、病程、症状、病机、舌象、脉象等多种病理因素的概括，它既不同于症，也不同于病，然而却能全面地、深刻地、正确地反映出疾病的本质。

辨证论治涉及症、证、病。拙著《夏斌医论集》曾说："症"指症状，是构成证的基本因素；"证"指证候，是病的本质外露；证离不开症状，病包含证候。症是单一的异常现象；证是综合的症结信息；病是全程的病变经过。

症、证、病三者的关系固然密切，然终不如一种疾病症状，既是最小的基本单位，又是必不可少的病变条件。盖"有诸内者必形诸外"，因此通过探求客观表现的症状，特别是通过分析研究关键症的客观表现，就能更清楚地找到疾病特征、性质、阶段性、病因病理的主要症结。张仲景就是运用关键症来辨病辨证的先驱者，所以他在《伤寒论》中的柴胡汤证条描述"但见一证便是，不必悉具"。在《金匮要略》中，这一学术思想更是处处可见。

例如《妇人杂病脉证并治第二十二》记载"问曰：妇人年五十所，病下血数十日不止，暮即发热，少腹里急，腹满，手掌烦热，唇口干燥，何也？师曰：此病属带下。何以故？曾经半产，瘀血在少腹不去。何以知之？其证唇口干燥，故知之，当以温经汤主之"。在诸多症状中，张仲景抓住"其证唇口干燥"，即将本病辨证为冲任虚寒，少腹瘀血。

再如《痰饮咳嗽病脉证并治第十二》说："久咳数岁，其脉弱者可治；实大数者死。"张仲景根据关键症"久咳数岁"，便判断出脉弱者与实大数者痰饮的预后好坏。最能使人一看便知的是《痉湿暍病脉证并治第二》，"湿家之为病，一身尽疼，发热，身色如熏黄也"。一个关键症"身色如熏黄"，既能辨病为黄疸，又能辨证为湿热熏蒸，蕴内犯外。所以说症状是不可忽视的，特别是关键症，因其寓有疾病本质的内涵，不可等闲视之，应该像《金匮要略》那样，紧抓关键症不放，将其作为辨病辨证的主要依据，并且根据辨证所得随证治之。

二十一、《金匮要略》的水气治则

《金匮要略》将水肿称为水气，是体内水液潴留，泛滥肌肤，引起眼睑、头面、四肢、腹背，甚至全身浮肿，伴有胸水腹水的一种疾病。

水气之病，多由肺失通调、脾失转输、肾失开合、膀胱气化不利造成。《金匮要略·水气病脉证并治第十四》根据水气的病因和症状，将水气分为风水、皮水、正水、石水、黄汗；针对水气与腑脏的病理关系，把水气分为心水、肝水、肺水、脾水、肾水；按照血病及水、水病及血、气病至水的病变趋向，将水气分为血分、水分、气分。并且提出了"发汗""利小便""可下之"三大治疗原则。

《金匮要略·水气病脉证并治第十四》说："诸有水者，腰以下肿，当利小便；腰以上肿，当发汗乃愈。"

此条经文所论"发汗""利小便"，历来被认为是治疗水肿的一般原则。腰以下肿者，指水液潴留的部位在下在里。根据在下在里病性属阴，病在下者治疗宜就近祛邪，所以此类水气，应该运用通利小便的方法，使潴留在体内下部的水液从小便排出，小便畅通，则水气自愈。

腰以上肿者，指水液潴留的部位在表在上。根据在表在上病性属阳，病在上者治疗宜因势利导，所以此类水气，应该运用发汗的方法，使潴留在体表上部的水液随汗液排出，汗孔开启，水随汗出，则水气自愈。

《金匮要略》运用"发汗""利小便"治疗水气，源于《素问·汤液醪醴论篇》的"开鬼门、洁净府"。鬼门即汗孔，净府即膀胱；"开鬼门"指发汗，"洁净府"指利小便。《金匮要略》这一水气治疗原则的提出，给后世医家研究水肿奠定了坚实的理论基础，至今仍然指导着水肿病实证的辨证论治。

《金匮要略·水气病脉证并治第十四》说："夫水病人，目下有卧蚕，面目鲜泽，脉伏，其人消渴。病水腹大，小便不利，其脉沉绝者，有水，可下之。"

此条经文主要论述水气病可下之证。阳明胃经循行目下，为脾所主。眼胞浮肿，状如卧蚕，是脾胃虚弱，水湿侵袭的标志。皮肤水多，肤色光亮，故面目鲜泽。水肿加重，阳气不能化生津液，故脉伏而病消渴。倘若水肿患者腹大，小便不利，脉沉欲绝，属于水积在里，肿势太盛，正气未衰的水肿实证。根据《素问·标本病传论篇》"急则治其标，缓则治其本"的原则，可以运用十枣汤、己椒苈黄丸等攻下逐水，急者治标，暂缓图本。

"可下之"是对症治疗，是治标之法，只可短暂投药，中病即止，不可长期运用，使虚者更虚。水气的主要病机是阳气衰微，水停不化。水气病的临床治疗，除遵循《金匮要略》"发汗""利小便""可下之"三大原则外，还应根据水肿的具体情况，或健脾、或温肾、或化瘀，灵活立法，因证遣方。

二十二、《温病条辨》的三焦温病治则

清代吴瑭（鞠通）的《温病条辨》是一部理、法、方、药自成体系的温病学专著，对温病的理论和实践有着不可替代的指导作用，它丰富了中医学宝库内容，是中医温病学发展史上具有重要地位的经典著作。

《温病条辨》的突出贡献是三焦辨证。三焦辨证以上、中、下三焦为纲，以三焦各种病名为目，将六经辨证和卫气营血辨证相结合，进而对三焦温病区分病程阶段、识别病情传变、明确病变部位、归纳证候类型、分析病机特点、确立治疗原则、推测预后转归。

疾病自始至终处于变化之中，温病也不例外。关于三焦温病的传变规律，《温病条辨·中焦篇》说："上焦病不治，则传中焦，脾与胃也。中焦病不治，则传下焦，肝与肾也。始上焦，终下焦。"

温病的治疗，有章可循。《温病条辨·卷四·杂说·治病法论》提出了三焦温病的治疗法则："治上焦如羽，非轻不举；治中焦如衡，非平不安；治下焦如权，非重不沉。"

治上焦如羽，就是用轻清升浮的药物治疗上焦疾病。盖肺心居于上焦，病在上焦，当温热袭肺，表卫受邪时，往往出现发热口渴，头痛咳嗽等邪在太阴卫分症状。因为只有轻清升浮的药才容易直达病变部位，与疾病的病机也相适应，所以应该运用轻清升浮的辛凉轻剂桑菊饮，或辛凉平剂银翘一类方药，疏散在表之热，清透肺卫之邪以举邪外出。

治中焦如衡，就是用不轻不重的平和药物治疗中焦疾病。盖脾胃居于中焦，病在中焦，当温热之邪致脾胃发病时，要祛除温热邪气，补益脾胃正气，平衡脾胃的正常功能；当湿热之邪致脾胃发病时，要分消湿热，升脾降胃，偏治一隅则失去中焦功能动态平衡。所以应该运用既不是上焦轻清升浮，又不是下焦滋腻潜降的黄连黄芩汤、人参泻心汤加白芍方等药物来祛除病邪，调整脏腑升降功能，使脾胃恢复正常的生理状态。

治下焦如权，就是用厚味重潜的药物治疗下焦疾病。盖肝肾居于下焦，病在下焦，肝肾受损，真阴大虚，往往出现肝肾阴亏，血脉不充，虚风内动等证。因为只有厚味滋补，介石重镇之品才能沉于下焦，直达病变部位，所以应该运用复脉汤、大定风珠一类质重潜镇，厚味滋补的药物以滋补肝肾，熄风潜阳，养阴复脉。

二十三、《医学心悟》的医门八法

中医理论体系，以前人医疗实践为基础，以古今名医著述为载体，与中国传统文化其他学科竞相绽放，至今生机蓬勃，方兴未艾。

中医理论体系由阴阳五行、藏象学说、经络学说、气血津液、病因与发病、病机、防治原则等七项内容组成。整体观念和辨证论治是中医理论体系的基本特点；非唯物辩证法思想是中医理论体系的陈腐糟粕；辨证论治是中医理论体系的核心和精髓。

在中医理论体系中，辨证论治独领风骚。没有准确无误的辨证论治，就像没有上古扁鹊的回天之术。任何一个中医从医者，对辨证论治的学习和运用，均应牢记于心，熟练于手，虽闲置数载而不忘。

辨证论治的"证"指证候。"证"是疾病发展过程中某一阶段的病理信息，这些信息由病因、病程、症状、病机、舌象、脉象等多种病理因素组成。它既不同于单一异常现象的"症"，也不同于疾病全部过程的"病"，然而却能深刻地、正确地、全面地反映出疾病的本质。

对发病和证候的认识，《医学心悟·医门八法》的论述十分精彩，可谓迈古超今。它首先高度概括了疾病发生的原因和类型："论病之原，以内伤、外感四字括之。"紧接着又言简意赅地归纳出疾病的证候性质："论病之情，则以寒、热、虚、实、表、里、阴、阳八字统之。"

欲愈疾，先识证，证之后，方言治。辨证论治的"治"指治法。"治"是运用望、闻、问、切等诊查手段，在辨清证候，审明病因，查准病机之后，有针对性地给予恰当的治疗方法。对治则与治法，《医学心悟·医门八法》的概括依然独占鳌头。就科学性和实用性而言，堪比经典著作，后之医者无不赞许。《医学心悟·医门八法》指出："论治病之方，则又以汗、和、下、消、吐、清、温、补八法尽之。盖一法之中，八法备焉。八法之中，百法备焉。病变虽多，而法归于一。"

这里的"法归于一"，"法"即治疗方法；"一"即一种证候。"法归于一"针对证候与治法的辩证关系而言，旨在强调证候与治法的相互适应性和协调统一性。

《医学心悟·医门八法》认为尽管疾病多种多样，然而一切治法，必须在辨证论治的指导下，根据证候需要，法随证立，因证施治。即便在一种治法之中，倘有必要，也应该根据疾病证情，对药物酌增酌减。所谓有是证，用是药就是这个意思，正如《伤寒论》记载："知犯何逆，随证治之。"

总之，中医理论体系的辨证论治，是指导中医临床诊断疾病和治疗疾病的基本原则，其实质就是具体问题具体分析，具体问题具体解决。辨证论治的内涵外延十分丰富，与中医理论体系中的其他内容有着千丝万缕的联系，必须认真学习，切实掌握，以利救死扶伤，造福人类。

第二节 方药研究

一、止嗽散及咳嗽证治琐谈

咳嗽是临床常见病、多发病。其病因病机、发病原理极其复杂。在涉及病位方面，《素问·咳论》有肺咳、心咳、肝咳、脾咳、肾咳等记载。该篇还说："五脏六腑皆令人咳嗽，非独肺也。"在病因方面，《医门法律·卷五》指出："风、火、热、湿、燥、寒，皆能乘肺，皆足致咳。"隋代巢元方的《诸病源候论·咳嗽候》指出，除五脏咳外，尚有风咳、寒咳、久咳、胆咳、厥阴咳等咳嗽论及。足见咳嗽一病，真可谓比比皆是，令人目不暇接。

值得推崇的是，《景岳全书·咳嗽》执简驭繁，把咳嗽进行了切合实际的划分："咳嗽之要，止惟二证，何为二证？一曰外感，二曰内伤而尽之也。"张氏的咳嗽归类法很有见地，难怪中医药学界一直沿用至今。它的贡献在于引导医者对咳嗽进行思考，规范了临床对咳嗽的辨证论治。

自《景岳全书·咳嗽》起，咳嗽分外感咳嗽和内伤咳嗽两大类。外感咳嗽，就是外邪侵袭，内舍于肺，肺失宣降导致的咳嗽。内伤咳嗽，就是腑脏功能失调，内邪干肺，肺失清肃导致的咳嗽。

止嗽散首载清代程国彭的《医学心悟》，由白前、百部、紫菀、桔梗、陈皮、荆芥、甘草组成。方中白前辛苦微温，降气祛痰；百部甘苦微温，润肺止咳；紫菀苦甘微温，润肺下气；桔梗苦辛性平，宣肺祛痰；陈皮辛苦性温，燥湿化痰；荆芥味辛微温，祛风解表；甘草味甘性平，祛痰止咳。诸药配合，有化痰止咳，疏表宣肺之效。

止嗽散原为外感咳嗽，经解表祛邪，风邪十去八九，但肺失宣降，咳嗽仍然不止而设。止嗽散之所以善治咳嗽，《医学心悟》这样解释："盖肺体属金，畏火者也，过热则咳；金性刚燥，恶冷者也，过寒亦咳。"程氏认为，肺气安宁，宣降有序，就不会发生咳嗽；过热过寒，肺气不得安宁，宣降失常，咳嗽即由此发生。所以《医学心悟》注释止嗽散曰："本方温润平和，不寒不热，既无攻击过当之虞，大有启门驱贼之势，是以客邪易散，肺气安宁，宜其投之有效欤？"

总之，肺为娇脏，过寒过热，皆可影响"肺气安宁，"导致肺失宣降，发生咳嗽病证。止嗽散药性平和，温而不燥，润而不腻，散寒不助热，解表不伤正，无过寒过热之弊，是一首稍事祛邪，着重止咳的方剂。正如高等医药院校教材《方剂学》所说，运用得宜，可治诸般咳嗽。也就是说，在辨证论治的指导下，止嗽散不但能治外感咳嗽，还能治内伤咳嗽。

二、人参蛤蚧散及哮病证治琐谈

哮病是宿痰伏肺，复遇感诱之邪，引触肺中宿痰，导致痰阻气道，肺失肃降的一种发作性呼吸系统疾病。引触宿痰的遇感之邪，除却自然界六淫以外，还有饮食、劳倦、情志、化学、物理等诸多遇感因素。《内经》称哮病为"喘鸣、喘喝"，《金匮要略》称哮病为"上气"，《丹溪心法》首创"哮喘"之名，《秘传证治要诀·哮喘》确立哮喘"夙根"之说。后世医家，或将哮与喘合称"哮喘"，或将哮喘区分为"哮"与"喘"。正如《证因脉治》所说："哮与喘似同而实异。"《医学正传》所载："喘以气息言，哮以声响名。"普遍认为二者的相同之处在于均有"呼吸急促，喘气息短"；不同之处在于"哮必兼喘，喘不必兼哮"。

哮病之成，《证治汇补》指出："哮为痰喘之久而常发者，因而内有壅塞之气，外有非时之感，膈有胶固之痰，三者相合，闭拒气道，搏击有声，发为哮病。"可见哮病的治疗，以治气、治痰、治遇感因素为重要举措；以发时治标，未发治本为证治原则。

《类证治裁》曾说："肺为气之主，肾为气之根，肺主出气，肾主纳气，阴阳相交，呼吸乃和。"因此哮病的治疗，以治肺、治肾最为要紧。然而"肺为贮痰之器""脾为生痰之源"，因此治脾也是哮病的治疗重点。

哮病急性发作期，即哮病发时，实证居多。临床常按寒哮、热哮、浊哮、风哮辨证论治。寒哮治疗宜温肺散寒，化痰平喘，多以射干麻黄汤、小青龙汤加减治疗；热哮治疗宜清热宣肺，化痰平喘，多以定喘汤、麻黄杏仁甘草石膏汤加减治疗；浊哮治疗宜化浊除痰，降气平喘，多以二陈汤合三子养亲汤、麻杏二三汤、葶苈大枣泻肺汤加减治疗；风哮治疗宜祛风宣肺，降气平喘，多以华盖散、半夏杏仁汤、加味过敏煎加减治疗。此外，瘀哮治疗宜活血化瘀，降逆平喘，多以血府逐瘀汤加减治疗。寒包热哮治疗宜解表散寒，清化痰热，多以小青龙加石膏汤、厚朴麻黄汤加减治疗。

哮病慢性持续期，即哮病好转时，虚实夹杂证居多。临床应区分虚实多寡、寒热偏盛、寒热转化，然后根据辨证结果，给予协调寒热，攻补兼施治疗。

哮病临床缓解期，即哮病未发时，虚证居多。临床常按肺虚、脾虚、肾虚进行辨证论治。肺气虚治疗宜补肺固表，多以玉屏风散加减治疗；肺阴虚治疗宜滋阴润肺，多以生脉散合百合固金汤加减治疗。脾气虚治疗宜健脾化痰，多以六君子汤合三子养亲汤加减治疗；脾胃虚寒治疗宜温中散寒，多以理中丸合苓桂术甘汤加减治疗。肾气虚治疗宜补肾纳气，多以肾气丸加减治疗；肾阴虚治疗宜滋阴补肾，多以生脉散合麦味地黄丸加减治疗。

人参蛤蚧散出自宋代《博济方》，该方最初叫做蛤蚧散，明代《御药院方》将其改名为人参蛤蚧散。原为肺肾气虚，痰热内蕴，气逆不降之证而设，由人参、蛤蚧、茯苓、知母、贝母、桑白皮、杏仁、甘草组成。方中人参大补元气，健脾益肺；蛤蚧补肺益肾，止咳定喘；茯苓健脾渗湿，杜绝生痰之源；知母、贝母清热润肺，化痰止咳；杏仁、桑白皮肃降肺气，止咳定喘；甘草补土生金，调和诸药。八味药物配伍，有补肺益肾，止咳定喘之效，主治肺肾气虚，痰热内蕴，咳嗽气喘，呼多吸少，声音低怯，痰稠色黄，或咳吐脓血，胸中烦热，身体羸瘦，或遍身浮肿，脉象浮虚等症。临床用药以咳嗽气喘，痰稠色黄，脉象浮虚为证治依据。

人参蛤蚧散是治疗肺肾气虚，痰热内蕴而致咳嗽气喘的著名方剂，它组方严谨，药性平和，无大寒大热，未见毒副反应，补不碍邪，攻不伤正，在哮病好转或未发时，证属肺肾气虚，痰热内蕴者，以之随证加减治疗，有补泻合剂，标本兼顾之妙。

三、小陷胸汤证治琐谈

小陷胸汤首载《伤寒论》，原为伤寒表证误下，邪热内陷的小结胸病而设，由瓜蒌、半夏、黄连组成。方中瓜蒌清热涤痰，宽胸散结；半夏燥湿化痰，降逆开痞；黄连苦寒泻火，直折邪热。三药相伍，共奏清热化痰，宽胸散结之效。

小陷胸汤是经方中首屈一指的著名方剂，组方之精，疗效之好，使用频率之高，技压群雄，鲜有匹敌。小陷胸汤有三好：好记、好用、好疗效。临床运用，或直接在方中加入所需药物，或与他方组合相得益彰，二者取舍，视辨证论治而定。

笔者的经验，胸痛、脘腹痛用小陷胸汤多有神功，辨证准确，屡试不爽。

胸痛属痰热互结，兼气滞血瘀证者，如西医肋间神经痛、肋软骨炎、自发性气胸、冠心病心绞痛、心脏神经官能症等病，可予小陷胸汤合四逆散、丹参饮清热化痰，行气祛瘀治之。

胸痛属痰热互结，兼痰瘀互结证者，如西医的肺部感染、肺脓疡、肺纤维化、肺结节、胸膜增厚、胸膜粘连、肺癌等病，可予小陷胸汤合苇茎汤、消瘰丸清热化痰，逐瘀散结治之。

胸痛属痰热互结，兼水血壅遏证者，如西医的水气胸、血气胸、脓气胸、渗出性胸膜炎、癌性胸腔积液等病，可予小陷胸汤合泻白散、葶苈大枣泻肺汤清热化痰，泻肺逐水治之。

脘腹痛用小陷胸汤治疗，其可行性及合理性毋庸置疑。正如《伤寒论·辨太阳病脉证并治》所载："小结胸病，正在心下，按之则痛，脉浮滑者，小陷胸汤主之。"

胃脘痛属痰热互结，兼脾胃虚弱，肝郁化火，瘀血阻滞证者，如西医的急慢性胃炎、胃及十二指肠溃疡、胃神经官能症、急慢性胰腺炎等病，可予小陷胸汤合六君子汤、左金丸、金铃子散清热化痰，养血祛瘀，行气疏肝，健脾和胃治之。

脘腹痛属痰热互结，兼肝胆气郁，湿热夹瘀，或砂石梗阻证者，如西医的胆囊炎、胆管炎、胆道蛔虫、肝胆结石、胆囊切除术后综合征、消化道肿瘤等病，可予小陷胸汤合柴胡疏肝散、戊己丸、金铃子散清热化痰，理气除湿，疏肝利胆，活血止痛治之。

小陷胸汤是《伤寒论》中的一首药方，方名既与大陷胸汤相对而言，药物又是煎汤服用之剂，所以叫做小陷胸汤。《古今名医方论》解读小陷胸汤"以半夏之辛散之，黄连之苦泻之，瓜蒌之苦润涤之，所以除热散结于胸中也"。此乃精彩点评，赞美之情，溢于言表。

小陷胸汤祛邪去病，效如桴鼓，厥功至伟。根据"异病同治""证同治亦同"的原则，近年对其使用，已有新的突破。除上述诸病以外，凡呼吸系统、消化系统、心血管系统疾病，证属痰热互结，直须清热化痰者，皆可酌情选用。

四、《金匮要略》瓜蒌薤白三方证治琐谈

心绞痛，中医称心痛、真心痛、厥心痛，属"胸痹"范畴。胸痹之病有轻有重，轻者仅胸闷不适，重者心胸绞痛，阵阵发作，疼痛剧烈，憋闷欲死，难以救治。

"心痛"最早见于《五十二病方》，"真心痛""厥心痛""胸痹"在《黄帝内经》中就有记载。《金匮要略》是继《黄帝内经》后设立专篇阐述胸痹心痛的第一部著作，所论心痛虽多属胃痛，但心病或心胃合病造成者有之，其相关学说至今仍然指导着中医临床对胸痹心痛的辨证论治。

《金匮要略》根据阴寒、痰饮、气滞、阳虚在胸痹心痛发病中的主导作用，把胸痹的病机归纳为上焦阳虚，痰饮上乘，胸阳不振，心脉阻滞。按照病机证候，总结出通阳宣痹，行气化痰，温阳散寒，益气温阳等四种治疗法则。在胸痹心痛的理论和临床研究方面，取得了突破性、划时代的巨大贡献。

《金匮要略》中的瓜蒌薤白白酒汤、瓜蒌薤白半夏汤、枳实薤白桂枝汤，是治疗胸痹心痛的主要方剂，习称《金匮要略》瓜蒌薤白三方。

（一）瓜蒌薤白白酒汤

《金匮要略·胸痹心痛短气病脉证并治第九》说："胸痹之病，喘息咳唾，胸背痛，短气，寸口脉沉而迟，关上小紧

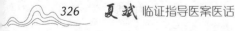

数，栝蒌薤白白酒汤主之。"此证是上焦阳虚，胸阳不振，中焦痰饮上乘，阴邪停聚胸中，肺失宣降，胸背之气痹而不通所致。

盖胸阳不振，痰饮上乘，肺失肃降，故喘息咳唾；阳气郁痹，阴邪停聚胸中，气机不通，故胸背痛而短气；上焦阳虚，寸口候上焦心肺，故寸口脉沉而迟；中焦痰饮势盛，关脉候中焦肝胆脾胃，故其脉关上小紧数。

瓜蒌薤白白酒汤由瓜蒌、薤白、白酒组成。方中瓜蒌化痰通痹，宽胸散结；薤白温通心阳，散结下气；白酒行气活血，助药力到达病所。三味药物配合，具有通阳散结，行气祛痰之效，所以用治胸阳不振，痰饮上乘，胸中闭塞，肺失宣降，胸背之气痹而不通的胸痹心痛最为适宜。

（二）瓜蒌薤白半夏汤

《金匮要略·胸痹心痛短气病脉证并治第九》说："胸痹不得卧，心痛彻背者，栝蒌薤白半夏汤主之。"此证是上焦阳虚，胸阳不振，痰饮壅盛，阻于胸中，闭塞心脉所致。

盖上焦阳虚，痰饮壅盛，痹阻胸中，胸背痛甚，短气气逆，卧则气逆加重，故胸痹不得卧；胸阳不振，痰阻胸中，滞碍心脉，心脉挛急，故心痛彻背。此证在瓜蒌薤白白酒汤证基础上增加不得卧，心痛彻背，可知其证痰饮更甚，是胸痹心痛重症。

瓜蒌薤白半夏汤由瓜蒌、薤白、半夏、白酒组成。方中瓜蒌化痰通痹，理气宽胸；薤白温通心阳，散结下气；半夏燥湿化痰，降逆散结；白酒辛散温通，行气活血。四味药物配合，具有通阳散结，祛痰宽胸之效，所以用治胸阳不振，痰饮壅盛，闭塞心脉的胸痹心痛最为适宜。

（三）枳实薤白桂枝汤

《金匮要略·胸痹心痛短气病脉证并治第九》说："胸痹心中痞，留气结在胸，胸满，胁下逆抢心，枳实薤白桂枝汤主之。"此证是胸阳不振，痰浊中阻，气结胸中，升降失常，痰阻气滞所致。

盖胸阳不振，津液成痰，痰阻气机，气结胸中，故胸满而痛，甚则胸痛彻背；痰浊阻滞，肺失宣降，故见咳唾喘息、短气；胸阳不振，寒气上逆，肝失疏泄，胃失和降，故心中痞气，胸满，气从胁下冲逆，上攻心胸。本证病势不仅在胸中，已扩大到胃脘、两胁，总由上焦阳虚，胸阳不振，气机升降失常，痰饮停蓄，挟寒气上逆而成。

枳实薤白桂枝汤由枳实、薤白、桂枝、瓜蒌、厚朴组成。方中瓜蒌涤痰散结，开胸通痹；薤白通阳散结，行气宽胸；枳实下气破结，消痞除满；厚朴燥湿化痰，下气除满；桂枝通阳散寒，降逆平冲。五味药物配伍，具有通阳宣痹，祛痰下气之效。所以此方用治上焦阳虚，胸阳不振，升降失常，痰阻气滞的胸痹心痛最为适宜。

总之，胸痹是以胸部闷痛，甚则胸痛彻背，喘息不得卧为主要临床表现的一种疾病。心痛、胸闷、短气、喘息不得卧，均为胸痹的常见症状，将胸痹心痛二者并称，在于突出心痛而已。《金匮要略》中的瓜蒌薤白三方所治之胸痹心痛，主要由上焦阳虚，胸阳不振，痰饮上乘，肺失宣降，胸中闭塞所致。

概述瓜蒌薤白三方的用法：胸痹之病，但见胸痹心痛者，证属胸阳不振，痰饮上乘，胸中闭塞；治疗宜瓜蒌薤白白酒汤通阳散结，行气祛痰。

胸痹之病，兼胸痹不得卧，心痛彻背者，是痰饮较前证更甚，为胸痹心痛重候。证属胸阳不振，痰饮壅盛，闭塞心脉；治疗宜瓜蒌薤白半夏汤通阳散结，祛痰宽胸。

胸痹之病，兼心中痞、胸满、胁下逆抢心者，是寒邪更甚，病变涉及肝胃，范围已从胸中扩大到心下、两胁。证属胸阳不振，痰饮中阻，气结胸中；治疗宜枳实薤白桂枝汤通阳散结，祛痰下气。

五、丹参饮证治琐谈

丹参饮出自《时方歌括》，原为心胃诸痛，服热药无效者而设，由丹参、檀香、砂仁组成。方中丹参活血祛瘀止痛；檀香、砂仁行气宽中止痛。三药配伍，有活血祛瘀，行气止痛之效。

丹参饮所治之心胃诸痛，皆为气血瘀滞，互结于中所致。临床以心胃诸痛，胸闷脘痞，舌质暗红，证情偏瘀偏热为证治要点。如同原书记载："治心胃诸痛，服热药而不效者宜之。"

现代药理研究表明，丹参饮有抗炎、解热、镇静、镇痛、降压、抗凝、抗心肌纤维化、保护心肌细胞、保护心脏超微结构、保护冠状动脉内皮细胞、扩张冠状动脉、影响冠脉流量及阻力等作用。凡西医的慢性胃炎、胃及十二指肠溃疡、胃神经官能症、高脂血症、脑电图异常、心电图异常、心律失常、心力衰竭、心前区憋闷、冠心病、心绞痛、糖尿病、心肌病、慢性肺源性心脏病心力衰竭、睡眠障碍、神经衰弱、妇女月经不调、经绝期综合征、缺血性脑卒中等证属气滞血瘀者，皆可酌情使用。

丹参饮制方严谨、用药简练、疗效确切、方便加减，是治疗心胃诸痛的常用方剂。细究该方，该方行气宽中有余，活血祛瘀不足，加延胡索于其方，可扩大丹参饮的主治范围，增强丹参饮的治疗作用。《本草纲目》谓延胡索"活血利气，止痛，通小便"。《雷公炮炙论》称"心痛欲死，速觅延胡"。由此足见延胡索活血利气，逐瘀止痛疗效之好，绝非他药可以企及。现代药理研究表明，延胡索含生物碱延胡索乙素，有镇静、安定、镇痛、中枢性肌松弛作用。在治疗心血管病方面，延胡索能显著减轻疼痛，增加冠脉流量，改善心肌缺血，对实验性动脉粥样硬化有降脂之效。

综上所述，丹参饮加入延胡索，药力更强，疗效更好。为方便记忆，伍延胡索于丹参饮的方剂，可命名为延胡丹参饮。延胡丹参饮虽仍具活血祛瘀，行气止痛之效，然主治血瘀气滞所致的心胃、胸腹、胁肋诸痛，疗效比丹参饮好，并且无毒副反应或很少出现毒副反应。

六、香砂六君子汤证治琐谈

香砂六君子汤出自《古今名医方论》，原为气虚痰饮，痞闷呕吐，脾胃不和变生诸证而设。由六君子汤加木香、砂仁组成。方中人参健脾养胃；白术益气和中；茯苓健脾渗湿；半夏化痰止呕；陈皮理气健脾；木香行气止痛；砂仁温脾止泻；炙甘草益气补中。八药配合，共奏健脾和胃，燥湿化痰，行气止痛之效。主治脾胃气虚，痰湿结聚，寒滞中焦，痞闷呕吐，不思饮食，脘腹胀痛，消瘦倦怠，或气虚肿满，肠鸣泄泻等症。

香砂六君子汤系四君子汤、六君子汤类方，临床极为常用。其维护健康，治疗疾病的重要作用；其补气为主，稍施消导的配伍特点，古今医家多有赞许。正如《删补名医方论》〔集注〕张璐论四君子汤说："盖人之一身，以胃气为本。胃气旺，则五脏受荫；胃气伤，则百病丛生。故凡病久虚不愈，诸药不效者，唯有益胃、补肾两途。……是知四君子为司命之本也。"《删补名医方论》〔集注〕柯琴论香砂六君子汤曰："四君子，气分之总方也，……君得四辅则功力倍宣，四辅奉君则元气大振，相得而益彰矣。"

现代药理研究表明，在治胃肠方面，香砂六君子汤能改善胃肠道内分泌功能，调节细胞免疫及体液免疫。可抑制胃黏膜瘀血及水肿的病理变化，减轻炎细胞浸润，减少上皮化生，有保护胃黏膜，促进胃黏膜损伤自愈等作用。在抗肿瘤方面，香砂六君子汤中的六君，能对抗致癌启动因子，其人参、白术、陈皮、甘草，可抗诱变和抗突变。半夏有抗溃疡、抗肿瘤作用。白术、茯苓，还能抑制肿瘤细胞增殖并加速其凋亡。

香砂六君子汤主要用于治疗脾胃疾病，间或用于肺、肾、心血管、妇科等其他疾病。现代医学中的胃扭转、胃溃疡、十二指肠球部溃疡、上消化道出血、慢性浅表性胃炎、慢性萎缩性胃炎、食道癌、胃癌、慢性结肠炎、功能性消化不良、儿童功能性腹痛、腹部手术后康复，以及支气管扩张症、慢性阻塞性肺疾病、慢性肾炎氮质血症、恶性肿瘤术后放化疗后、不宜手术治疗的中晚期恶性肿瘤等病，证属脾胃气虚，痰湿阻滞者，皆可酌情使用。

笔者的经验，慢性浅表性胃炎，证属脾胃气虚，痰湿阻滞，兼寒凝中焦，胃失温煦者，可予香砂六君子汤合黄芪建中汤、良附丸加减以健脾益气，温中散寒，燥湿化痰治之。

慢性浅表性胃炎，证属脾胃气虚，痰湿阻滞，兼肝郁化火，瘀血内停者，可予香砂六君子汤合左金丸、金铃子散以健脾益气，化痰祛瘀，清肝和胃治之。

胆汁反流性胃炎，证属脾胃气虚，痰湿阻滞，兼寒热错杂，胃气上逆者，可予香砂六君子汤合连理汤、海蛸散健脾益气，协调寒热，化痰祛饮，降逆和胃治之。

慢性萎缩性胃炎，证属脾胃气虚，痰饮阻滞，兼湿热夹瘀，肝火横逆者，可予香砂六君子汤合小陷胸汤、戊己丸、金铃子散加减以健脾益气，利湿泄浊，化痰祛瘀，清肝和胃治之。

慢性萎缩性胃炎伴肠上皮化生，证属脾胃气虚，痰饮阻滞，兼湿热夹瘀，邪壅胃络者，可予香砂六君子汤合丹参饮、戊己丸加减以健脾和胃，清热利湿，理气豁痰，化瘀通络治之。

食道癌、胃癌中晚期，证属脾胃气虚，痰饮阻滞，兼湿热夹瘀，邪盛成毒，壅遏食道、胃腑络脉者，可予香砂六君子汤合小陷胸汤、当归补血汤、玉屏风散加减以健脾运湿，涤痰和胃，益气化瘀，清热解毒治之。

食道癌、胃癌及其术后放化疗后，证属脾胃虚弱，痰饮阻滞，兼气阴两伤，瘀血内停，湿热夹毒，壅遏食道、胃腑络脉者，可予香砂六君子汤合小陷胸汤、生脉散、当归补血汤加减以健脾和胃，益气生津，涤痰化瘀，清热解毒治之。

七、香砂六君子汤常用配伍琐谈

疾病是在一定条件下正邪斗争的反应，是病因病理作用于机体的突变现象和发展过程。疾病由单一病因形成者少，病机往往错综复杂，证候常常亦虚亦实，有鉴于此，在处理疾病，确立治法时，总是需要攻补兼施，随证治之。

香砂六君子汤出自《古今名医方论》，一说载自《医方解集》，称得上著名的中医药方剂，临床运用十分广泛。香砂六君子汤有补中寓疏的治疗优势，在医治脾胃疾病时，出于治疗兼症的需要，该方经常与左金丸、金铃子散联合运用。

左金丸出自《丹溪心法》，原为肝经火旺，肝火犯胃而设，有清肝泻火，降逆止呕之效。《古方选注》曰："吴茱萸入肝散气，降下甚捷；川黄连苦燥胃中之湿，寒胜胃中之热，乃损其气以泄降之。"

金铃子散出自《素问病机气宜保命集》，原为肝郁气滞，郁久化火而设，功可疏肝泻热，活血止痛。《降雪园古方选注》曾说："金铃子散，一泄气分之热，一泄血分之滞。"《雷公炮炙论》有云："心痛欲死，速觅延胡。"

由此可见，香砂六君子汤与左金丸、金铃子散联合组方后，补益脾胃的疗效不会因此而削弱，燥湿化痰之效与原方相同，增加了清肝泻火，行气开郁，活血止痛的治疗作用。为便于记忆，三方重组后可称之为香砂六君左金延胡汤。用治脾胃虚弱，肝郁化火，痰饮内停，瘀血阻络的胃痛病，有健脾益气，燥湿化痰，开郁消瘀，清肝和胃之功，疗效相当显著。

八、参苓白术散证治琐谈

参苓白术散出自《太平惠民和剂局方》，原为脾胃气虚，夹有湿邪而设，由人参、白茯苓、白术、山药、陈皮、莲子肉、白扁豆、薏苡仁、缩砂仁、桔梗、甘草组成。方中人参大补元气；白茯苓健脾渗湿；白术健脾燥湿；山药益气补脾；莲子肉健脾止泻；白扁豆健脾益胃；缩砂仁芳香化湿；薏苡仁健脾除湿；陈皮行气和胃；桔梗宣利肺气；甘草调和诸药。十一味药物相互配合，具有益气健脾，和胃渗湿之效，主治脾虚夹湿所致的饮食不化、胸脘痞闷、肠鸣泄泻、四肢乏力、形体消瘦、面色微黄、舌质淡、苔白腻、脉虚缓等症。

参苓白术散由四君子汤构架化裁而成，临床极其常用。主要作用是补气，其次才是渗湿。无论五脏六腑之气、经络之气、四肢百骸之气，皆有补益作用。其组方特点是药性中和，不热不燥，不寒不腻，补益而不滞，渗湿不伤正，既能作平补、康复调理药方，又能用治久病、疑难杂症。正如《太平惠民和剂局方·卷三》记载："参苓白术散治脾胃虚弱，……此药中和不热，久服，养气育神，醒脾悦色，顺正辟邪。"

现代药理研究表明，参苓白术散主要有调节胃肠运动，改善代谢和血流变化指标，提高免疫功能等作用。举凡肺气虚自汗、肺结核、慢性支气管炎、消化不良、小儿厌食、慢性腹泻、五更泻、慢性结肠炎、慢性胃炎、胃溃疡、十二指肠溃疡、糖尿病、痤疮、慢性湿疹、妇人带下、病后体虚、神经衰弱等病，证属脾胃或脾肺气虚，夹有湿邪者，以参苓白术散随证加减，都可获得较好疗效。

九、理中汤证治琐谈

理中汤出自《伤寒论》，由干姜、人参、白术、炙甘草组成。方中干姜温运中焦，祛散寒邪；人参健脾益气，振奋脾胃；白术健脾燥湿；炙甘草调药和中。四味药物相伍，有温中祛寒，健脾益气之效。

理中汤运用广泛，《伤寒论》用来治疗伤寒大病愈后，喜唾，久不了，胸上有寒者；霍乱，头痛，发热，身疼痛，寒多不用水者。《金匮要略》用来治疗胸痹，心中痞，气结在胸，胸满，胁下逆抢心者。

理中汤药物研粉制作成丸名理中丸，主治中焦虚寒，自利不渴，呕吐腹痛，不欲饮食，以及中寒霍乱；或阳虚失血；或小儿慢惊，以及病后喜唾涎沫，胸痹中焦虚寒者。现代多用于治疗急性胃炎、慢性胃炎、胃窦炎、胃及十二指肠溃疡、慢性肠炎、慢性肝炎、冠状动脉粥样硬化性心脏病、慢性阻塞性肺源性心脏病、心力衰竭、呕吐眩晕、手足发凉、经期腹泻、白带过多、宫颈炎、宫颈糜烂、宫寒不孕、小儿流涎等属于中焦虚寒，水湿内盛者。

理中汤的加减甚多，其中附子和黄连的加减尤其重要。理中汤加附子，名附子理中汤。附子理中汤证是在理中汤证呕吐、下利、腹痛、腹胀的基础上，兼有神少欲寐，手足逆冷，病机证候已变成脾肾阳虚。理中汤加黄连，名连理汤。连理汤证是在理中汤证的基础上，兼有肛周灼热，舌边红，苔白。病机证候已变成脾胃虚寒，夹有肠热。

十、麻子仁丸证治琐谈

麻子仁丸出自《伤寒论》，由火麻仁、大黄、杏仁、芍药、枳实、厚朴、蜂蜜组成。方中火麻仁润肠通便；大黄通腑泻热；杏仁降气润肠；芍药养阴和里；枳实、厚朴下气破结；蜂蜜润燥滑肠，七味药物配合，有润肠泻热，行气通便之效。

麻子仁丸原为伤寒脾阴不足，胃中有热，肠道失于濡润之脾约病证而设。正如《伤寒论·辨阳明病脉证并治》所说："趺阳脉浮而涩，浮则胃气强，涩则小便数，浮涩相搏，大便则鞕，其脾为约，麻子仁丸主之。"此条经文主要论述脾约的脉证和治法。趺阳脉属足阳明经，候胃气盛衰。趺阳脉浮，表明胃气强盛，胃中有热；趺阳脉涩，表明脾气虚弱，脾阴不足。脾原本应该为胃行其津液，但脾气散津的功能被胃热约束，不能为胃行其津液，致使津液偏渗膀胱，肠道干燥，失于濡润，因此证见小便频数，大便坚硬。

细究麻子仁丸证之成，乃胃强脾弱，脾阴被胃热约束，脾不能为胃行其津液造成，故原文有"其脾为约"之语，麻子仁丸证亦称"脾约"证。

便秘是大便秘结不通，排便时间延长，或欲大便而艰涩不畅的一种病证。便秘常按热秘、冷秘、气秘、虚秘进行辨证论治。热秘宜清热润肠，常用麻子仁丸加减治疗；冷秘宜温阳通便，常用济川煎加减治疗；气秘宜顺气行滞，常用六磨汤加减治疗；虚秘证属气虚者，宜益气润肠，常用黄芪汤加减治疗；虚秘证属血虚者，常用尊生润肠丸加减治疗。

考诸临床，便秘以虚实夹杂居多。麻子仁丸治疗肠胃燥热，津液不足的便秘，腹满明显者，可加木香、槟榔行气通便；便秘较甚者，可加郁李仁、莱菔子降气润肠；兼易怒目赤者，可加芦荟、决明子清肝通便；兼老年便秘者，可加肉苁蓉、生首乌补肾益精；兼产后便秘者，可合两地汤加减滋阴养血；兼热伤津液者，可合增液汤加减养阴生津；兼津枯肠燥者，可合五仁丸加减润肠通便；兼努挣乏力者，可合四君子汤加减益气润肠。

十一、酸枣仁汤证治琐谈

酸枣仁汤出自《金匮要略》，由酸枣仁、川芎、茯苓、知母、甘草组成。方中酸枣仁补肝血，敛心神；川芎养血活血；茯苓宁心安神；知母滋阴泻火；甘草清热润燥，五药相伍，共奏补益肝血，养心安神，清热除烦之效。酸枣仁汤原为虚劳虚烦不得眠而设，正如《金匮要略·血痹虚劳病脉证并治第六》所说："虚劳虚烦不得眠，酸枣仁汤主之。"

酸枣仁汤不仅能治疗虚烦不得眠，还能治疗心律失常、心悸怔忡、胸憋闷、心绞痛等病证。酸枣仁汤之所以能治疗心血管诸多疾病和虚烦不得眠，主要在于酸枣仁汤具有三个方面的治疗作用。

第一，酸枣仁汤有补益肝血，清热除烦，养心安神的作用。狭义的神指神、魂、魄、意、志，是人的精神、意识、思维活动，寓于五脏而受制于五脏。就像《类经·藏象类》说："神之为义有二，分言之：阳神为魂，阴神为魄，以及意志思虑之类，皆神也。"盖心主血脉，主神志，总统魂魄，并赅意志；肝主疏泄，主藏血，罢极之本，魂之居也。倘若肝血不足，魂无所藏；阴血不足，虚热内生；肝失疏泄，达血于心的功能降低，从而导致心神失养，患者即可出现虚烦不得眠之证。由于疾病的发生首先是肝血不足，然后造成阴虚内热，心神失养，病变部位在肝和心，病机涉及肝魂和心神，因此虚烦不得眠适合补益肝血，清热除烦，养心安神的酸枣仁汤治疗。

第二，酸枣仁汤有补益肝血，清热除烦，滋阴宁心的作用。盖心居上焦，为五脏六腑之大主。心为火脏，火属阳邪，其性炎上，易扰心阴。肝藏血，为心之母，体阴而用阳。倘若肝血不足，母病及子，君火亢盛，心阴暗耗，从而导致心搏燥动无制，患者即可出现心律失常、心悸怔忡之证。由于疾病的发生首先是肝血不足，然后造成君火亢盛，心跳异常，病变部位在肝和心，病机涉及肝血和心跳。酸枣仁汤既养血安神，方中知母又滋阴泻火，清热除烦。《日华子本草》记载知母"润心肺，补虚乏，安心止惊悸"。现代药理研究表明，知母有抑制血小板聚集、抗炎、抗菌、利尿等作用。考诸心脏搏动异常，多与细菌或病毒感染、邪热内扰、水饮上凌、瘀血阻滞心脏等病变相关。因此，心律失常、心悸怔忡也适合补益肝血，清热除烦，滋阴宁心的酸枣仁汤治疗。

第三，酸枣仁汤有补益肝血，清热除烦，化瘀宁心的作用。盖心主血脉，肝主疏泄。肝血充足，疏泄正常，则五脏六腑、四肢百骸得以濡养；肝血不足，疏泄失常，则五脏六腑、四肢百骸血运不畅。倘若肝血不足，疏泄失常，血脉不充，血虚致瘀，从而导致心脉痹阻，患者即可出现胸憋闷，心绞痛之证。由于疾病的发生首先是肝血不足，然后造成心脉痹阻，胸闷心痛，病变部位在肝和心，病机涉及肝血和心痛。酸枣仁汤既养血安神，方中川芎为血中之气药，又养血行气，通脉逐瘀。《景岳全书》记载川芎"破瘀蓄，通血脉，解结气，逐疼痛"。《药鉴》指出"川芎入心，则助心帅气而行血也"。现代药理研究表明，川芎水提取物和生物碱具有扩张冠状动脉、增加冠状动脉血流量、改善心肌缺氧状态的作用。细究胸闷心痛，多与气滞血瘀、心脉痹阻、血行不畅、胸心失养等病变相关。因此，胸憋闷、心绞痛之证也适合补益肝血，清热除烦，化瘀宁心的酸枣仁汤治疗。

疾病的发生发展原因甚多，常以表里合病、阴阳协同、寒热互见、亦虚亦实等兼夹错杂之证出现于临床。笔者经验，倘"不寐"属肝血不足，兼痰热内扰证者，多宜酸枣仁汤合温胆汤清热化痰，养血安神治之。倘"不寐"属肝血不足，兼六郁致病证者，多宜酸枣仁汤合越鞠丸、百合地黄汤清肝解郁，养血安神治之。倘"不寐"属肝血不足，兼心脾两虚证者，多宜酸枣仁汤合归脾汤补益肝血，健脾养心治之。

若"心律失常""心悸怔忡"，属肝血不足，兼痰瘀互结证者，多宜酸枣仁汤合瓜蒌薤白半夏汤、丹参饮化痰祛瘀，养肝补心治之。若"心律失常""心悸怔忡",属肝血不足,兼心脾两虚证者,多宜酸枣仁合归脾汤滋养肝血,健脾补心治之。若"心律失常""心悸怔忡",属肝血不足,兼心阴阳两虚证者,多宜酸枣仁汤合炙甘草汤滋养肝血,补益心阴心阳治之。

如"胸满""心痛",属肝血不足,兼气滞血瘀证者,多宜酸枣仁汤合血府逐瘀汤补益肝血,行气解郁,祛瘀宽胸,通脉宁心治之。如"胸满""心痛",属肝血不足,兼痰热互结证者,多宜酸枣仁汤合小陷胸汤、丹参饮清热化痰,宽胸散结,补益肝血,祛瘀养心治之。如"胸满""心痛",属肝血不足,兼痰瘀互结证者,多宜酸枣仁汤合瓜蒌薤白半夏汤、丹参饮、失笑散燥湿化痰,宽胸散结,行气逐瘀,养血宁心治之。

十二、酸枣仁汤常用配伍琐谈

心烦失眠的原因较多,临床以肝血不足合并胆虚痰扰出现者更为常见。正如清代尤在泾《金匮要略心典》说:"人寤则魂寓于目,寐则魂藏于肝。虚劳之人,肝气不荣,则魂不得藏,魂不藏故不得眠。酸枣仁补肝敛气,宜以为君。而魂既不归舍,必有浊痰、燥火乘间而袭其舍者,烦之所由作也。故以知母、甘草清热滋燥,茯苓、川芎行气除痰,皆所以求肝之治而宅其魂也。"

依《金匮要略心典》所论,虚劳虚烦不得眠的成因,第一是肝血不足,血难舍魂,魂无所藏;第二是浊痰燥火侵袭魂舍,舍内有痰火,魂不得藏。因此,将酸枣仁汤与温胆汤联用，再根据病因病机酌情增减药物，应该是治疗心烦失眠的满意组合。笔者之所以多用温胆汤合酸枣仁汤加减治疗不寐，其辨证理念和施治依据即在于此。

十三、半夏白术天麻汤证治琐谈

半夏白术天麻汤出自《医学心悟》，该方原为风痰上扰而设，由半夏、白术、天麻、茯苓、陈皮、炙甘草、生姜、大枣组成。方中半夏燥湿化痰，降逆止呕；天麻平肝熄风，除眩止痛；茯苓健脾渗湿；白术补脾燥湿；陈皮理气化痰；生姜、大枣调和脾胃；炙甘草解毒矫味。诸药配合，共奏燥湿化痰，平肝熄风之效，主治眩晕头痛，胸膈痞满、恶心呕吐，舌苔白腻，脉弦滑等症。

半夏白术天麻汤所治之眩晕，清代程国彭在《医学心悟》云："眩，谓眼黑；晕者，头旋也，古称头旋眼花是也。"程氏认为常见眩晕有五种证候，提出了相应的治疗法则及代表方剂。肝郁脾虚者，用疏肝解郁，健脾和营的逍遥散治疗；气虚夹痰者，用补脾益气，燥湿化痰的六君子汤治疗；虚火上炎者，用滋养肝肾，清泻虚火的六味地黄丸治疗；命门火衰者，用温补肾阳，益火之源的八味地黄丸治疗；湿痰壅遏者，用燥湿化痰，平肝熄风的半夏白术天麻汤治疗。

金代李杲在《脾胃论》中曾说："足太阴痰厥头痛，非半夏不能疗；眼黑头旋，风虚内作，非天麻不能除。"李氏三言二语，精辟地总结出半夏白术天麻汤的主药半夏和天麻在眩晕、头痛中不同凡响的治疗作用。而该方茯苓配白术健脾除湿，"治生痰之本"；生姜、大枣、炙甘草调和脾胃，益后天之本；陈皮彰显"治痰须理气，气利痰自愈"等配伍特点，对后世影响深远，迄今为止，众多医家无不推崇。

半夏白术天麻汤是临床常用的著名方剂之一，根据病情随证加减多获桴鼓之效。通常眩晕较甚者，可加僵蚕、胆南星以化痰熄风。头痛较重者，可加蔓荆子、葛根以祛风止痛。呕吐明显者，可加代赭石、旋覆花以镇逆止呕。心中慌难者，可加柏子仁、酸枣仁以养血宁心。眩晕日久者，可加党参、黄芪以益胃补肾。眩晕频发者，可加黄芪、防风以益气实卫。湿痰偏盛，舌苔白滑者，可加泽泻、桂枝以利水渗湿，温阳化饮。风邪外袭，寒热错杂者，可加白芷、黄芩、川芎以协调寒热，祛风利窍。

十四、天麻钩藤饮及镇肝熄风汤证治琐谈

天麻钩藤饮出自现代医家胡光慈的《中医内科杂病证治新义》，该方原为高血压头痛、眩晕、失眠而设，由天麻、钩藤、石决明、杜仲、川牛膝、桑寄生、栀子、黄芩、益母草、朱茯神、夜交藤组成。方中天麻平肝熄风；钩藤清热平肝；石决明平肝潜阳；川牛膝引血下行；杜仲、桑寄生补益肝肾；栀子、黄芩清肝泻火；夜交藤、朱茯神宁心安神；益母草活血利水。十一味药物配伍，具有熄风潜阳，清热活血，补益肝肾，宁心安神之效。主治肝阳偏亢、肝风上扰所致的头胀头痛、耳鸣眩晕、失眠多梦，或半身不遂，口舌㖞斜，舌红苔黄，脉弦数等症。

天麻钩藤饮是治疗肝经有热，肝阳偏亢的常用方剂。中

风急性期或中风后期皆可酌情选用。《临证指南医案·中风》华岫云按语记载："肝为风脏，因精血衰耗，水不涵木，木少滋荣，故肝阳偏亢，内风时起。"由此足以说明中风的形成，病前就存在肾精耗损，其次是肝阴亏虚，最终导致阴虚内热，肝阳偏亢，肝风妄动。

天麻钩藤饮既治肝肾阴虚，又治热盛风动，其组方理念与《临证指南医案·中风》的病因病理不谋而合。该方用于临床，以肝肾阴虚，阳热明显者为宜。若肝阳上亢较重，症见头痛、眩晕者，可加羚羊角、龙骨、牡蛎增强平肝熄风之力；若肝经火旺较重，症见急躁易怒、舌红脉数者，可加龙胆草、夏枯草增强清肝泻火之力；若阴血不足较重，症见口舌干燥、脉弦而细者，可加生地黄、枸杞子、何首乌增强滋补肝肾之力。

镇肝熄风汤出自清代张锡纯的《医学衷中参西录》，该方原为类中风而设，由怀牛膝、生赭石、生龙骨、生牡蛎、生龟甲、生白芍、玄参、天冬、川楝子、生麦芽、茵陈、甘草组成。方剂重用怀牛膝，将随风上逆之血引而下行；重用代赭石，平定上逆之挟血肝风；生龙骨、生牡蛎、生龟甲滋阴潜阳；生白芍养血柔肝；玄参、天冬养阴清热；川楝子、生麦芽、茵陈疏泄肝郁，甘草调和诸药。十二味药物配伍，具有镇肝熄风，滋阴潜阳之效，主治头目眩晕，耳鸣眼胀，脑部热痛，心中烦热，面色如醉，或时常噫气，或肢体渐觉不利，口角渐形㖞斜；甚或眩晕颠仆，昏不知人，移时始醒；或醒后不能复原，脉弦长有力等症。

"类中风"出自元代王安道的《医经溯洄集·中风辨》，

类中风相对"真中风"而言。王氏将外风称作真中风,正如该篇所说:"殊不知因于风者,真中风也。"将内风称作类中风,因此该篇接着又说:"因于火、因于气、因于湿者,类中风,而非中风也。"王氏此处的"火",指肾阴不足,心火炽盛,肝阳上亢,肝风内动;此处的"气",指气虚、气逆、气血逆乱;此处的"湿",指湿痰壅盛,化热生风。

类中风相当于现代医学的出血性脑血管病、缺血性脑血管病等脑血管意外疾病。镇肝熄风汤是治疗类中风的常用方剂,无论中风前后均可应用。镇肝熄风汤所治的中风,其病机是肝肾阴虚,肝阳偏亢,热盛生风。其主方理念旨在滋阴潜阳,重镇熄风。它的最大特点是以大队质重下坠药物,镇潜上亢的肝阳,平熄内动的肝风。该方用于临床,以肝肾阴虚,虚阳浮越,阴虚见症较多,阳热见症较少者为宜。以头目眩晕,头脑胀痛,面色如醉,心中烦热,脉弦有力为辨证要点。若心中热甚者,加生石膏清气泻热;若痰浊壅盛者,加胆南星清热化痰;若尺脉重按虚者,加熟地黄、山茱萸补益肝肾;若大便不实者,去龟甲、赭石,加赤石脂涩肠止泻。

十五、百合地黄汤及百合知母汤证治琐谈

百合地黄汤出自《金匮要略》,原为百合病迁延日久,未经误治,病形如初者而设。就像《金匮要略·百合狐惑阴阳毒病脉证并治第三》所说:"百合病,不经吐、下、发汗,病形如初者,百合地黄汤主之。"百合地黄汤由百合、生地黄汁组成。方中百合润肺清心,益气安神;生地黄补益心

营，清除血热；更以泉水煎药者，取其泉水能下泻热气，清利小便。二药配合，泉水煎药，具有润养心肺，凉血清热之效。

百合病是一种心肺阴虚，兼有内热的疾病。多为热病之后，心肺阴虚，兼有内热；或热病余热未尽，心肺阴液耗损；或情志不遂，郁结化火，消铄阴液形成。临床症状以神志恍惚不定，饮食、语言、行动、感觉失调，口苦，小便赤，脉微数为特征。正如《金匮要略·百合狐惑阴阳毒病脉证并治第三》所说："百合病者，百脉一宗，悉致其病也。意欲食复不能食，常默默，欲卧不能卧，欲行不能行，欲饮食，或有美时，或有不用闻食臭时，如寒无寒，如热无热，口苦，小便赤，诸药不能治，得药则剧吐利，如有神灵者，身形如和，其脉微数。"

由于百合病的病机在于心肺阴虚，兼有内热，因此百合病的治疗，总以养阴清热为原则。百合是治疗百合病的主要药物，《金匮要略》载百合病方7首，百合知母汤、滑石代赭汤、百合鸡子汤、百合地黄汤、百合洗方、百合滑石散6方均用有百合，仅瓜蒌牡蛎散一方未用百合，足见其百合治疗百合病的适应性和可行性。难怪魏念庭在解释百合病的病名来历时说："因百合一味而瘳此疾，因得名也。"

在临床，百合地黄汤、百合知母汤是治疗百合病的常用方剂，百合地黄汤证治如上所述。百合知母汤也出自《金匮要略》。《金匮要略·百合狐惑阴阳毒病脉证并治第三》说："百合病发汗后者，百合知母汤主之。"此条经文论述百合病误汗后的证治。百合病本属心肺阴虚，兼有内热，然又经误用发汗，导致汗后阴液受损加重，体内燥热愈甚，临床可见心烦口燥等症，宜予百合知母汤治疗。百合知母汤由百合、知母组成，方中百合润肺清心，益气安神；知母养阴清热，润燥除烦；用泉水煎药有助于清泄内热。二药配合，泉水煎药，具有补虚清热，养阴润燥之效。

综上，百合地黄汤证是心肺阴虚，兼有内热；治疗宜润养心肺，凉血清热；其方用于百合病，未经吐下发汗等误治，病形如初者。

百合知母汤证是心肺阴虚，内热尤甚；治疗宜补虚清热，养阴润燥；其方用于百合病，误经发汗后，心肺阴虚，内热尤甚，症见心烦口苦，小便赤，脉微数者。

十六、六味地黄丸及其类方证治琐谈

六味地黄丸出自《小儿药证直诀》，原为小儿肝肾阴虚囟开不合等症而设，由熟地黄、山茱萸、山药、泽泻、牡丹皮、茯苓组成。方中熟地黄滋阴补肾，填精益髓；山茱萸滋肾益肝；山药滋肾补脾；泽泻泻肾降浊；牡丹皮清肝泻火；茯苓淡渗脾湿。六味药物配合，有滋养肝肾之效。

六味地黄丸有两个配伍特点：第一，三阴并补，即补肾阴、补肝阴、补脾阴。第二，三补三泻，即用熟地黄着重补肾，为防止熟地黄滋腻，配泽泻泻肾降浊；用山茱萸着重补肝，为防止山茱萸温涩，配牡丹皮清泻肝火；用山药着重补脾，为防止山药滞湿，配茯苓淡渗脾湿。

六味地黄丸是《金匮要略》中的"肾气丸"减去桂枝、附子组成，主治肝肾阴虚之证。临床使用，以头晕耳鸣，腰膝酸软，骨蒸潮热，盗汗遗精，小儿五迟，舌红苔少，脉细数为辨证要点。

六味地黄丸类方较多，以下方剂的证治要点应该掌握。

（一）知柏地黄丸

知柏地黄丸出自《医宗金鉴》，由六味地黄丸加知母、黄柏组成。知母苦甘性寒，入肺、胃、肾经，有清热泻火，生津润燥的作用；黄柏味苦性寒，入肾、膀胱、大肠经，有清热燥湿，泻火解毒的作用。六味地黄丸加入知母、黄柏组成知柏地黄丸以后，具有滋阴降火之效，主治阴虚火旺所致的骨蒸劳热，虚烦盗汗，腰脊酸痛，遗精少精等证。

（二）杞菊地黄丸

杞菊地黄丸出自《医级》，由六味地黄丸加枸杞子、菊花组成。枸杞子味甘性平，入肝、肾经，有滋补肝肾，益精明目的作用；菊花甘苦微寒，入肺、肝经，有疏风清热，平肝明目的作用。六味地黄丸加入枸杞子、菊花组成杞菊地黄丸以后，具有滋肾养肝之效，主治肝肾阴虚所致的两眼昏花，视物不明，眼睛干涩，迎风流泪等证。

（三）参芪地黄汤

参芪地黄汤源自《沈氏遵生书》，由六味地黄丸加人参、黄芪组成。人参味甘微苦微温，入脾、肺、心、肾经，有大补元气，健脾益肺的作用；黄芪味甘微温，入肺、脾经，有益气补中，升阳举陷的作用。六味地黄丸加入人参、黄芪组成参芪地黄汤以后，具有益气养阴，滋肾健脾之效，主治脾肾不足，气阴两虚所致的肠痈溃后气血大亏，头晕目眩，腰膝酸软，手足心热，短气易汗，舌红少苔，脉细或细数无力，以及慢性肾炎、慢性肾功能衰竭等病证。

（四）金匮肾气丸

金匮肾气丸出自《金匮要略》，其方即六味地黄丸加桂枝、附子。桂枝辛甘性温，入肺、心、膀胱经，有发汗解肌，温经助阳的作用。附子辛甘性热，大毒，入心、肾、脾经，有回阳救逆，补火祛寒的作用。六味地黄丸加入桂枝、附子组成金匮肾气丸以后，具有温补肾阳的作用，主治肾阳不足所致的腰痛膝软，下半身冷、少腹拘急，小便不利，小便反多，舌淡胖，苔薄白，脉沉细，以及脚气、痰饮、消渴、转胞等证。

六味地黄丸类方较多，难以一一叙及。现代药理研究主要针对六味地黄丸和金匮肾气丸进行，发现六味地黄丸具有调节免疫、降血糖、降血脂、抗氧化、抗衰老、抗肿瘤、改善肾脏功能、改善性腺障碍、保护肝脏、保护神经等作用；发现金匮肾气丸具有增强免疫力、改善脂代谢、糖代谢，抗衰老、增强神经-体液调节、改善垂体-肾上腺皮质功能等作用。

十七、玉屏风散证治琐谈

玉屏风散出处其说不一，该方先后载于《究原方》《医方类聚》《简易方》《丹溪心法》等书，近人以《丹溪心法》所载者最为常用。玉屏风散由黄芪、防风、白术组成。方中黄芪味甘微温，益气固表；白术味苦甘温，健脾益气；防风辛甘微温，祛风御风。黄芪得防风，固表而不留邪；防风得黄芪，祛邪而不伤正；黄芪配白术，益气利水而阻止汗后湿聚；白术配防风，并行汗后表里滞留之湿。三药相伍，共奏益气祛邪，固表止汗之效。

玉屏风散原为卫气虚弱，腠理空疏，营阴不守，津液外泄，表虚自汗，以及易感风邪而设。临床用于表虚自汗证，以汗出恶风，动则益甚，苔薄白，脉细弱为辨证要点。

现代药理研究表明，玉屏风散具有免疫调节、激素水平调节、体温调节、抗光老化、抗氧化等作用。玉屏风散单味中药研究表明，黄芪可抗炎、抗病毒、抗溃疡、抗光老化、调节免疫功能，扩张冠状动脉，增强心肌收缩力，增加心肌营养性血流。白术能抗炎、抗凝、诱导肿瘤细胞凋亡，扩张周围血管，促进造血功能，对肠管可以进行双向调节，使胃肠运动恢复正常。防风具有明显的解热镇痛、抗炎、抗肿瘤、抗氧化、增强免疫功能及降压作用。

玉屏风散药性偏温，对体质、证情偏于虚寒者尤为适宜。玉屏风散加入麦冬，即成加味玉屏风散。麦冬味甘微苦微寒，有养阴润肺，益胃生津，清热除烦之效。通过麦冬与黄芪、白术、防风协调寒热、平衡补泻的药物相互作用后，加味玉屏风散药性即趋平和，无论患者体质、证情偏寒偏热，其方皆可随证遣用。加味玉屏风散由于组方更为合理，药物效应明显提高，特别适宜于小儿、老年人、体虚者、亚健康人群。加味玉屏风散也因此在医药科研、医学临床中备受青睐。

玉屏风散或加味玉屏风散配伍精当，药味简单，应用广泛，疗效显著，都是散中寓补，补内兼疏的方剂。因其益气固表，止汗御风的作用如屏风；处方就像玉器一般珍贵；药物又是研制成散服用，所以冠名为玉屏风散。正如《古今名医方论》解析玉屏风散曰："夫以防风之善驱风，得黄芪以固表，则外有所卫；得白术以固里，则内有所据。风邪去而不复来，当倚如屏，珍如玉也。"

通过无数医家不断探索，反复验证，如今玉屏风散声名鹊起，能够治疗的疾病多达数十种，已经成为时方中最具影响力的方剂之一，被誉为"中药免疫调节剂"。玉屏风散的组方理念，可谓匠心独具，卓尔不凡，对中医药学的贡献，堪称超群绝伦，无出其右。

临床之中，举凡虚人感冒、荨麻疹、单纯疱疹、多发性疖肿、过敏性鼻炎、慢性鼻炎、慢性副鼻窦炎、过敏性紫癜、原发性血小板减少性紫癜、支气管哮喘、反复上呼吸道感染、慢性支气管炎、肺气肿、肺心病、病毒性心肌炎、面神经麻痹、梅尼埃综合征、口腔溃疡、胃下垂、习惯性便秘、慢性结肠炎、急/慢性肾炎、痛风性关节炎、类风湿性关节炎、强直性脊柱炎、阳痿、早泄、免疫性不孕、更年期多汗症等内、外、妇、儿科疾病，证属卫气虚弱，易感外邪者，均可酌情使用。

十八、牡蛎散证治琐谈

牡蛎散出自《太平惠民和剂局方》，原为表虚不固，营阴不能内守的自汗、盗汗而设。由牡蛎、黄芪、浮小麦、麻黄根组成。方中牡蛎潜阳止汗；黄芪益气固表；浮小麦敛心清热；麻黄根专于止汗，四药相伍，共奏益气固表，敛阴止汗之效，主治诸虚不足，自汗盗汗，夜卧尤甚，心悸惊惕，短气烦倦，舌淡红，脉细弱等症。临床运用，以汗出，心悸，短气，舌淡红，脉细弱为辨证要点。

汗证有自汗、盗汗之分。一般来说，自汗多属阳虚。盖阳气虚弱，腠理不密，卫表空疏，营阴不能内守，津液外泄，自汗之病即成。正如《医学摘粹〈杂证要法·虚证类〉盗汗自汗》说："阳虚自汗。自汗者，时常畏寒，动静皆有汗也。"

盗汗多属阴虚。盖阴液不足，虚热内生，气耗阴伤，阳不潜藏，迫津外泄，盗汗之病即成。正如《医略六书·内因门》说："盗汗属阴虚。阴虚则阳必凑之，阳蒸阴分，津液越出，而为盗汗也。"

牡蛎散证的病机特点可以概括为"诸虚不足"，所谓诸虚，即既有阳气虚，阳虚则自汗，又有阴液虚，阴虚则盗汗。正因如此，该方在治法方面，采取了潜阳止汗、益气止汗、敛心止汗、收涩止汗四者并用的治疗方法。在具体用药方面，以味咸微寒的牡蛎滋阴潜阳，收敛固涩；以味甘微温的黄芪益气补虚，实卫固表；以味甘性凉的浮小麦益气敛阴，清退虚热；以味涩性平的麻黄根收敛固涩，专于止汗。

牡蛎散和玉屏风散都属于固涩剂中固表止汗类方药，但两者在病机、证候、关键症、治法方面有一定的区别，粗略比较如下：

牡蛎散证的病机是"卫外不固，心阳不潜"。关键症是"自汗、盗汗"。该方具有益气固表，敛阴止汗之效。配伍特点在于集潜阳、益气、敛心、收涩止汗于一方。临床用于既有气虚，又有阴虚的自汗盗汗证。以体虚自汗盗汗，气短心悸，舌质淡，脉细弱为辨证要点。

玉屏风散证的病机是"卫气虚弱，体虚自汗"。关键症是"自汗，或易感风邪"。该方具有益气祛邪，固表止汗之效。配伍特点在于补中寓疏，散中寓补。临床用于表虚自汗证，或易感风邪者。以汗出恶风，动则益甚，苔薄白，脉细弱为辨证要点。

总之，就止汗而言，牡蛎散补敛并用，潜镇心阳，止汗之力较强。适用于诸虚不足，身常汗出，自汗盗汗，或心悸气短烦倦者。玉屏风散以补为主，补内兼疏，适用于卫气虚弱，常自汗出，体虚自汗，或易感风邪者。

十九、消风散证治琐谈

消风散载于《外科正宗》，原为风湿或风热外袭，侵淫血脉，郁于肌肤腠理之证而设。由荆芥、防风、苦参、苍术、当归、生地黄、胡麻仁、牛蒡子、蝉蜕、知母、石膏、木通、甘草组成。古人云："痒自风来，止痒必先疏风。"故方中用荆芥、防风疏风透表；予牛蒡子、蝉蜕疏散风热；因其"治风先治血，血行风自灭"，所以增胡麻仁、生地黄、当归养血活血，滋阴润燥；再施知母、石膏清热泻火；遣苦参清热燥湿；配木通清利湿热；佐苍术燥湿止痒；伍甘草清热解毒，调和诸药。十三味药物组合，有疏风养血，清热除湿之效，主治风疹，湿疹。临床使用，以皮肤疹出色红，或遍身云片斑点，瘙痒，抓破后渗出津水，舌红苔白或黄，脉浮数为证治依据。

消风散治疗皮肤疾病，与玉屏风散联用有一定的理论依据和临床意义。皮肤病的治疗配伍玉屏风散之所以很有必要，原因在于皮肤病的形成及治疗，均与肺、脾生理功能、病理变化密切相关。

在生理上，肺主气，主宣发肃降，外合皮毛。在病理上，皮肤病的病位在皮肤，病因以湿邪居多，倘肺失宣降，湿邪阻滞，皮肤病就有了病变基础。

在生理上，脾主运化，主四肢，外合肌肉。在病理上，皮肤病的病位在肌肤，常发病于四肢，病因同样以湿邪居多，倘脾失健运，水湿不化，皮肤病就同样有了病变基础。

现代药理研究表明，消风散具有抗过敏及免疫抑制作用。方中当归、生地黄能够增强复方的整体效应。原方若减去当归、生地黄，则抗过敏及免疫抑制作用明显减弱。因此，在运用消风散治疗皮肤病时，其他药物可以酌减，当归、生地黄常须保留。

初步统计，消风散约有 39 种版本，以明代陈实功《外科正宗》记载的消风散最为常用。在临床，西医的湿疹、荨麻疹、过敏性皮炎、稻田性皮炎、药物性皮炎、日光性皮炎、神经性皮炎、皮肤瘙痒症、带状疱疹、银屑病、过敏性紫癜等病，证属风湿或风热外袭，侵淫血脉，郁滞肌肤腠理者，均可随证加减运用。

二十、桑菊饮证治琐谈

桑菊饮首载于《温病条辨》，原为太阴风温而设，由桑叶、菊花、薄荷、连翘、杏仁、桔梗、芦根、甘草组成。方中桑叶发散风热，清透肺络；菊花祛风散邪，清热解毒；薄荷疏散风热，清利头目；连翘疏风透热，清泄上焦；杏仁肃降肺气，止咳平喘；桔梗开宣肺气，祛痰止咳；芦根清热除烦，生津止渴；甘草润肺止咳，调和诸药。八味药物配伍，有疏风清热，宣肺止咳之效。

在《温病条辨》一本，治上焦温病的辛凉解表方剂，从受邪部位、病情轻重、用药情况等方面划分为轻、平、重三个治疗层次。

桑菊饮所治之温病，乃风温袭肺，邪在太阴卫分，受邪轻浅，病情不重，用药清轻量小，所以称之为辛凉轻剂。正如《温病条辨·上焦篇》记载："太阴风温，但咳，身不甚热，微渴者，辛凉轻剂桑菊饮主之。"除治太阴风温外，桑菊饮还治秋燥。

银翘散所治之温病，乃温热袭肺，邪在太阴卫分，热渐入里，病情较重，用药不轻不重，所以称之为辛凉平剂。如《温病条辨·上焦篇》所说："太阴风温、温热、温疫、冬温，初起恶风寒者，桂枝汤主之。但恶热，不恶寒而渴者，辛凉平剂银翘散主之。"除太阴温病外，银翘散类方，还治太阴伏暑、太阴湿温、上焦心疟、阳明温病。

白虎汤所治之温病，乃温热袭肺，邪入太阴气分，里热炽盛，病情更重，用药甘寒质重量大，所以称之为辛凉重剂。如同《温病条辨·上焦篇》所言："太阴温病，脉浮洪，舌黄，渴甚，大汗，面赤，恶热者，辛凉重剂白虎汤主之。"除太阴温病外，白虎汤还治太阴暑温、太阴伏暑、阳明温病。白虎汤类方还治上焦温疟、阳明温病、中焦疮家湿疟、中焦秋燥、下焦妇女温病。

就桑菊饮而言，其方属辛凉轻剂，似乎不宜用于病情较重者。然桑菊饮确有疏风清热，宣肺止咳之效；药物剂量可以根据病邪病势调整；该方方后原本注有加减法则。故改变桑菊饮药轻力薄状况，酌情因证增减药物，凡风热犯肺，肺失宣降的外感咳嗽，皆可运用桑菊饮主治。

笔者的经验，临床用药除根据《温病条辨》中的桑菊饮加减法则外，风热犯肺，素体痰多者，可予桑菊饮合二陈汤疏风清热，燥湿化痰治之。

风热犯肺，痰热互结者，可予桑菊饮合小陷胸汤疏风清热，宽胸散结治之。

风热犯肺，久咳不止者，可予桑菊饮合二母散、止嗽散疏风清热，宣肺止咳治之。

风寒袭肺，邪郁化热，寒热错杂，寒多热少者，可予桑菊饮合金沸草散疏风散寒，肃肺止咳治之。

风寒袭肺，邪郁化热，寒热错杂，热多寒少者，可予桑菊饮合麻黄杏仁甘草石膏汤疏风散寒，清泄肺热治之。

风寒袭肺，邪郁化热，寒热错杂，寒热均等者，可予桑菊饮合三拗汤、止嗽散疏风散寒，清肺止咳治之。

二十一、四妙丸证治琐谈

四妙丸出自《成方便读》，由苍术、黄柏、薏苡仁、怀牛膝组成，原为湿热下注，两足麻痿肿痛之症而设。方中苍术燥湿健脾，祛风止痛；黄柏清热解毒，燥湿泄湿；薏苡仁利湿健脾，舒筋除痹；怀牛膝补益肝肾，强筋壮骨。四味药物配合，有清热利湿，强筋壮骨之效，主治下肢痿弱，筋骨疼痛，足胫湿疹痒痛，两足麻木等症。

四妙丸由二妙散衍变而来。二妙散出自《丹溪心法》，由苍术、黄柏组成，主治湿热所致的筋骨疼痛。正如《丹溪心法·卷四》云："二妙散，治筋骨疼痛因湿热者。有气加气药，血虚加补药。"《医学正传》在二妙散的基础上加川牛膝，名三妙丸，称该方"主治湿热下流，两脚麻木，或如火烙之热"。《成方便读》在二妙散的基础上加怀牛膝、薏苡仁，名四妙丸，称该方"主治湿热下注，下焦痿弱，肿痛，小便不利，使湿热从小便而出"。

现代药理研究表明，四妙丸中每味药物都能抑菌、解热、抗炎、镇痛、镇静。四妙丸可通过抑制炎症因子释放、消除自由基损伤、改善骨内微循环、促进软骨基质合成来抑制软骨细胞凋亡，改善软骨病变。

四妙丸方虽小制，用药简单，但治疗湿热下注诸症，疗效十分显著，无毒副作用，便于随证加减。有学者统计，该方可以治疗数十种病证。临床诸如腹泻、痢疾、肠炎、黄疸、湿热腰痛、风湿性关节炎、下肢静脉曲张、下肢溃疡、糖尿病足、下肢丹毒、坐骨神经痛、湿疹、皮炎、脚气、生殖器疱疹、带状疱疹、脓疱疮、臁疮、手脚癣、肛门瘙痒症、老年瘙痒症、白带异常、急慢性泌尿统系感染、月经不调、盆腔炎、阳痿、睾丸炎或附睾丸炎等病，凡证属湿热下注或湿热蕴结者，均可酌情选用。

二十二、定经汤及逍遥散证治琐谈

定经汤首载于《傅青主女科》，原为肝肾气郁，经水先后无定期而设，由菟丝子、熟地黄、山药、白茯苓、白芍、当归、柴胡、荆芥穗组成。方中菟丝子、熟地黄滋水补肾；当归、白芍养血柔肝；山药、白茯苓健脾益气；柴胡、荆芥穗疏发肝气。八味药物配合，有疏肝补肾，养血调经之效，主治月经延后、稀发，甚或闭经，眼眶暗黑，面额有暗黑斑，舌暗不荣，脉弦细尺弱等症。

定经汤集疏肝、健脾、养血、补肾功效于一方，是针对肝血不足，肝气郁结，导致肾精不足，肾气郁结，最终造成肝肾不足，肝肾气郁而创立的肝肾同治方剂。正如《傅青主女科》的该方自注："此方舒肝肾之气，非通经之药也；补肝肾之精，非利水之品也。肝肾之气舒而精通，肝肾之精旺而水利，不治之治，正妙于治也。"

逍遥散首载于《太平惠民和剂局方》，原为肝郁血虚，脾失健运而设。方中柴胡疏肝解郁；当归养血和血；白芍补血柔肝；茯苓、白术、甘草健脾益气；薄荷疏郁透热；生姜降逆和中。八味药物配合，有疏肝健脾，养血调经的功效。在妇科疾病之中，证兼血虚劳倦，五心烦热，肢体疼痛，头目昏重，心忡颊赤，口燥咽干，发热盗汗，食减嗜卧，血热相搏，脐腹胀痛，寒热如疟，以及室女血弱阴虚，荣卫不和，痰嗽潮热，肢体羸瘦，渐成骨蒸等症，逍遥散用之皆有较好疗效。

总之，逍遥散病机为肝郁血虚，脾失健运；有疏肝理气，健脾和营的功用；制方以疏肝解郁立法；治疗侧重于疏肝解郁，调畅气机，恢复升发条达的肝性。临床使用本方，以经行不畅，或多或少，胸胁苦满，经前乳房、少腹胀痛，舌暗滞，苔薄白，脉弦为证治依据。

定经汤病机为肝郁肾虚，月经失调；有疏肝理气，滋补肾精的功用；制方以疏肝补肾立法；治疗侧重于疏肝解郁，滋肾养血，健全藏精，主生殖发育的肾体。临床使用本方，以月经延后、稀发、闭经，眼眶暗黑，面部黑斑，舌暗不荣，脉弦细尺弱为证治依据。

二十三、大补元煎及右归饮证治琐谈

大补元煎出自《景岳全书》，原为男妇气血大坏，精神失守危剧之证而设，由人参、熟地黄、山药、杜仲、当归、枸杞子、山茱萸、炙甘草组成。方中人参大补元气；熟地黄、当归滋阴补血；山茱萸、枸杞子滋养肝肾；杜仲补益肝肾；山药、炙甘草健脾益气。八味药物配合，有救本培元，大补气血之效，主治气血大虚，精神失守等危剧病症。临床使用本方，以神疲气短，眩晕耳鸣，腰膝酸软，舌淡脉细为辨证要点。

现代医学的眩晕、头痛，慢性支气管炎、哮喘、肺结核、鼻衄、紫癜、癫痫、肾病综合征、恶性肿瘤放化疗后毒副反应、月经不调、带下病、不孕症、不育症等病，凡证属肝肾亏损，气血大虚者，均可随证遣用。

右归饮出自《景岳全书》，原为肾阳不足，神疲气怯，腹痛腰酸，畏寒肢冷，舌淡脉细等症而设。由制附子、肉桂、熟地黄、山药、山茱萸、枸杞子、杜仲、炙甘草组成。方中制附子、肉桂温补肾阳；熟地黄滋肾填精；山茱萸、枸杞子滋养肝血；杜仲补益肝肾；山药、炙甘草益气补中。八味药物配合，具有温补肾阳之效，主治肾阳不足，阳衰阴盛，神疲乏力，畏寒肢冷，腰膝酸痛，咳喘，泄泻，脉弱，以及产妇虚火不归元而发热者。临床使用以神疲乏力，畏寒肢冷，腰膝酸痛，舌淡脉弱为辨证要点。

现代医学的眩晕、高血压病、糖尿病、哮喘、神经衰弱、免疫力低下、造血功能障碍、贫血、硬皮病、慢性肾炎、系统性红斑狼疮、功能性低热、骨性关节炎、股骨头坏死、强直性脊柱炎、多囊卵巢综合征、绝经期综合征、不育不孕、男科疾病等病，凡证属肾阳不足者，均可随证遣用。

大补元煎与右归饮同属补益之剂，以补肾见长，由六味地黄丸和肾气丸衍化而来。盖虚证之虚，有大虚小虚的差异。补益之方，有补中寓攻和专一纯补的区别。张景岳认为，凡大虚危重证候，均当纯补不杂，切忌补中寓攻。正如《景岳全书·传忠录》说："凡施治之要，必须精一不杂。"张氏在《类经附翼·求证录》说得更为明白："若精气大损，……即从纯补，尤嫌不足，若加渗利，如实漏卮矣。"

大补元煎与右归饮的临床运用，应该掌握以下证治要点：

大补元煎以补肾之精气为主，也就是补肾中元阴元阳，有救本培元，大补气血之效，适用于肝肾亏损，气血大虚的危重病证。因所治证候虚损程度甚重，非纯补精气之方不足以愈疾，故《景岳全书·新方八阵》创立了大补元煎，并在阐述大补元煎功用时说："此回天赞化，救本培元第一要方。"大补元煎温而不燥，柔润平和，是临床常用的补益肾气之剂。然方中黏腻滋填之品，容易碍脾呆胃，若小虚用大补，轻病下重药，则有壅气减食之弊。

右归饮以补肾之阳气为主，也就是补肾中命门之火。由于阴阳互根，"善补阳者，必于阴中求阳"，故方中除温肾祛寒药外，还有六味地黄丸中的山药、山茱萸、熟地黄等养阴填精之属，具有温补肾阳之效，适用于肾阳虚弱，阳衰阴盛的病证。右归饮立法纯补，阴中求阳，是临床常用的补益肾阳之剂。然方中辛甘大热之品，容易升阳动火，若阴虚内热、妊娠，或外邪未尽者，用之有伤阴劫液，堕胎、闭门留寇之弊。

总之，大补元煎重在补益肾气，右归饮重在补益肾阳，前者救本培元，大补气血，后者温补肾阳，壮命门之火，临床施治须辨明证候，有的放矢，不得倒置运用。所以《景岳全书·新方八阵》在阐述大补元煎组成、功用、主治时还说："本方与后右归饮出入互思。"

二十四、当归芍药散证治琐谈

当归芍药散出自《金匮要略》，原为妇人妊娠，肝脾不和所致的腹痛而设。由当归、芍药、川芎、茯苓、白术、泽泻组成。方中芍药敛肝和营止痛；当归、川芎调肝和血导滞；白术、茯苓健脾燥湿；泽泻淡渗利湿。六药配合，有养血疏肝，健脾利湿之效。

当归芍药散是治疗妊娠腹痛和妇人腹痛的常用方剂。《金匮要略·妇人妊娠病脉证并治第二十》说："妇人怀娠，腹中疞痛，当归芍药散主之。"此条经文论述肝脾不和，气血郁滞，水湿内盛的妊娠腹痛证治。以药测证，本病除腹中绵绵作痛以外，尚有足跗浮肿，小便不利等症。盖妊娠养胎，身体多虚。肝虚失于疏泄，则气郁血滞；脾虚失于运化，则水湿内盛。当归芍药散用芍药敛肝和营；当归、川芎调肝活血；白术、茯苓健脾除湿；泽泻淡渗利湿。诸药合用，有养血调肝，健脾利湿的功用，因此仲景以之治疗肝脾不和，气血瘀滞，水湿内盛的妊娠腹痛、浮肿尿少病证。

《金匮要略·妇人杂病脉证并治第二十二》说："妇人腹中诸疾痛，当归芍药散主之。"此条经文论述妇人诸多腹痛的证治。妇人腹痛原因繁杂，然而其痛多为肝脾不和，气滞血凝所致。盖不通则痛，不荣亦痛。当归芍药散具有调肝脾，理气血，利水湿的作用，组方特点是攻补兼施，重在调和，因此仲景以之治疗肝脾不和，气血郁滞的妇人腹痛。在临床上，妇人诸多腹痛以本方随证化裁，常常能够获得较好疗效。

现代药理研究表明，当归芍药散有调节下丘脑—垂体—卵巢轴功能，改变血液流变性，抑制血小板聚集，改善微循环以及抗炎、镇痛等作用。临床广泛用于慢性盆腔炎、附件炎、妊娠阑尾炎、痛经、闭经、胎位不正、先兆流产、功能性子宫出血、更年期综合征、妇女功能性水肿、慢性肾盂肾炎、慢性肾炎、慢性肝炎、肝硬化腹水、脾功能亢进、慢性浅表性胃炎、十二指肠球部溃疡、高血压、痴呆、神经官能症、腹部手术后腹痛等证属肝郁脾虚，气血瘀滞等四十多种疾病。

二十五、桑螵蛸散及缩泉丸证治琐谈

桑螵蛸散出自《本草衍义》，原为心肾两虚，水火不相交济之证而设，由桑螵蛸、远志、石菖蒲、龙骨、人参、茯神、当归、龟甲组成。方中桑螵蛸补肾固精；龙骨镇心涩精；龟甲滋补心肾；人参大补元气；当归补益心血；石菖蒲芳香开窍；茯神宁心安神，降心气于肾；远志清心安神，引肾气于心。诸药配合，有调补心肾，交通上下，益气养血，涩精止遗之效，主治心肾两虚，水火不相交济所致的小便频数，或如米泔，心神恍惚，健忘食少，以及遗尿，滑精等症。

缩泉丸出自《校注妇人良方》，原为下焦虚冷所致的小便频数和小儿遗尿而设。由乌药、山药、益智仁组成。方中益智仁温肾暖脾，固涩缩尿；乌药温肾散寒，助膀胱气化；山药健脾补肾，收敛精气。三药配合，有温肾祛寒，缩尿止遗之效，主治肾气不足，膀胱虚寒所致的小便频数，小儿遗尿，小腹怕冷等症。

以上二方均有固精止遗的作用，是治疗小便频数、遗尿、小便不禁的常用方剂，比较二方证治异同如下：

桑螵蛸散：桑螵蛸散证是心肾两虚，水火不济所致。病机侧重于心肾两虚。治法为调补心肾，涩精止遗，治疗偏重调补心肾。临床以小便频数或遗尿，心神恍惚，舌淡苔白，脉细弱为辨证要点。正如《本草衍义·卷十七》说："桑螵蛸……安神魂，定心志，治健忘、小便数、补心气。"

桑螵蛸散现代多用于小儿尿频、遗尿、糖尿病、神经衰弱等证属心肾两虚，水火不济者。

缩泉丸：缩泉丸证是肾气不足，膀胱虚寒所致。病机侧重于下元虚冷。治法为温肾祛寒，缩泉止遗，治疗偏重温肾祛寒。临床以小便频数或遗尿，小腹怕冷，舌质淡，脉沉弱为辨证要点。正如《医方考·小便不禁门第三十九》说："脬气虚寒，小便频数，遗尿不止者，此方主之。"

现代多用缩泉丸治疗慢性尿路感染、膀胱调节失常、尿崩症、真性及应力性尿失禁、神经性频尿等证属肾气不足，下元虚冷者。

二十六、四逆散证治琐谈

四逆散出自《伤寒论》，由柴胡、白芍、枳实、炙甘草组成。该方原为伤寒邪传少阴，阳气内郁，不能达于四末而设。方中柴胡疏肝解郁，升阳透邪；白芍养血敛阴，柔肝调气；枳实理气解郁，泻热破结，与柴胡相伍，一升一降，加强舒畅气机之力，共奏升清降浊之效；与白芍配合，既理气，又补血，可以加速气血调和；炙甘草缓急补中，调和诸药。四味药物组方，具有透邪解郁，疏肝理脾之功，主治少阴病四逆证，或咳，或悸，或小便不利，或腹中痛，或泄利下重，以及肝脾不和所致脘腹、胁肋诸痛症。正如《伤寒论·辨少阴病脉证并治》说："少阴病，四逆，其人或咳，或悸，或小便不利，或腹中痛，或泄利下重者，四逆散主之。"

少阴病有多种四逆，因而有四逆散、四逆汤、四逆加人参汤、通脉四逆汤、白通汤、白通加猪胆汁汤等多种方药治疗。四逆散和四逆汤是少阴病四逆的二种代表方剂。所谓"四逆"，即手足不温。由于造成四逆的病机不同、证候不同，因而四逆的临床表现、治疗法则也不相同。

四逆散的四逆，是脾气素虚，外邪传入少阴，肝胃气滞，阳气内郁，不能达于四末，因此出现四逆。此乃阳郁厥逆证，虽然手足不温，但必不甚冷。

四逆汤的四逆，是心肾阳衰，阴寒内盛，阳气亏虚，阳气不能温煦全身，因此出现四逆。此乃阳衰阴盛厥逆证，手足不温，其冷甚重，且逆冷上至肘膝。

四逆的治疗，阳郁厥逆证，宜疏肝和胃，透邪解郁。如此治疗，则外邪解除，少阴枢机调畅，清阳充实四肢，手足不温之症即愈。所以《医方考·卷一》在论及四逆散时说："少阴病四逆者，此方主之。此阳邪传至少阴，里有热结，则阳气不能交接于四末，故四逆而不温。"

阳衰阴盛厥逆证，宜逐寒益气，回阳救逆。如此治疗，则心肾阳气恢复，里寒祛除，阳气周流全身，四肢得到阳气温煦，手足不温即随之消除。所以《医宗金鉴》剖析四逆汤说："方名四逆者，主治少阴中外皆寒，四肢厥逆也。……肾阳鼓，寒阴消，则阳气外达而脉升，手足温矣。"

四逆散除治疗阳郁厥逆证外，因其具有疏肝理脾之效，后世便在该方的基础上，衍生出逍遥散、柴胡疏肝散等四逆散类方，用治肝脾不和证、肝脾气滞证。

至于四逆散，虽然受到其他类方的冲击，但治疗范围仍在逐渐扩大，诸如急慢性胃炎、胃溃疡、胃肠神经官能症、肋间神经痛、慢性肝炎、胆囊炎、胆石症、胆道蛔虫症、急性乳腺炎、急性阑尾炎、便秘、月经不调、痛经、附件炎、输卵管阻塞、乳腺增生、前列腺增生、阳痿、小儿腹痛等数十种内、外、妇、儿科疾病，凡属肝胆气郁，肝脾不调，胆胃不和证候者，皆可酌情选用加减治疗。

"四逆"是四逆散的主症，四逆散还有"或然症"。或然症的形成，最终归于少阴枢机不利、阴阳失调、气血郁滞这一基本病机。《伤寒论》中四逆散所载的使用方法，对或然症的处理，临证施治可供参考。《医宗金鉴》在诠释四逆散的使用方法时曾说："或咳或下利者，是饮邪上下为病，故加五味子、干姜温中散饮；或悸者，是饮停侮心，故加桂枝通阳益心；或小便不利者，是饮蓄膀胱，故加茯苓利水导饮；或腹中痛者，是寒凝于里，故加炮附子温中定痛；或泄利下重者，是寒热郁结，故加薤白疏散寒热。"

四逆散方后加减，《医宗金鉴》所论很有见地，临床亦可取法。此外，若气郁较甚者，可加香附、郁金以理气解郁；若证兼烦热者，可加栀子、淡豆豉以清热除烦。

第三节　诊余医话

一、冬季养生知多少

冬季指每年农历的十月、十一月和十二月。在这三个月中，有立冬、小雪、大雪、冬至、小寒、大寒等六个节气。立冬表示冬季已经开始，冬至表示寒冷已到"数九"，冬至到大寒是一年之中气温最低的时候。

寒是冬季的主气，性质属阴，凝滞收引，容易损伤人体阳气，导致气机升降出入运动滞后，血液流通不畅，生理功能活动减弱。寒冷损伤机体阳气以后，轻者可使机体功能活动节奏放慢，重者出现阳虚阴盛的病理现象。由于肾中寓有元阴元阳，元阳既是人体生命之源，又是推动机体功能活动的总动力。《内经·至真要大论篇》说："诸寒收引，皆属于肾，……诸病水液，澄澈清冷，皆属于寒。"所以因人类阳虚阴盛，功能活动减慢而出现的病理信息，主要和肾中阳气相对不足有关。冬季养生防病，应该在抵御寒冷的同时，适当顾护肾中阳气，警惕寒冷诱发疾病或加重机体原有的疾病。

为加强健康知识宣传，提高保健防病意识，现从防寒保暖、调整睡眠、饮食营养、锻炼身体、心理健康、及时就医六个方面谈谈冬季养生防病的主要措施，以之彰显医理，护佑生命，守卫健康。

（一）防寒保暖

冬季寒冷，保暖虽然是全身性的，但仍以头部、背部、脚部为重点，而且要提前保暖，不要等到已经受冻才去保暖。头部是人体阳经汇集的地方，正如《难经·四十七难》所说："人头者，诸阳之会也。"头部受寒，血管收缩，肌肉紧张，容易引发头痛、感冒等病证。背部是保护胸中脏器的城廓，五脏之俞，皆在于背，《素问悬解·阴阳别论》说："背者胸之腑也。"背部受寒，通过穴位传递寒冷刺激，容易引起腰酸背痛，四肢肌肉、关节以及内脏心肺发生病变。脚部是人体阴经阳经交接的地方，此处皮肤末梢神经丰富，对寒冷刺激敏感，因此谚语有"寒从脚下起"的说法。脚部受寒，血管收缩，血液回流受阻，或反射性地引起上呼吸道黏膜毛细血管收缩，使机体抵抗力下降，容易导致感冒，诱发或加重呼吸系统、循环系统、神经系统疾病。

室内使用空调保暖时，温度控制在 18～20℃之间，湿度设定在 50%～70% 为宜，必须微开窗户，尽可能保持室内空气流通。

遇风霜较大、雨雪过猛的天气，应减少出门机会，倘若必须外出，要戴上帽子、口罩、手套，系上围巾，穿上厚鞋厚袜，切莫让身体受冻。

（二）调整睡眠

人一生约有三分之一的时间在睡眠中度过，充足的睡眠是机体健康的必要保证。《黄帝内经》在不同的季节对睡眠有不同的要求，认为冬天，河水结冰，地面冻裂，万物潜伏封藏，人类的作息时间也须与时令相应，要早一些睡觉，晚一些起床。早睡可以保养人体阳气，减少寒冷对机体的侵袭；晚起可保养人体阴气，躲避凌晨严寒对机体的伤害。

（三）饮食营养

冬季不宜过多摄入性寒属阴的黏硬、滑腻、生冷食物，以免机体阳气受到损害。冬季应适当摄入营养丰富，容易消化吸收以及高热量、高蛋白质食物，如牛肉、羊肉、鳝鱼、草鱼、龙眼、红枣、辣椒、大蒜、洋葱等，以增强机体阳气。饮食与药物之间没有明显的分界线，某些食物也是药物，某些药物也是食物。必要时，可以在肉食中酌加少量补益阳气的附片、黄芪、胡椒、花椒、生姜等同炖食用，以增强人体脏腑活力。《金匮要略》记载的"当归生姜羊肉汤"，民间滋补药膳"党参黄芪乌鸡汤"等，药性温和，肉类普通，都是很好的冬令食药两补。《黄帝内经》还说："春夏养阳，秋冬养阴。"所以平素体质属于阴虚的人，也可食用一些兔肉、鸭肉、鲤鱼、乌鱼、冬瓜、海带、银耳、柿子、梨子等以增强人体阴气。必要时，可以在肉食中酌加少量补益阴气的百合、沙参、枸杞子等同炖食用，以增强机体阴属物质，使阳气生成的根基更加雄厚。

（四）锻炼身体

锻炼可以增强体质，提高耐寒能力。冬季锻炼不宜选择运动量过大、出汗过多的项目，宜选择轻、中度有氧代谢运动，不要选择重度无氧代谢运动。轻、中度运动有散步、慢跑、快走、太极拳、游泳、跳舞、骑自行车等，这些运动可以满足内脏、四肢因运动而需要的耗氧量。重度无氧代谢运动则不然，如举重、跳高、赛跑等运动，由于不能满足内脏、四肢因运动而需要的耗氧量，所以冬季避免选用。

（五）心理健康

心理健康是定义健康的主要标准。根据数据统计，目前医院门诊患者中心理不健康者约占 20%～30%，心脑血管疾病住院患者心理不健康者约占 50%～60%。追踪心肌梗死患者，发现 70% 的人死前有焦虑、忧伤、激动等不良情绪。抑郁症患者，约 15% 以上死于自杀。对普通人群而言，寒冷的气候可以导致季节性情感失调症，所以冬季养生防病，潜意识地调整心理状态，也是一种不容忽视的保健举措。

（六）及时就医

每年冬季，尤其是从立冬到大雪之间，由于气温骤降，寒冷加剧，机体热平衡系统、呼吸系统、内分泌系统、循环系统等受到不同程度的影响，造成血管收缩、血黏度增高，血液运行不畅，既能导致多种疾病的发生，又能使原有疾病加重，特别是心肌梗死、脑血管意外等心脑血管疾病。这段时间是两种疾病的发病高峰期，所以原有或疑有心脑血管疾病的人，一旦出现胸部疼痛，胸中憋闷症状，要及时含服硝酸甘油等扩张冠状动脉药物，若 5～10 分钟症状不能缓解，应争取在 3 小时内就医诊治。若突然出现头昏眼花，口舌㖞斜，言语不清，半身无力症状，有可能是脑梗死或脑出血，要争取在 6 小时内就医诊治。若出现皮肤疮疡，浮肿尿少症状，有可能是发生了肾炎、肾病综合征等疾病，宜早期诊断、早期治疗。若出现咳喘心悸，呼吸困难，唇甲青紫症状，有可能是引发了原有的呼吸系统疾病，如慢性阻塞性肺疾病、慢性肺源性心脏病等，应及时送往医院诊治，以免病情加重，失去救治机会。

二、夏季养生事若何

夏季指每年农历的四月、五月和六月。在这三个月中，有立夏、小满、芒种、夏至、小暑、大暑六个节气。立夏表示夏季已经开始，夏至表示炎热已近"三伏"，夏至到大暑是一年之中气温最高的时候。

暑是夏季的主气，由火热演变而来，属于阳邪，有炎热的习性。暑热作为致病邪气侵袭机体后，导致人体阴气内伏，阳气外越，气血运行旺盛，新陈代谢加快，会出现高热不退，面赤心烦，脉象洪大等一系列阳热症状。

暑有上升发散的习性，容易耗气伤津。暑热作为致病邪气侵袭机体后，导致腠理开泄，汗腺分泌增加，体液调节紊乱，会出现神倦汗出，气短乏力，口渴喜饮，胸闷心烦，大便秘结，小便短赤，甚至突然昏倒，不省人事等一系列气阴两伤症状。

暑还有多挟湿邪的习性。暑湿作为致病邪气侵袭机体后，导致气机逆乱，全身气运不畅，正邪相搏，植物神经功能障碍，会出现发热口渴，胸闷呕恶，纳呆少饥，四肢困倦，大便溏泻，便出不爽等一系列暑湿内阻症状。

夏季在五行属火，在五脏属心。《黄帝内经》有"热伤气""炅则气泄"的记载，强调炎热太过，会耗伤人体精气。《黄帝内经》中"心者，五脏六腑之大主"的记载，表明五脏六腑，只有在心的率领下，才能进行正常生命活动。足见夏季养生，着眼于"炎热"和"心脏"最为紧要。兹从防暑降温、补充水分、调整睡眠、合理饮食、有氧运动、愉悦心态、预防中暑七个方面谈谈夏季养生防病的主要措施。

（一）防暑降温

立夏以后，气温逐渐升高。在我国南方，高温会持续1~2个月。气温过高，机体受到暑热刺激，体温调节功能下降，胃肠消化能力减弱，汗腺分泌排泄加快，体液消耗数量增多，极易出现身热汗出，头重倦怠、胸闷脘痞、食欲不振等症状，甚至发生中暑。这些症状和疾病的形成，无不缘于高温，所以夏季养生，首先应该防暑降温。

防暑降温最简单有效的办法，是尽量少在烈日下暴晒和行走。如必须外出时，要打遮阳伞，涂抹防晒霜，勿使头部和皮肤直接在太阳下暴晒。暑夏季节，从上午10时到下午4时，是一天之中气温最高的时段，原则上应该停止田间劳动、高空作业、长途运输等繁重、有潜在危险性的工作。

室内避暑，要开启部分门窗，保持室内空气新鲜、流通。室温较高，可用电风扇、空调降低室内温度，也可以通过洗冷水脸、洗冷水澡、用冷水洗四肢等来帮助身体散热。

（二）补充水分

正常成年男性体液量约占体重的60%；女性约占体重的50%；婴幼儿约占体重的70%~80%。年龄越大，体内水分和其他体液数量就越少，70岁老年人体内水分和其他体液数量比25岁的年轻人少30%左右。在夏季炎热时期，补充人体水分尤其重要。正常成年人每天需水量约2500mL，除常规饮食外，建议每天饮用1500mL白开水。水要少量多次饮用，最好在早晨起床后、上午 10 时左右、下午 4 时左右、晚上睡觉前喝 1 ~ 2 杯白开水，水温以 25 ~ 30℃为宜，因其生物活性与机体细胞内水分子活性相近，进入机体后容易透过细胞发挥作用。有心力衰竭、肾功能不全、水肿、肝硬化腹水等疾病的患者，饮水用量和饮水方法不在此列，必须按照主治医生医嘱，科学合理地进食和饮水。

（三）调整睡眠

睡眠是维持机体正常生理状态的重要保证。夏季白昼时间较长，夜晚时间较短，不必严格按照《黄帝内经》中"夜卧早起"的方法来对待睡眠。条件允许者，夏季可午睡 1 小时左右，保证每天有 7 ~ 8 小时睡眠时间。夜间睡眠不好的人，午睡可以补充夜晚的睡眠不足。哺乳期妇女，午睡后泌乳功能会更加旺盛。夏季睡眠时，室内温度以 26 ~ 28℃为宜，相对湿度以 50% ~ 70% 为宜。老人、患者、产妇、小儿，由于身体虚弱，对冷热刺激敏感，抵抗力较差，睡眠时应该覆被，避免受寒着凉。

（四）合理饮食

夏季不宜过多摄入助阳生火之类食物，以免机体阴气受到损害，应适当摄入低脂肪、易消化、富含纤维素的食物，如猪瘦肉、牛奶、鸡、鱼肉、豆类、小米、玉米、苦瓜、冬瓜、番茄、芒果、香蕉、木耳、山药、莲子、百合等。夏季应少吃油腻、过咸的食物，饮食宜新鲜、卫生，尽可能不吃隔夜食物。

《黄帝内经》中"春夏养阳"的意义，一是指导人们配合时令舒发阳气；二是要求人们顺应自然保护阳气。有鉴于此，平素体质偏于阳虚的人，可以食用一些牛肉、羊肉、鸡

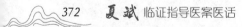

肉、鳝鱼、草鱼、龙眼、红枣、桃子、南瓜、辣椒、大蒜、洋葱、韭菜等温热性食物，借以增强机体阳气。必要时，可以在肉食中酌加少量补益阴气的沙参、玉竹、百合、枸杞子等同炖食用，以之增强机体阴属物质，使阳气生成的根基更加雄厚。平素体质偏于阴虚的人，可以食用一些兔肉、鸭肉、乌鱼、甲鱼、芒果、梨子、西瓜、冬瓜、苦瓜、黄瓜、芹菜、芦笋、茄子、莲藕、海带、木耳等寒凉性食物，借以增强人体阴气。必要时，可以在肉食中酌加少量补益阳气的黄芪、白术、扁豆、大枣等同炖食用，以之增强机体阳气，使阴属物质的化生基础更加坚实。

（五）有氧运动

夏季锻炼应选择有氧运动。锻炼要控制好强度，运动量不宜过大，运动汗出不宜过多。中医有"汗为心液"的说法，出汗过多会伤害心脏。锻炼时要把握好节奏，晨练时间过早，可能会影响睡眠，运动时间过长，可能会透支能量。有人盛赞太极拳动静相兼，刚柔并济，开合适度，起伏有致，是夏季的最佳养生运动之一，此说颇有道理。不会太极拳者，可以选择散步、慢走、广场舞等项目进行锻炼。

（六）愉悦心志

夏季气温过高，往往使人心烦不宁，容易动怒，特别是性情急躁、阴虚阳盛之人，夏季多有这种状况出现。夏季养生，应该做到热爱大自然，顺应自然规律，适应自然环境。所以《黄帝内经》有言："无厌于日，使志无怒……此夏气之应，养长之道也。"

总而言之，只要面对现实生活，学会调节情绪，端正自己的思想，驱除一切干扰正常生活的不良心态，将自身融入大自然，炎热酷暑就不难顺利度过，夏季养生就可望事半功倍。

（七）预防中暑

夏季气温过高，容易中暑，外出最好随身携带防暑药。常用的防暑药有人丹、无极丹、十滴水、藿香正气液、清凉油等，酌选 1~2 种携带即可。

中暑是高温环境引起体温调节中枢功能障碍，汗腺功能衰竭，水电解质丢失过多所致的疾病。中暑轻症，常表现为精神恍惚、倦怠无力，面色潮红，发热头痛，眼花耳鸣，胸闷恶心，呼吸、心跳、脉搏加快，皮肤多汗潮湿。中暑重症，除中暑轻症表现外，还可出现突然晕倒，或四肢抽搐，肌肉阵痛，或剧烈头痛，昏迷呕吐，或高热无汗，精神神志失常等症。

中暑发生后，应迅速将患者移至阴凉通风处，松开衣扣，喂以含盐清凉饮料，或给服凉茶、绿豆汤等，不可给服含有酒精的饮料。高热患者，须冰敷头部、腋下、腹股沟等大血管处，用冷水或 30% 酒精擦拭身体，让热量通过皮肤、呼吸、出汗等途径散失。待体温正常或接近正常时，依照患者舒适程度，确定是否给予覆盖物。昏迷患者，要用手指掐人中、合谷穴位促使苏醒，然后喂以含盐清凉饮料。呼吸心跳停止的患者，须立即施行人工呼吸、心外按压术，并用担架速送医院救治。

中暑治疗视病情轻重而定。一般而言，中暑轻症，让患者脱离高温环境，喂服人丹或十滴水之类祛暑药，适量补充含盐清凉饮料即可，无须液体或其他药物治疗。中暑重症，需要酌情静脉滴注生理盐水、葡萄糖水、氯化钾、氯化钙及其他对症处理，所以应当迅速将其送往医院治疗。特别是出现了脑水肿、肺水肿、心力衰竭的中暑患者，一定要及早送往医院进行救治。

三、水肿病阴水治疗法则

水肿，《内经》称"水"，《伤寒杂病论》称水气，有病脉证治系统阐述。自《伤寒杂病论》以降，历代医家对水肿都有研究，使水肿的辨证论治日臻完善。

水肿是肺失通调、脾失转输、肾失开合、膀胱气化不利，水湿潴留，泛溢机体内外，导致局部或全身浮肿，重者胸腹腔积水的一类病证。水肿的治疗，大多主张首先区分阴水阳水，然后以脏腑辨证结合八纲辨证去具体治疗。

关于水肿，笔者在本书简略地介绍了《金匮要略》对水肿的辨证论治。此外，拙著《夏斌医论集》提出过根据水肿的病因、病机、病位，对阴水进行辨证论治的主张。该文着重强调，阴水的辨证论治，应该以肺脾肾作纲领；用三焦分证型；视肿处定治法；选攻补和为原则。

该文对上焦阴水的治疗，提出以温药调和，发汗行水为主，建议予五苓散合附子汤随证加减。对中焦阴水的治疗，提出以益气温脾，通阳利水为主，建议予防己茯苓汤合实脾饮随证加减。对下焦阴水的治疗，提出以温肾调肝，化气利尿为主，建议予济生肾气丸合四逆散、五苓散随证加减。读者抽出空暇时间阅读该文，对于提高水肿病的理论知识，临床辨证论治，应该大有裨益。

四、琐谈中医的优势和振兴

中医是世界医药的瑰宝，是中国优秀文化的重要组成部分，是维护人类健康的中坚力量。

如今，我国盛行两种医学体系，一种是中医，一种是西医。中医西医在寿世活人方面，力挽狂澜，各有千秋。中医之所以有强大的生命力，拙见以为，中医是一门实践医学和临床医学。中医至今还在为苍生疾苦贡献智慧，竭尽全力与西医并驾齐驱，一个关键性原因就是中医有整体观念和辨证论治的特色，有预测疾病、养生保健、中药及非药物治疗、简便廉验，擅长诊治慢性病、老年病、疑难杂症、病毒性疾病的优势。这些特色与优势，对西医有着意义非凡的互补性。

直言不讳，中医与西医两相比较，尚存不少差距。尤其是中医后继乏人的问题，显得更为突出和严峻。有人评估，两种医学体系，处于一线救死扶伤者，中医约占西医的五分之一。中医临床执业医生严重不足，中西医从业人员比例失调，固然存在西医强大，中医弱小，西医发展迅速，中医阵地萎缩的现实状况，但与中医药工作者的献身精神也不无关系。数年前，我在《中医心悟感言》一书中曾经呼吁："中医尚未振兴，同志仍须努力。"近代著名医家马有度教授也在《中医心悟感言·前言》中声称："我们坚信，一代又一代中医人，一定会热情弘扬中医智慧之学，努力践行中医灵验之术，精心浇灌中医文化之花。"

鉴于此，殷切期待有志诸君以笔者和马有度教授的肺腑之言为学习动力，不负众望，效法前贤，热爱中医，精通中医，研究中医，振兴中医！

附方索引

黄芪　肉桂　人参　白术　甘草　五味子　茯苓　远志　熟地黄

人参泻心汤加白芍方（《温病条辨》）　人参　干姜　黄连
黄芩　枳壳　生白芍

人参蛤蚧散（《卫生宝鉴》）　人参　蛤蚧　杏仁　茯苓　知母
贝母　桑白皮　炙甘草

人参胡桃汤（《医便》）　新罗人参　胡桃

三画

三子养亲汤（《韩氏医通》）　苏子　白芥子　莱菔子

三妙丸（《医学正传》）　黄柏　苍术　川牛膝

三仁汤（《温病条辨》）　杏仁　飞滑石　白通草　白蔻仁
竹叶　厚朴　生薏苡仁　半夏

三拗汤（《太平惠民和剂局方》）　麻黄　杏仁　甘草

三甲复脉汤（《温病条辨》）　炙甘草　生地黄　生白芍　麦冬
麻仁　生鳖甲　生龟甲　阿胶　生牡蛎

小柴胡汤（《伤寒论》）　柴胡　黄芩　半夏　人参　甘草
生姜　大枣

小承气汤（《伤寒论》）　大黄　厚朴　枳实

小陷胸汤（《伤寒论》）　黄连　半夏　瓜蒌实

小半夏加茯苓汤（《金匮要略》）　半夏　茯苓　生姜

小青龙汤（《伤寒论》）　麻黄　芍药　细辛　干姜　甘草
桂枝　半夏　五味子

小青龙加石膏汤（《金匮要略》）　麻黄　芍药　细辛　干姜
甘草　桂枝　半夏　石膏　五味子

小建中汤（《伤寒论》）　芍药　桂枝　炙甘草　生姜　大枣
饴糖

小蓟饮子（《医便》）　生地黄　小蓟　滑石　木通　蒲黄
藕节　淡竹叶　当归　山栀子　炙甘草

大陷胸汤（《伤寒论》）　大黄　芒硝　甘遂

大青龙汤（《伤寒论》）　麻黄　桂枝　甘草　杏仁　石膏
生姜　大枣

大黄䗪虫丸（《金匮要略》）　大黄　黄芩　甘草　桃仁　杏仁
芍药　生地黄　干漆　虻虫　水蛭　蛴螬　䗪虫

大黄牡丹汤（《金匮要略》）　大黄　牡丹　桃仁　冬瓜子　芒硝

大承气汤（《伤寒论》）　大黄　厚朴　枳实　芒硝

大柴胡汤（《伤寒论》）　柴胡　黄芩　芍药　半夏　枳实
大黄　大枣　生姜

大补元煎（《景岳全书》）　人参　山药　熟地黄　杜仲　当归
山茱萸　枸杞子　炙甘草

大补阴丸（《丹溪心法》）　黄柏　知母　熟地黄　龟甲　猪脊髓

大定风珠（《温病条辨》）　生白芍　阿胶　生龟甲　生地黄
麻仁　五味子　麦冬　生牡蛎　炙甘草　生鸡子黄　生鳖甲

己椒苈黄丸（《金匮要略》）　防己　椒目　葶苈　大黄

干姜黄芩黄连人参汤（《伤寒论》）　干姜　黄芩　黄连　人参

川芎茶调散（《太平惠民和剂局方》）　川芎　荆芥　白芷
羌活　甘草　细辛　防风　薄荷清茶

下乳涌泉散（《清太医院配方》）　当归　川芎　花粉　白芍
柴胡　青皮　漏芦　桔梗　通草　白芷　穿山甲　甘草　生地黄
王不留行

四画

天王补心丹（《摄生秘剖》）　人参　玄参　丹参　茯苓　五味子
远志　桔梗　当归　天冬　麦冬　柏子仁　酸枣仁　生地黄　朱砂

天麻钩藤饮（《杂病证治新义》）　天麻　钩藤　石决明　山栀子
黄芩　川牛膝　杜仲　益母草　桑寄生　夜交藤　朱茯神

丹栀逍遥散（《古今医统大全》）　当归　白芍　白术　柴胡

茯苓　甘草　煨姜　薄荷　丹皮　山栀子

丹参饮（《时方歌括》）　檀香　丹参　砂仁

止嗽散（《医学心悟》）　荆芥　桔梗　甘草　白前　陈皮
百部　紫菀

止痉散（《方剂学》）　全蝎　蜈蚣

止带方（《世补斋·不谢方》）　茯苓　猪苓　泽泻　赤芍　丹皮
茵陈　黄柏　栀子　牛膝　车前子

五味异功散（《小儿药证直诀》）　人参　白术　茯苓　甘草
陈皮

五苓散（《伤寒论》）　泽泻　猪苓　茯苓　白术　桂枝

五皮散（《华氏中藏经》）　生姜皮　桑白皮　陈皮　大腹皮　茯
苓皮

五仁丸（《世医得效方》）　桃仁　杏仁　柏子仁　郁李仁
松子仁　陈皮

五子衍宗丸（《丹溪心法》）　枸杞子　覆盆子　五味子　车前子
菟丝子

五味消毒饮（《医宗金鉴》）　银花　野菊花　蒲公英　紫花地丁
紫背天葵子

五磨饮子（《医便》）　木香　乌角沉香　槟榔　枳实　台乌药

六味地黄丸（《小儿药证直诀》）　熟地黄　山药　茯苓　丹皮
泽泻　山茱萸

六君子汤（《医学正传》）　陈皮　半夏　党参　茯苓　白术
炙甘草

六一散（《伤寒直格》）　滑石　甘草

六安煎（《景岳全书》）　茯苓　半夏　陈皮　炙甘草　杏仁
白芥子

木防己汤（《金匮要略》）　木防己　石膏　桂枝　人参

木防己去石膏加茯苓芒硝汤（《金匮要略》）　木防己　桂枝

人参　芒硝　茯苓

升麻鳖甲汤（《金匮要略》）　升麻　当归　蜀椒　甘草　鳖甲
雄黄

乌头汤（《金匮要略》）　麻黄　芍药　黄芪　甘草　川乌　蜂蜜

乌头赤石脂丸（《金匮要略》）　蜀椒　乌头　附子　干姜
赤石脂

乌头桂枝汤（《金匮要略》）　乌头　桂枝　芍药　甘草　生姜
大枣　蜂蜜

乌梅丸（《伤寒论》）　乌梅　黄连　黄柏　人参　当归　附子
桂枝　蜀椒　干姜　细辛

风引汤（《金匮要略》）　大黄　干姜　龙骨　桂枝　甘草　牡蛎
寒水石　滑石　赤石脂　白石脂　紫石英　石膏

王不留行散（《金匮要略》）　王不留行　蒴藋细叶　桑根白皮
甘草　川椒　黄芩　干姜　厚朴　芍药

少腹逐瘀汤（《医林改错》）　小茴香　干姜　延胡索　没药
当归　川芎　官桂　赤芍　蒲黄　五灵脂

巴戟丸（《医学发明》）　巴戟　白术　五味子　熟地黄　肉苁蓉
人参　覆盆子　菟丝子　牡蛎　骨碎补　龙骨　茴香　益智仁

化肝煎（《景岳全书》）　青皮　陈皮　芍药　丹皮　栀子
泽泻　贝母

五画

四君子汤（《太平惠民和剂局方》）　党参　白术　茯苓　炙甘草

四物汤（《太平惠民和剂局方》）　当归　川芎　白芍　熟地黄

四神丸（《证治准绳》）　补骨脂　肉豆蔻　吴茱萸　五味子
生姜　大枣

四逆汤（《伤寒论》）　附子　干姜　炙甘草

四逆散（《伤寒论》）　柴胡　枳实　芍药　炙甘草

四妙丸（《成方便读》）　川黄柏　薏苡仁　苍术　怀牛膝

四生丸（《妇人良方》）　生荷叶　生艾叶　生柏叶　生地黄

玉女煎（《景岳全书》）　石膏　熟地黄　麦冬　知母　牛膝

玉屏风散（《丹溪心法》）　黄芪　白术　防风

加味玉屏风散（《新编药物学》）　黄芪　白术　防风　麦冬

加味逍遥散（《内科摘要》）　柴胡　当归　白芍　白术　茯苓
甘草　生姜　薄荷　丹皮　栀子

加减蛇床子苦参汤（录自《金匮要略讲稿》）　黄柏　苦参
蛇床子

加味归脾汤（《杂病源流犀烛》）　白术　党参　黄芪　茯神
龙眼　木香　生姜　当归　远志　大枣　肉桂　炙甘草　石菖蒲
酸枣仁

加减复脉汤（《温病条辨》）　炙甘草　生地黄　白芍　麦门冬
阿胶　火麻仁

加减一阴煎（《景岳全书》）　生地黄　熟地黄　芍药　麦冬
知母　地骨皮　甘草

归脾汤（《医便》）　白术　茯神　黄芪　龙眼肉　酸枣仁　人参
木香　甘草　当归　远志　生姜　大枣

归肾丸（《景岳全书》）　熟地黄　山药　茯苓　当归　山茱萸
杜仲　菟丝子　枸杞子

归芍地黄汤（《北京市中药成方选集》）　当归　白芍　生地黄
山药　山茱萸　茯苓　丹皮　泽泻

归芍六君子汤（《笔花医镜》）　人参　半夏　白术　茯苓　陈皮
炙甘草　当归　白芍

半夏泻心汤（《伤寒论》）　半夏　黄芩　干姜　人参　炙甘草
黄连　大枣

半夏麻黄丸（《金匮要略》）　半夏　麻黄

半夏白术天麻汤（《医学心悟》）　半夏　天麻　白术　茯苓

橘红　甘草

半夏厚朴汤（《金匮要略》）　半夏　厚朴　茯苓　生姜　苏叶

瓜蒌牛蒡汤（《医宗金鉴》）　瓜蒌仁　牛蒡子　黄芩　金银花
连翘　天花粉　陈皮　皂角刺　青皮　柴胡　生栀子　生甘草

瓜蒌牡蛎散（《金匮要略》）　瓜蒌根　牡蛎

白通汤（《伤寒论》）　葱白　干姜　附子

白通加猪胆汁汤（《伤寒论》）　葱白　干姜　附子　人尿
猪胆汁

白虎汤（《伤寒论》）　知母　石膏　甘草　粳米

白虎加人参汤（《伤寒论》）　知母　石膏　甘草　粳米　人参

白虎加桂枝汤（《金匮要略》）　知母　石膏　甘草　粳米　桂枝

白术附子汤（《金匮要略》）　白术　附子　甘草　生姜　大枣

白术散（《金匮要略》）　白术　川芎　蜀椒　牡蛎

白头翁汤（《伤寒论》）　白头翁　黄连　黄柏　秦皮

龙胆泻肝汤（《兰室秘藏》）　龙胆草　栀子　泽泻　木通　当归
柴胡　车前子　生地黄　生甘草

生脉散（《备急千金要方》）　人参　麦冬　五味子

生脉保元汤（《医宗金鉴》）　人参　麦冬　五味子　黄芪　甘草

生姜泻心汤（《伤寒论》）　半夏　黄芩　干姜　生姜　人参
甘草　黄连　大枣

右归丸（《景岳全书》）　熟地黄　山药　山茱萸　枸杞子　肉桂
鹿角　龟胶　菟丝子　杜仲　当归　制附子

左归饮（《景岳全书》）　熟地黄　山药　枸杞子　炙甘草　茯苓
山茱萸

左归丸（《景岳全书》）　熟地黄　山药　枸杞子　山茱萸
川牛膝　菟丝子　鹿胶　龟胶

左金丸（《丹溪心法》）　黄连　吴茱萸

戊己丸（《太平惠民和剂局方》）　黄连　吴茱萸　白芍

甘草泻心汤（《伤寒论》）　半夏　黄芩　干姜　人参　甘草
黄连　大枣

甘草附子汤（《金匮要略》）　甘草　白术　附子　桂枝

甘姜苓术汤（《金匮要略》）　茯苓　干姜　白术　甘草

甘遂半夏汤（《金匮要略》）　甘遂　半夏　芍药　甘草　蜂蜜

甘麦大枣汤（《金匮要略》）　甘草　小麦　大枣

甘露消毒丹（《温热经纬》）　滑石　茵陈　黄芩　石菖蒲　木通
川贝母　藿香　射干　连翘　薄荷　白蔻仁

失笑散（《太平惠民和剂局方》）　五灵脂　蒲黄

外台牡蛎汤（《金匮要略》附《外台秘要》方）　牡蛎　麻黄
甘草　蜀漆

外台柴胡桂姜汤（《金匮要略》附《外台秘要》方）　柴胡
桂枝　干姜　甘草　黄芩　牡蛎　瓜蒌根

外台柴胡去半夏加栝蒌根汤（《金匮要略》附《外台秘要》
方）　柴胡　人参　黄芩　甘草　瓜蒌根　生姜　大枣

外台茯苓饮（《金匮要略》附《外台秘要》方）　茯苓　人参
白术　枳实　陈皮　生姜

平胃散（《太平惠民和剂局方》）　苍术　陈皮　厚朴　甘草
生姜　大枣

平喘固本汤（《南京中医学院附播发验方》）　党参　五味子
沉香　冬虫夏草　胡桃肉　灵磁石　坎脐　苏子　款冬花　法半夏
橘红

圣愈汤（《医宗金鉴》）　熟地黄　白芍　川芎　当归　人参
黄芪

六画

百合地黄汤（《金匮要略》）　百合　生地黄

百合知母汤（《金匮要略》）　百合　知母

百合鸡子汤（《金匮要略》）　百合　鸡子黄

百合滑石散（《金匮要略》）　百合　滑石

百合洗方（《金匮要略》）　百合

百合固金汤（《医方集解》引赵蕺庵方）　生地黄　麦冬　贝母
熟地黄　百合　当归　炒芍药　甘草　玄参　桔梗

阳旦汤（《伤寒论》）　即桂枝汤

血府逐瘀汤（《医林改错》）　桃仁　红花　当归　生地黄　川芎
赤芍　牛膝　桔梗　柴胡　枳壳　甘草

会厌逐瘀汤（《医林改错》）　桃仁　红花　甘草　桔梗　生地黄
当归　玄参　柴胡　枳壳　赤芍

至宝丹（《太平惠民和剂局方》）　生乌犀角　朱砂　雄黄　琥珀
麝香　龙脑　金箔　银箔　牛黄　安息香　生玳瑁屑

朱砂安神丸（《医学发明》）　朱砂　黄连　炙甘草　生地黄
当归

安神定志丸（《医学心悟》）　茯苓　茯神　人参　远志　石菖蒲
龙骨　蜂蜜　朱砂

防己茯苓汤（《金匮要略》）　防己　黄芪　桂枝　茯苓　甘草

防己黄芪汤（《金匮要略》）　防己　甘草　白术　黄芪

防风汤（《症因脉治》）　防风　荆芥　葛根

当归补血汤（《内外伤辨惑论》）　黄芪　当归

当归生姜羊肉汤（《金匮要略》）　当归　生姜　羊肉

当归芍药散（《金匮要略》）　当归　芍药　川芎　茯苓　白术
泽泻

当归四逆汤（《伤寒论》）　当归　桂枝　芍药　细辛　甘草
通草　大枣

当归六黄汤（《兰室秘藏》）　当归　生地黄　熟地黄　黄连
黄芩　黄柏　黄芪

竹叶石膏汤（《伤寒论》）　竹叶　石膏　半夏　麦门冬　人参

甘草　粳米

<hr>

七画

附子汤（《伤寒论》）　　附子　茯苓　人参　白术　芍药

附子泻心汤（《伤寒论》）　　大黄　黄连　黄芩　附子

附子粳米汤（《金匮要略》）　　炮附子　粳米　半夏　甘草　大枣

附子理中丸（《阎氏小儿方论》）　　人参　白术　干姜　炙甘草
黑附子

赤小豆当归散（《金匮要略》）　　赤小豆　当归

身痛逐瘀汤（《医林改错》）　　秦艽　川芎　桃仁　红花　甘草
羌活　没药　当归　五灵脂　香附　牛膝　地龙

助阳止痒汤（《医林改错》）　　黄芪　桃仁　红花　皂角刺　赤芍
山甲

苍耳子散（《重订严氏济生方》）　　辛夷　苍耳子　香白芷
薄荷叶

皂荚丸（《金匮要略》）　　皂荚

补肾丸（录自高校教材《方剂学》）　　远志　砂仁　川芎　陈皮
菟丝子　五味子　甘草　龙眼肉　熟地黄　白芍　黄芪　黄精
芡实　红枣　丹参　蛤蚧　白术　麦冬　百合　党参　枸杞子

补中益气汤（《脾胃论》）　　黄芪　人参　白术　当归　升麻
柴胡　陈皮　炙甘草

补阳还五汤（《医林改错》）　　黄芪　当归　赤芍　地龙　川芎
桃仁　红花

补肺汤（《永类钤方》）　　人参　黄芪　熟地黄　五味子　紫菀
桑白皮

牡蛎散（《太平惠民和剂局方》）　　牡蛎　黄芪　麻黄根　浮小麦

牡蛎泽泻散（《伤寒论》）　　牡蛎　泽泻　蜀漆　葶苈子　商陆根
瓜蒌根　海藻

麦门冬汤（《金匮要略》）　麦冬　半夏　人参　甘草　粳米　大枣

吴茱萸汤（《伤寒论》）　吴茱萸　人参　大枣　生姜

良附丸（《良方集腋》）　高良姜　香附子

杞菊地黄丸（《医级》）　熟地黄　山茱萸　干山药　泽泻　茯苓　丹皮　枸杞子　菊花

杏苏散（《温病条辨》）　苏叶　半夏　茯苓　前胡　枳壳　杏仁　陈皮　甘草　生姜　大枣　苦桔梗

沙参麦冬汤（《温病条辨》）　沙参　玉竹　生甘草　冬桑叶　生扁豆　花粉　麦冬

完带汤（《傅青主女科》）　人参　白术　山药　白芍　车前子　苍术　陈皮　黑芥穗　柴胡　甘草

连朴饮（《霍乱论》）　制厚朴　川连姜汁炒　石菖蒲　法半夏　香豉　焦栀子　芦根

苇茎汤（《备急千金要方》）　苇茎　薏苡仁　冬瓜子　桃仁

八画

金匮肾气丸（《金匮要略》）　生地黄　山茱萸　山药　泽泻　茯苓　牡丹皮　桂枝　附子

金沸草散（《南阳活人书》）　金沸草　前胡　荆芥　细辛　半夏　茯苓　甘草　生姜　大枣

金铃子散（《素问病机气宜保命集》）　金铃子　延胡索

金锁固精丸（《医方集解》）　沙苑蒺藜　芡实　莲须　龙骨　牡蛎　莲子

金水六君煎（《景岳全书》）　茯苓　半夏　陈皮　当归　炙甘草　熟地黄

实脾饮（《重订严氏济生方》）　厚朴　白术　木瓜　木香　槟榔　草果仁　附子　白茯苓　干姜　甘草

参薏草薢分清饮（《雅俗医学》） 人参 薏苡仁 川萆薢 黄柏
石菖蒲 茯苓 白术 莲子心 丹参 车前子

参苓白术散（《太平惠民和剂局方》） 炒扁豆 党参 白术
桔梗 茯苓 陈皮 淮山药 砂仁 炙甘草 莲子肉 薏苡仁

参芪地黄汤（《沈氏尊生书》） 党参 黄芪 熟地黄 山茱萸
干山药 泽泻 茯苓 丹皮

知柏地黄丸（《医宗金鉴》） 知母 黄柏 熟地黄 山茱萸
干山药 泽泻 茯苓 丹皮

定经汤（《傅青主女科》） 柴胡 炒荆芥 当归 白芍 山药
茯苓 菟丝子 熟地黄

定痫丸（《医学心悟》） 明天麻 川贝母 半夏 茯苓 茯神
胆南星 石菖蒲 全蝎 甘草 僵蚕 真琥珀 灯心草 陈皮
远志 丹参 麦冬 朱砂 竹沥 姜汁

定喘汤（《摄生众妙方》） 白果 麻黄 款冬花 半夏 桑白皮
苏子 杏仁 黄芩 甘草

河车丸（《医学心悟》） 紫河车 茯苓 茯神 远志 人参
丹参 蜂蜜

炙甘草汤（《伤寒论》） 炙甘草 人参 桂枝 生姜 阿胶
生地黄 麦冬 火麻仁 大枣

苓甘五味姜辛汤（《金匮要略》） 茯苓 甘草 五味子 干姜
细辛

苓桂术甘汤（《金匮要略》） 茯苓 桂枝 白术 甘草

泻白散（《小儿药证直诀》） 桑白皮 地骨皮 甘草 粳米

泻心汤（《金匮要略》） 大黄 黄连 黄芩

泻黄散（《小儿药证直诀》） 藿香叶 山栀子 石膏 防风
甘草

肾气丸（《金匮要略》） 桂枝 附片 熟地黄 山茱萸 山药
茯苓 丹皮 泽泻

抵当汤（《伤寒论》） 水蛭 虻虫 桃仁 大黄

泽泻汤（《金匮要略》） 泽泻 白术

青蒿鳖甲汤（《温病条辨》） 青蒿 鳖甲 生地黄 知母 丹皮

奔豚汤（《金匮要略》） 甘草 川芎 当归 半夏 黄芩 生姜
芍药 甘李根白皮

九画

珍珠母丸（《普济本事方》） 珍珠母 熟地黄 人参 酸枣仁
柏子仁 犀角 茯神 沉香 龙齿

荆防败毒散（《摄生众妙方》） 羌活 独活 柴胡 前胡 枳壳
茯苓 荆芥 防风 桔梗 川芎 甘草

栀子干姜汤（《伤寒论》） 栀子 干姜

栀子柏皮汤（《伤寒论》） 栀子 黄柏 甘草

枳术汤（《金匮要略》） 枳实 白术

枳实薤白桂枝汤（《金匮要略》） 枳实 薤白 厚朴 桂枝
瓜蒌

茯苓桂枝甘草大枣汤（《金匮要略》） 茯苓 桂枝 甘草 大枣

茯苓杏仁甘草汤（《金匮要略》） 茯苓 杏仁 甘草

厚朴七物汤（《金匮要略》） 厚朴 枳实 桂枝 大黄 甘草
大枣 生姜

厚朴麻黄汤（《金匮要略》） 厚朴 麻黄 石膏 杏仁 半夏
干姜 细辛 小麦 五味子

厚朴大黄汤（《金匮要略》） 厚朴 大黄 枳实

厚朴温中汤（《内外伤辨惑论》） 厚朴 陈皮 甘草 茯苓
草豆蔻 木香 干姜

保和丸（《丹溪心法》） 山楂 六曲 半夏 茯苓 陈皮 连翘
莱菔子 麦芽

保阴煎（《景岳全书》） 生地黄 熟地黄 芍药 山药 黄芩

黄柏　川续断　生甘草

胃苓汤（《丹溪心法》）　猪苓　泽泻　白术　茯苓　桂枝　苍术
厚朴　陈皮

香味人参蛤蚧散（《雅俗医学》）　沉香　五味子　人参　蛤蚧
桑白皮　茯苓　知母　川贝母　杏仁　炙甘草　海螵蛸

香附旋覆花汤（《温病条辨》）　生香附　旋覆花　苏子霜　半夏
薏苡仁　茯苓　陈皮

香砂六君子汤（《医方集解》）　人参　白术　茯苓　陈皮　半夏
香附　砂仁　炙甘草

香薷散（《太平惠民和剂局方》）　香薷　白扁豆　厚朴

活络效灵丹（《医学衷中参西录》）　丹参　乳香　没药　当归

独活寄生汤（《备急千金要方》）　独活　寄生　杜仲　牛膝
细辛　秦艽　茯苓　防风　川芎　人参　当归　芍药　生地黄
甘草　肉桂心

济生肾气丸（《医便》）　地黄　山药　山茱萸　丹皮　茯苓
泽泻　炮附子　桂枝　车前子　牛膝

茵陈蒿汤（《伤寒论》）　茵陈蒿　山栀　大黄

茵陈四苓散（《医学传灯》）　茵陈　茯苓　白术　猪苓　泽泻

茵陈五苓散（《金匮要略》）　茵陈　白术　猪苓　泽泻　茯苓
桂枝

茵陈术附汤（《医学心悟》）　茵陈　白术　附子　干姜　炙甘草
肉桂

复元活血汤（《医学发明》）　柴胡　瓜蒌根　当归　桃仁　红花
穿山甲　大黄　甘草

举元煎（《景岳全书》）　人参　黄芪　升麻　白术　炙甘草

牵正散（《杨氏家藏方》）　白附子　僵蚕　全蝎

桂枝汤（《伤寒论》）　桂枝　芍药　甘草　生姜　大枣

桂枝加葛根汤（《伤寒论》）　桂枝　芍药　甘草　生姜　大枣　葛根

桂枝加厚朴杏子汤（《伤寒论》）　桂枝　芍药　炙甘草　生姜　大枣　厚朴　杏仁

桂枝附子汤（《金匮要略》）　桂枝　生姜　附子　甘草　大枣

桂枝茯苓丸（《金匮要略》）　桂枝　茯苓　牡丹皮　芍药　桃仁

桂枝人参汤（《伤寒论》）　桂枝　白术　人参　干姜　甘草

桂枝龙骨牡蛎汤（《金匮要略》）　桂枝　芍药　生姜　甘草　龙骨　牡蛎

桂枝芍药知母汤（《金匮要略》）　桂枝　芍药　甘草　麻黄　生姜　白术　知母　防风　附子

桂枝生姜枳实汤（《金匮要略》）　桂枝　生姜　枳实

桑菊饮（《温病条辨》）　桑叶　菊花　杏仁　连翘　薄荷　桔梗　甘草　芦根

桑杏汤（《温病条辨》）　桑叶　杏仁　沙参　贝母　豆豉　山栀　梨皮

桑螵蛸散（《本草衍义》）　桑螵蛸　远志　石菖蒲　龙骨　人参　茯神　当归　龟甲

桑白皮汤（《景岳全书》）　桑白皮　半夏　杏仁　苏子　贝母　黄芩　黄连　山栀

调肝汤（《傅青主女科》）　山药　阿胶　当归　白芍　山茱萸　巴戟　甘草

柴胡桂枝汤（《伤寒论》）　柴胡　桂枝　白芍　黄芩　人参　甘草　半夏　大枣　生姜

柴胡桂枝干姜汤（《伤寒论》）　柴胡　桂枝　干姜　黄芩　牡蛎

瓜蒌根　炙甘草

柴胡去半夏加栝蒌根汤（《金匮要略》附《外台秘要》方）　柴胡
人参　黄芩　甘草　瓜蒌根　生姜　大枣

柴胡加龙骨牡蛎汤（《伤寒论》）　柴胡　龙骨　牡蛎　黄芩
生姜　铅丹　人参　桂枝　茯苓　半夏　大黄　大枣

柴葛解肌汤（《伤寒六书》）　柴胡　干葛　甘草　羌活　白芷
芍药　桔梗　生姜　大枣

柴葛解肌汤（《雅俗医学》）　柴胡　葛根　黄芩　板蓝根　藿香
佩兰　石膏　白芷　羌活　桔梗　薏苡仁　甘草

柴胡疏肝散（《统旨方》）　柴胡　香附　枳壳　白芍　川芎
陈皮　炙甘草　炒山栀　煨姜

柴胡疏肝散（《景岳全书》）　柴胡　香附　枳壳　白芍　川芎
陈皮　炙甘草

柴胡清肝散（《保婴撮要》）　柴胡　黄芩　人参　川芎　山栀
连翘　桔梗　甘草

铃子左金疏肝散（《雅俗医学》）　柴胡　枳实　川芎　香附
白芍　黄连　吴茱萸　川楝子　郁金　丹参　延胡索　甘草

射干麻黄汤（《金匮要略》）　射干　麻黄　细辛　紫菀　冬花
半夏　五味子　生姜　大枣

逍遥散（《太平惠民和剂局方》）　柴胡　当归　芍药　茯苓
煨姜　炙甘草　薄荷　白术

通窍活血汤（《医林改错》）　赤芍　川芎　桃仁　红花　老葱
红枣　麝香　黄酒

通脉四逆汤（《伤寒论》）　甘草　附子　干姜

通乳丹（《傅青主女科》）　人参　黄芪　当归　麦冬　木通
桔梗　猪蹄

调胃承气汤（《伤寒论》）　大黄　甘草　芒硝

真武汤（《伤寒论》）　茯苓　芍药　白术　附子　生姜

消风散（《外科正宗》） 当归 生地黄 防风 蝉蜕 知母 石膏 苦参 胡麻 荆芥 苍术 牛蒡子 木通 甘草

桃红四物汤（《医宗金鉴》） 熟地黄 当归 白芍 川芎 桃仁 红花

涤痰汤（《医便》） 半夏 胆南星 橘红 枳实 茯苓 人参 石菖蒲 竹茹 甘草 生姜 大枣

秦艽鳖甲散（《卫生宝鉴》） 地骨皮 柴胡 鳖甲 秦艽 知母 当归 青蒿 乌梅

—————————— 十一画 ——————————

麻黄醇酒汤（《备急千金要方》） 麻黄 美清酒

麻黄汤（《伤寒论》） 麻黄 桂枝 杏仁 甘草

麻黄加术汤（《金匮要略》） 麻黄 桂枝 杏仁 甘草 白术

麻黄杏仁薏苡甘草汤（《金匮要略》） 麻黄 杏仁 薏苡仁 甘草

麻黄细辛附子汤（《伤寒论》） 麻黄 附子 细辛

麻黄附子汤（《金匮要略》） 麻黄 附子 甘草

麻黄杏仁石膏甘草汤（《伤寒论》） 麻黄 杏仁 石膏 甘草

麻黄连翘赤小豆汤（《伤寒论》） 麻黄 连翘 杏仁 赤小豆 大枣 生梓白皮 生姜 甘草

麻子仁丸（《伤寒论》） 麻子仁 芍药 枳实 厚朴 大黄 杏仁

黄芪建中汤（《金匮要略》） 桂枝 甘草 大枣 芍药 胶饴 黄芪

黄芪桂枝五物汤（《金匮要略》） 黄芪 芍药 桂枝 生姜 大枣

黄芪桂枝苦酒汤（《金匮要略》） 黄芪 芍药 桂枝 苦酒

黄芪赤风汤（《医林改错》） 黄芪 赤芍 防风

黄芪桃红汤（《医林改错》）　黄芪　桃仁　红花

黄连温胆汤（《六因条辨》）　半夏　陈皮　茯苓　甘草　枳实
竹茹　黄连　大枣

黄连解毒汤（《外台秘要》）　黄连　黄芩　黄柏　栀子

黄连黄芩汤（《温病条辨》）　黄连　黄芩　郁金　香豆豉

黄连阿胶汤（《伤寒论》）　黄连　黄芩　芍药　鸡子黄　阿胶

猪苓汤（《伤寒论》）　猪苓　茯苓　阿胶　滑石　泽泻

猪苓散（《金匮要略》）　猪苓　茯苓　白术

旋覆花汤（《金匮要略》）　旋覆花　新绛　葱

银翘散（《温病条辨》）　连翘　金银花　苦桔梗　薄荷　竹叶
生甘草　荆芥穗　淡豆豉　牛蒡子

菊花茶调散（《医方集解》）　菊花　僵蚕　川芎　荆芥　白芷
羌活　甘草　细辛　防风　薄荷　清茶

萆薢分清饮（《医学心悟》）　川萆薢　黄柏　石菖蒲　茯苓
白术　莲子心　丹参　车前子

萆薢渗湿汤（《疡科心得集》）　萆薢　薏苡仁　黄柏　赤茯苓
牡丹皮　泽泻　滑石　通草

理中丸（《伤寒论》）　人参　白术　干姜　炙甘草

理中化痰丸（《明医杂著》）　人参　干姜　甘草　白术　半夏
茯苓

清金化痰汤（《统旨方》）　黄芩　山栀　桔梗　麦冬　桑白皮
贝母　知母　瓜蒌仁　橘红　茯苓　甘草

清气化痰丸（《医方考》）　瓜蒌仁　陈皮　黄芩　杏仁　枳实
茯苓　胆南星　法半夏　姜汁

清瘟败毒饮（《疫疹一得》）　生石膏　生地黄　乌犀角　真川连
栀子　桔梗　黄芩　知母　赤芍　玄参　连翘　甘草　丹皮
鲜竹叶

清胃散（《兰室秘藏》）　生地黄　当归身　牡丹皮　黄连　升麻

清中汤（《医宗金鉴》）　半夏　陈皮　茯苓　甘草　黄连　栀子
白豆蔻

十二画

景岳归脾汤（《景岳全书》）　人参　黄芪　白术　茯苓　酸枣仁
当归　木香　炙甘草　龙眼肉

温经汤（《金匮要略》）　吴茱萸　当归　芍药　川芎　人参
桂枝　阿胶　牡丹皮　生姜　甘草　半夏　麦冬

温胆汤（《三因极一病证方论》）　半夏　陈皮　炙甘草　竹茹
枳实　生姜　茯苓

滑石代赭汤（《金匮要略》）　百合　滑石　代赭石

越婢汤（《金匮要略》）　麻黄　石膏　生姜　大枣　甘草

越婢加半夏汤（《金匮要略》）　麻黄　石膏　生姜　大枣
甘草　半夏

越婢加术汤（《金匮要略》）　麻黄　石膏　生姜　大枣　甘草
白术

越鞠丸（《丹溪心法》）　香附　苍术　川芎　神曲　栀子

犀角地黄汤（《备急千金要方》）　犀角　生地黄　牡丹皮　芍药

犀角散（《备急千金要方》）　犀角　黄连　升麻　山栀　茵陈

犀角升麻汤（《普济本事方》）　犀角　升麻　防风　羌活　白芷
黄芩　白附子　甘草

滋乳汤（《医学衷中参西录》）　生黄芪　当归　知母　玄参
穿山甲　六路通　王不留行　丝瓜瓤　猪前蹄

滋水清肝饮（《医宗己任篇》）　生地黄　山茱萸　山药　茯苓
丹皮　泽泻　柴胡　山栀　当归身　白芍　酸枣仁

葶苈大枣泻肺汤（《金匮要略》）　葶苈子　大枣

椒目瓜蒌汤（《校注医醇剩义》）　椒目　瓜蒌　果桑皮　葶苈子
橘红　半夏　茯苓　苏子　蒺藜　生姜

痛泻要方（《景岳全书》引刘草窗方）　白术　白芍　防风
炒陈皮

普济消毒饮（《东垣十书》）　黄芩　黄连　连翘　玄参　板蓝根
马勃　牛蒡子　桔梗　薄荷　僵蚕　柴胡　升麻　陈皮　甘草

葛根黄芩黄连汤（《伤寒论》）　葛根　黄芩　黄连　炙甘草

葛根加半夏汤（《伤寒论》）　葛根　麻黄　甘草　芍药　桂枝
生姜　半夏　大枣

葛根汤（《伤寒论》）　葛根　麻黄　桂枝　芍药　甘草　生姜
大枣

十三画

蜀漆散（《金匮要略》）　蜀漆　云母　龙骨

新加香薷饮（《温病条辨》）　香薷　鲜扁豆花　厚朴　金银花
连翘

槐角丸（《太平惠民和剂局方》）　槐角　地榆　黄芩　当归
炒枳壳　防风

十四画

磁朱丸（《备急千金要方》）　磁石　朱砂　神曲

酸枣仁汤（《金匮要略》）　酸枣仁　知母　茯苓　川芎　甘草

缩泉丸（《妇人良方》）　乌药　山药　益智仁

膈下逐瘀汤（《医林改错》）　五灵脂　当归　川芎　桃仁　丹皮
赤芍　乌药　延胡索　甘草　香附　红花　枳壳

十五画及十五画以上

薯蓣丸（《金匮要略》）　山药　当归　桂枝　生地黄　甘草
豆黄卷　人参　川芎　芍药　白术　杏仁　麦门冬　柴胡
桔梗　茯苓　阿胶　干姜　白敛　防风　大枣

鳖甲煎丸（《金匮要略》）　鳖甲　乌扇　黄芩　鼠妇　干姜　大黄
桂枝　石苇　厚朴　瞿麦　紫葳　阿胶　柴胡　蜣螂　芍药
牡丹　䗪虫　蜂窠　赤硝　桃仁　人参　半夏　葶苈子

赞育丹（《景岳全书》）　熟地黄　当归　杜仲　巴戟肉　肉苁蓉
淫羊藿　蛇床子　肉桂　白术　枸杞子　仙茅　山茱萸　韭子
附子　人参　鹿茸

橘枳姜汤（《金匮要略》）　陈皮　枳实　生姜

橘皮竹茹汤（《金匮要略》）　人参　陈皮　竹茹　甘草　生姜
大枣

薏苡附子散（《金匮要略》）　薏苡仁　大附子

橘半桂苓枳姜汤（《温病条辨》）　桂枝　茯苓　法半夏　炒枳壳
生姜

薏苡仁汤（《类证治裁》）　薏苡仁　川芎　当归　麻黄　桂枝
羌活　独活　防风　川乌　苍术　甘草　生姜

藿香正气散（《太平惠民和剂局方》）　藿香　紫苏　白芷　桔梗
白术　厚朴　半夏曲　大腹皮　茯苓　陈皮　甘草　大枣

镇肝熄风汤（《医学衷中参西录》）　怀牛膝　生赭石　生龙骨
玄参　生牡蛎　生龟甲　生杭芍　天冬　川楝子　生麦芽　茵陈
甘草

增液汤（《温病条辨》）　玄参　麦冬　生地黄

蠲痹汤（《医学心悟》）　羌活　独活　桂心　秦艽　当归　川芎
炙甘草　海风藤　桑枝　乳香　木香

主要参考文献

[1]南京中医学院医经教研组.黄帝内经素问译释.第2版[M].上海:上海科学技术出版社,1981.

[2]秦伯未.内经知要浅解[M].北京:人民卫生出版社,1957.

[3]南京中医学院校释.难经校释[M].北京:人民卫生出版社,1979.

[4]顾观光.神农本草经.第3版[M].北京:学苑出版社,2007.

[5]江苏新医学院.中药大辞典[M].上海:上海人民出版社,1977.

[6]李时珍.本草纲目.第二册[M].北京:人民卫生出版社,1977.

[7]南京中医学院.诸病源候论校释[M].北京:人民卫生出版社,1980.

[8]葛洪.肘后备急方[M].北京:人民卫生出版社,1982.

[9]孙思邈.备急千金要方[M].北京:人民卫生出版社,1982.

[10]南京中医学院.伤寒论译释(下)[M].上海:上海科学技术出版社,1980.

[11]中国中医研究院.伤寒论语译[M].北京:人民卫生出版社,1974.

[12]南京中医学院.金匮要略译释[M].上海:上海科学技术出版社,1980.

[13]刘献琳.金匮要略语释[M].济南:山东科学技术出版社,1981.

[14]谭日强.金匮要略浅述[M].北京:人民卫生出版社,1981.

[15]许慎.说文解字[M].北京:中华书局,1981.

[16]中国中医研究院.中医大辞典[M].北京:人民卫生出版社,1995.

[17]浙江中医学院.温病条辨白话解[M].北京:人民卫生出版社,

1983.

[18]朱震亨. 丹溪治法心要[M]. 北京: 人民卫生出版社, 1983.

[19]张景岳. 景岳全书[M]. 上海: 上海科学技术出版社, 1983.

[20]俞昌. 医门法律[M]. 上海: 上海科学技术出版社, 1983.

[21]吴谦. 医宗金鉴(上册)[M]. 北京: 人民卫生出版社, 1982.

[22]何世英. 增订幼科类萃[M]. 北京: 人民军医出版社, 2012.

[23]四川医学院. 医学三字经简释[M]. 北京: 人民卫生出版社, 1985.

[24]陕西省中医研究院. 医林改错注释[M]. 北京: 人民卫生出版社, 1985.

[25]张锡纯. 医学衷中参西录[M]. 石家庄: 河北人民卫生出版社, 1983.

[26]秦伯未. 中医临证备要[M]. 北京: 人民卫生出版社, 1973.

[27]陆拯. 症状辨证备要[M]. 北京: 人民卫生出版社, 1979.

[28]叶天士. 临证指南医案[M]. 上海: 上海人民出版社, 1976.

[29]方药中, 邓铁涛. 实用中医内科学[M]. 上海: 上海科技出版社, 1985.

[30]傅山. 傅青主女科[M]. 上海: 上海人民出版社, 1978.

[31]成都中医学院编. 中医儿科学[M]. 成都: 四川人民出版社, 1976.

[32]赵金铎. 中医症状鉴别诊断学[M]. 北京: 人民卫生出版社, 1984.

[33]邓铁涛. 中医诊断学[M]. 北京: 人民卫生出版社, 1987.

[34]沈凤阁. 叶香岩外感温热篇薛生白湿热病篇阐释[M]. 南京: 江苏科学技术出版社, 1983.

[35]上海第二医学院附属新华医院儿内科. 儿科手册[M]. 上海: 上海人民出版社, 1974.

[36]王淑贞. 实用妇产科学[M]. 北京: 人民卫生出版社, 1987.

［37］上海第一医学院．实用内科学［M］．北京：人民卫生出版社，1980．

［38］缪希雍．先醒斋医学广笔记［M］．南京：江苏科学技术出版社，1983．

［39］陆以湉．冷庐医话［M］．上海：上海卫生出版社，1963．

［40］张璐．张氏医通［M］．上海：上海卫生出版社，1963．

［41］汪昂．医方集解［M］．上海：上海科技卫生出版社，1959．

［42］虞搏．医学正传［M］．北京：人民卫生出版社，1981．

［43］辞海编委会．辞海［M］．上海：上海辞书出版社，1980．

［44］商务印书馆辞源编辑部．辞源［M］．上海：商务印书馆，1979．

［45］王焘．外台秘要［M］．北京：人民卫生出版社，1955．

［46］朱棣．普济方［M］．北京：人民卫生出版社，1958．

［47］王怀隐．太平圣惠方［M］．北京：人民卫生出版社，1958．

［48］夏斌．雅俗医学［M］．成都：四川科学技术出版社，1992．

［49］朱明刚，唐明春，张安富．夏斌医论集［M］．北京：学苑出版社，2012．

［50］刘羽．张安富脾胃病经验选［M］．天津：天津科学技术出版社，2020．

［51］马有度，刘世峰，海霞．中医心悟感言［M］．北京：中国医药科技出版社，2016．

［52］马有度．医方新解［M］．上海：上海科学技术出版社，1980．

［53］王辉武．实用中医禁忌学［M］．北京：人民卫生出版社，2009．

［54］焦树德．用药心得十讲［M］．北京：人民卫生出版社，2001．

后 记

《夏斌临证指导医案医话》编写三年有余，现在全书脱稿，这是继《雅俗医学》《夏斌医论集》之后笔者撰写的第三部医学著作。

大凡业医者，或多或少都有一些临床经验，把自己的临床经验系统归纳，将其上升为中医理论，应该是一件很有意义的事。早在1976年，笔者就尝试着做这方面的工作，撰文数十篇，退稿上百次，直至1986年初，处女作《谈谈阳痿证治》才在《自学中医阶梯》刊出。值得庆幸的是，从1986年至今，笔者陆续在《中医杂志》《新中医》《中华中医药学刊》等48种医学刊物发表学术论文130余篇，并且独著、主编、参编医书10余部正式出版。

中医药学是中华民族的伟大创造，凝聚着中国人民的无穷智慧。毛泽东主席曾说："中医药学是个伟大的宝库，应当努力发掘，加以提高。"习近平总书记对中医药工作指示强调："传承精华，守正创新，为建设健康中国贡献力量。"由此可以看出，中医药学确实越来越受到各方欢迎和重视。

中医药学的发掘、提高、传承、创新，需要大量思想品德优秀，热爱中医药学，勇于刻苦钻研，有精深专业能力的高层次中医药人才去为之奋斗。笔者虽已步入耄耋之年，但发扬光大中医药学的壮志未泯，仍愿追随业医诸君，为中医药学的发展作出力所能及的贡献。

兹撰文如上，权当《夏斌临证指导医案医话》后记。

写于重庆市合川区中医院　夏斌

2021 年 4 月 26 日